临床护理岗位胜任力
实训教程

丁书明　王　琰 ✣ 主编

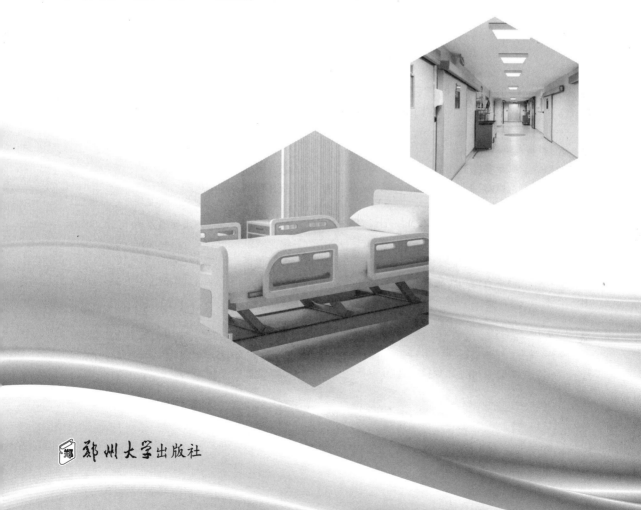

郑州大学出版社

图书在版编目(CIP)数据

临床护理岗位胜任力实训教程／丁书明，王琰主编.

郑州：郑州大学出版社，2024.10. -- ISBN 978-7-5773-0521-9

Ⅰ．R47

中国国家版本馆 CIP 数据核字第 2024XE2118 号

临床护理岗位胜任力实训教程

LINCHUANG HULI GANGWEI SHENGRENLI SHIXUN JIAOCHENG

策划编辑	李龙传		封面设计	王　微
责任编辑	吕笑娟		版式设计	苏永生
责任校对	白晓晓		责任监制	李瑞卿

出版发行	郑州大学出版社		地　址	郑州市大学路 40 号(450052)
出 版 人	卢纪富		网　址	http://www.zzup.cn
经　销	全国新华书店		发行电话	0371-66966070
印　刷	河南省诚和印制有限公司			
开　本	787 mm×1 092 mm　1 / 16			
印　张	18		字　数	428 千字
版　次	2024 年 10 月第 1 版		印　次	2024 年 10 月第 1 次印刷

书　号	ISBN 978-7-5773-0521-9		定　价	59.00 元

编委名单

主　编

丁书明　王　琰

编　委（以姓氏笔画为序）

丁书明　于　娟　马　莉　王　琰

王　燕　王柯静　王彩虹　尹伟霞

甘　婷　付丹丹　司旭艳　刘俊霞

李　果　李　娟　李曼玲　沈晓芳

张艳红　张景亮　陈　珂　陈文霞

尚　丹　赵　云　高　颖　高丽娜

黄会敏　黄艳军　魏小萌

随着医学模式的转变和医疗技术的迅猛发展,临床护理工作面临着前所未有的挑战。《护理学类教学质量国家标准》和《全国护理事业发展规划(2021—2025 年)》均强调建立以岗位需求为导向、岗位胜任力为核心的护士培训制度,以提升护士临床服务能力。岗位胜任力已逐渐成为护理人才培养的核心。

本教材旨在引导护理专业学生全面了解临床护理岗位需求,掌握基本临床护理技能,提高临床决策和应对突发状况的能力。教材内容紧密贴合临床护理实践,以案例研究和实训操作演示为主导,在模拟情境案例环节,鼓励学生在案例分析中积极思考,主动解决问题,并提出自己的见解和解决方案,以帮助学生更直观、深入地理解和掌握相关知识。

本教材共分为外科护理学实训、内科护理学实训、妇产科护理学实训、儿科护理学实训、急救护理学实训、护理人员岗位职责及工作质量标准 6 个部分,涵盖 53 项实训项目。通过系统的教学和实践,学生能够掌握必要的专业知识、实践技能,并具备批判性思维能力。

教学能力目标:本教材通过案例分析、模拟操作等教学方法,帮助学生深入理解和应用护理理论知识,提高临床护理技能,培养解决实际问题的能力。情感目标:我们注重培养学生的同理心和团队合作精神,鼓励学生在护理工作中展现人文关怀,增强职业自豪感和团队协作能力。思政目标:本教材融入社会主义核心价值观,强调护理职业道德和社会责任感,引导学生树立正确的价值观,培养历史使命感。

我们相信,通过本教材的学习,学生将不仅获得专业技能的提升,更能在情感态度和社会责任感上得到全面的发展,成为未来医疗行业的优秀人才。

尽管我们已全力编写,但书中仍可能存在疏漏之处,我们真诚地期待广大读者的宝贵意见与指正,以期不断改进和完善。

编者

2024 年 8 月

目录

第一章

外科护理学实训

项目一　手术人员的无菌准备

模拟情境案例

患者张某,男性,22岁,因"转移性右下腹痛1 d"急诊入院。患者于1 d前无明显诱因出现上腹部疼痛,为阵发性胀痛,无放射痛,伴低热,体温最高37.7 ℃,无畏寒,无呕吐、腹泻,后腹痛逐渐转移至右下腹并固定,呈持续性胀痛,较前加重,给予完善相关检查后,诊断为"急性阑尾炎",未见手术禁忌证,拟急诊行"阑尾切除术",现患者已接到手术室准备手术。

思考:①作为手术室器械护士,外科手消毒要领有哪些? ②作为本台手术的器械护士,你需要做哪些手术前准备? ③穿无菌手术衣、戴无菌手套的注意事项有哪些? ④手术进行中,应做好哪些配合工作? 有哪些注意事项?

实训任务

一、外科手消毒

(一)实训目的

1. 清除或杀灭手部、前臂至上臂下1/3暂居菌和减少常居菌。
2. 防止病原微生物在医务人员和患者之间传播,预防交叉感染。
3. 掌握外科手术前医务人员手臂洗刷和消毒方法。

（二）实训流程

1. 操作前准备

（1）评估：手术间环境整洁、宽敞、光线充足。

（2）准备：①用物准备。洗手池、非接触式水龙头、计时装置、镜子、洗手液、外科消毒剂、消毒小毛巾、污物桶、无菌手刷等。②护士准备。去除饰物，更换专用的洗手衣裤、手术鞋、戴口罩、帽子、修剪指甲等。

2. 操作过程

（1）洗手：取适量的洗手液清洗双手、前臂和上臂下 1/3，认真揉搓。清洁双手时，应注意清洁指甲下的污垢和手部皮肤的皱褶处；流动水冲洗双手、前臂至上臂下 1/3。从手指到肘部，沿一个方向用流动水冲洗手和手臂，不要在水中来回移动手臂。

（2）刷手：取第一把无菌手刷，取适量洗手液，刷洗双手、前臂至上臂下 1/3，时间约 3 min。刷手时稍用力，先刷甲缘、甲沟、指腹，再由拇指桡侧开始，渐至指背、尺侧、掌侧，依次刷完双手手指。然后再分段交替刷左右手掌、手背、手腕、前臂至肘上。刷手时要注意勿漏刷指间、腕部尺侧和肘窝部。

（3）用流动水（水龙头应为非手触式）自指尖至肘部冲洗，不要在水中来回移动手臂。注意肘部的水不可逆流至手部，并勿在肘后部皮肤上遗留泡沫。

（4）再取第二把无菌刷刷洗，方法同前，如此反复刷洗 3 遍。

（5）取无菌毛巾擦干手及手臂。用无菌毛巾一块擦干双手后翻转对折成三角形，放置于腕部并使三角形的底边朝近端，另一手抓住下垂两角拉紧、旋转，逐渐向近端移动至肘上 10 cm，再将小毛巾翻转，用同样的方法擦干另一手臂。

（6）取适量的手消毒剂放置在左手掌上，将右手指尖浸泡在手消毒剂中（≥5 s），然后将手消毒剂涂抹在右手、前臂直至上臂下 1/3，确保通过环形运动环绕前臂至上臂下 1/3，将手消毒剂完全覆盖皮肤区域，持续揉搓 10～15 s，直至消毒剂干燥。

（7）取适量的手消毒剂放置在右手掌上，左手重复同样的步骤。

（8）取适量的手消毒剂，均匀涂抹至整个手掌、手背、手指和指缝，揉搓双手至手腕，直至消毒液干燥。

（三）注意事项

1. 外科洗手前更换洗手服，内衣不得外露，洗手衣下襟系进裤内。口罩要盖住鼻孔，帽子要盖住全部头发。指甲长度不应超过指尖，不佩戴人工指甲或涂指甲油。摘除首饰包括手表、戒指、手镯、耳环、珠状项链等。

2. 冲洗时应始终保持手朝上肘朝下的姿势，防止水从肘部以上流向前臂及手。

3. 洗手消毒完毕后，手要保持拱手姿势，距胸部 30 cm 以上。

二、穿脱无菌手术衣及戴脱无菌手套

（一）实训目的

1. 保障手术人员安全，预防职业暴露。

2. 正确掌握穿无菌手术衣和戴无菌手套的方法。

3.保持手术区域无菌,避免手术区域污染,达到预防手术部位感染的目的。

4.树立牢固的无菌观念。

(二)实训流程

1.操作前准备

(1)评估:手术间环境清洁、光线充足、温湿度适宜。

(2)准备:①用物准备。无菌手术衣、无菌手套、无菌持物钳、污物敷料袋、医疗垃圾桶等。②护士准备。着装整齐,戴口罩、帽子,外科洗手。

(3)核对无菌手术包消毒标签及有效日期。

(4)巡回护士打开无菌手术衣包及无菌手套包。

2.操作过程

(1)穿无菌手术衣:全遮盖式手术衣穿法。

1)外科手消毒后,拿取无菌手术衣,选择较宽敞处站立,面向无菌台,手提衣领,抖开,使无菌手术衣的另一端下垂。

2)两手提住衣领两角,衣袖向前位将手术衣展开,举至与肩同齐水平,使手术衣的内侧面对自己,顺势将双手和前臂伸入衣袖内,并向前平行伸展。

3)巡回护士在穿衣者背后抓住衣领内面,协助将袖口后拉,并系好领口的一对系带及左叶背部与右侧腋下的一对系带。

4)无接触式戴无菌手套。

5)解开腰间活结,将右叶腰带递给台上其他手术人员或交由巡回护士用无菌持物钳夹取,旋转后与左手腰带系于胸前,使手术衣右叶遮盖左叶。

(2)戴无菌手套:无接触式戴手套法。

1)穿无菌手术衣时双手不露出袖口。

2)隔衣袖取手套置于同侧的掌侧面,指端朝向前臂,拇指相对,翻折边与袖口平齐,隔衣袖抓住手套边缘并将之翻转包裹手及袖口。

3)用已戴手套的手同法戴另一只手套。

4)整理手套及衣袖。

(3)脱手术衣法。

1)他人帮助脱衣法:自己双手抱肘,由巡回护士将手术衣肩部向肘部翻转,然后再向手的方向扯脱,如此则手套的腕部随之翻转于手上。

2)个人脱手术衣法:左手抓住右肩手术衣,自上拉下,使衣袖翻向外。如法拉下左肩手术衣。脱下全部手术衣,使衣里外翻,保护手臂及洗手衣裤不被手术衣外面污染。最后脱下手术衣扔于污衣袋中。

(4)脱手套法。

1)手套对手套法脱下第一只手套:先用戴手套的手捏取另一只手的手套外面脱下手套,不触及皮肤。皮肤对皮肤法脱下第二只手套:用已脱手套的拇指伸入另一戴手套的手掌部以下,并用其他各指协助,提起手套翻转脱下,手部皮肤不接触手套的外面。

2)亦可用右手插入左手手套翻折部(左手套的外面),将左手套脱至手掌部,再以左手拇指插入右手手套的翻折部(右手套的内面)脱去右手手套,最后用右手指在左手掌部(左手手套的内面)推下左手手套。脱第一只手套时勿将手套全部脱去,留住部分以帮助脱另一只手套。注意脱手套时手套外面不能接触皮肤。

（三）注意事项

1. 穿无菌手术衣必须在相应手术间进行。
2. 无菌手术衣不可触及非无菌区域,如有质疑立即更换。
3. 无菌手术衣的无菌区范围为肩以下、腰以上及两侧腋前线之间。
4. 戴手套时,将翻折边的手套口翻转过来包裹住袖口,不可将腕部裸露。

考核标准

见表1-1,表1-2。

表1-1 外科手消毒考核标准

班级：　　　　　　　　姓名：　　　　　　　　学号：

项目	评分标准及细则	分值	扣分原因	扣分
准备质量（15分）	1. 仪表:着装符合手术部(室)要求,摘除首饰(戒指、手表、手镯、耳环、珠状项链等);指甲长度不超过指尖,不应佩戴人工指甲或涂抹指甲油	5		
	2. 检查外科手消毒用物是否齐全及有效期	5		
	3. 外科手消毒用物呈备用状态(用物:无菌手刷、无菌干手巾、洗手液、手消毒剂、流动水及水池、计时装置、回收筐)	5		
操作流程质量（70分）	1. 挽起衣袖,充分暴露上肢至上臂下1/3(肘上大于10 cm)	2		
	2. 检查指甲(指甲长度不超过指尖)、清洗双手:流动水冲洗双手、腕部、前臂、肘、上臂下1/3(肘上大于10 cm)	2		
	3. 用适量的洗手液涂抹双手及前臂至肘上1/3处,应用七步洗手法彻底揉搓,顺序如下 (1)掌心相对,手指合拢揉搓 (2)手心对手背,手指交叉揉搓,换手进行重复动作 (3)掌心相对,手指交叉揉搓 (4)双手指相扣揉搓指关节 (5)握住拇指旋转揉搓,换手进行重复动作 (6)指尖并拢,掌心处揉搓,换手进行重复动作 (7)环形揉搓腕部、前臂、肘部至上臂下1/3处,换手进行重复动作	14		
	4. 流动水冲洗双手、前臂和上臂下1/3(从手指到肘部,冲洗时始终保持手朝上肘朝下姿势,沿一个方向用流动水冲洗手和手臂,不要在水中来回移动手臂,不打湿洗手服)	2		
	5. 取无菌手刷,接取适量洗手液于手刷毛面上	2		

续表1-1

项目	评分标准及细则	分值	扣分原因	扣分
操作流程质量（70分）	6.按段(双手交替,全部从远心端至近心端)刷手。顺序:指尖、甲缘、指蹼、指间(由大鱼际至小鱼际,按照桡侧、背侧、尺侧、掌侧的顺序刷每个手指及指缝)、手掌、手背及关节皱褶处;腕部(环形);前臂;肘部、上臂下1/3(环形)。时间:3 min	20		
	7.刷毕将手刷弃于固定容器内	2		
	8.流动水冲洗双手、前臂和上臂下1/3,冲洗时指尖向上,肘部置于最低位,不得反流	2		
	9.抓取无菌巾中心部位,擦干双手后将无菌巾对折呈三角形,底边置于腕部,角部向下,以另一手拉对角向上顺势移动至上臂下1/3,擦去水迹,不得回擦;擦对侧时,将毛巾翻转,方法相同	10		
	10.将擦手巾弃于固定容器内	2		
	11.消毒手臂 (1)取适量手消毒液放置在左手掌上,将右手手指尖浸泡在消毒剂中(不少于5 s),然后按七步洗手法均匀涂抹双手,其中第七步顺势涂抹,依次涂抹右手腕、右前臂直至右肘上10 cm;按上述同法消毒左侧手及手臂 (2)再取适量手消毒液揉搓双手及手腕(按七步洗手法),至消毒液干燥 (3)双手悬空置于胸前	12		
全程质量（15分）	1.操作有序,无菌观念强,刷手规范,用力恰当	4		
	2.刷洗原则:先指后掌,先掌面后背侧,并注意指尖、甲缘下、指间、拇指内侧、尺侧及皮肤皱褶处的刷洗	4		
	3.冲洗原则:先手部、后前臂,在整个过程中双手应保持位于胸前并高于肘部,保持手尖朝上,使水由指尖流向肘部,避免反流	4		
	4.冲洗双手时避免溅湿衣裤	3		

考核教师:　　　　　　　　　得分:　　　　　　　　　考核日期:

表1-2　穿脱无菌手术衣及戴脱无菌手套考核标准

班级:　　　　　　　　　姓名:　　　　　　　　　学号:

项目	评分标准及细则	分值	扣分原因	扣分
准备质量（15分）	1.着洗手衣裤,将上衣扎入裤中;戴手术帽子及口罩,遮盖头发、口鼻	5		
	2.用物准备:无菌手术衣、无菌手套	6		
	3.用物摆放有序	4		

续表1-2

项目	评分标准及细则	分值	扣分原因	扣分
操作流程质量 （70分）	1. 外科刷手后,从已打开的无菌手术包内取出无菌手术衣,选择宽敞处	5		
	2. 一手提起手术衣,双手抓住衣领两角内侧,手术衣内面朝向操作者并充分抖开	8		
	3. 将手术衣向空中轻抛,两手臂顺势插入袖内,并略向前伸（手不出衣袖）	5		
	4. 巡回护士协助穿手术衣时,不能触及手术衣外侧,系好手术衣衣领带子及背部系带	3		
	5. 取出手套包内无菌手套一副	5		
	6. 隔着衣袖取无菌手套放于另一只手的袖口处,手套的手指向下,与各手指相对	6		
	7. 放上手套的手隔着衣袖将手套的一侧翻折边抓住,一只手隔着衣袖捏住另一侧翻折边将手套翻于袖口上,手迅速伸入手套内	6		
	8. 同法戴好另一只手套,整理手套及衣袖	12		
	9. 提起腰带,由器械护士接取或由巡回护士用无菌持物钳接取,将腰带由术者身后绕到前面	3		
	10. 术者将腰带系于腰部前方,带子要保持无菌,使手术者背侧全部由无菌手术衣遮盖	3		
	11. 穿好手术衣后,双手半伸置于胸前,避免触碰周围的人或物。不可将手置于腋下、上举过肩或下垂低于腰部	8		
	12. 手术结束后,双手交叉抓住手术衣肩部,向前脱下衣袖,手术人员顺势将手套套在腕部,右手指抠住左手手套翻折部将其脱下,左手指抠住右手手套内面将其脱下	6		
全程质量 （15分）	1. 操作熟练、规范	4		
	2. 取无菌衣时应一次整体拿起,传递腰带时,不能与协助穿衣人员接触	4		
	3. 无菌观念强,全过程无污染	7		

考核教师：　　　　　　　　得分：　　　　　　　　考核日期：

思考题

1. 外科手术洗手前应做好哪些准备?

2. 刷手的注意事项有哪些?

3. 穿无菌手术衣主要步骤有哪些?

项目二　常用手术器械的识别和使用

模拟情境案例

患者刘某,女性,58岁,因"腹痛、呕吐、腹胀5 d,停止排气、排便3 d"入院。腹部平片:肠腔明显扩张并可见液平面。以"粘连性肠梗阻"收治,拟行粘连松解术。

思考:①该患者手术时可能要用到哪些手术器械? ②手术台上应如何传递手术器械?

实训任务

常用手术器械的识别和使用。

(一)实训目的

1. 掌握外科常用手术器械的名称。
2. 掌握外科常用手术器械的使用方法和传递方法。
3. 熟悉外科常用手术器械的结构特点和基本性能。
4. 了解几种特殊手术器械。

(二)实训用物

手术刀柄、刀片、组织剪、线剪、有齿镊、无齿镊、直血管钳、弯血管钳、持针器、组织钳、卵圆钳、拉钩、缝合针及缝合线等。

(三)实训流程

手术器械是外科手术操作的必备工具,多选用碳钢材料外镀铬或镍制成,具有精致、轻便、易于把持、刀刃锋利、结构圆滑、弹性好、韧性强、耐高压等特点。手术器械种类多、用途广、更新快,可分为普通手术器械和专科手术器械两大类。普通手术器械是手术操作的基础。因此,正确了解各种手术器械的结构特点、基本性能是正确使用或灵活应用器械的前提和保证。

1. 手术刀

(1)组成及作用:常用的是一种可以装拆刀片的手术刀,由刀片和刀柄组装而成。刀片有圆、尖、弯及大小之分;刀柄有相应的大小和长短型号。手术时根据实际需要,选择合适的刀柄和刀片。

刀片应用持针器夹持安装,切不可徒手操作,以防割伤手指。装卸刀片时,用持针器夹持刀片前端背部,使刀片的缺口对准刀柄前部的刀棱,稍用力向后拉动即可装上。取下时,用持针器夹持刀片尾端背部,稍用力提起刀片向前推即可卸下。

手术刀一般用于切开和剥离组织,目前已有同时具有止血功能的手术刀,用于肝脾等实质性脏器或手术创面较大、需反复止血的手术(如乳腺癌根治术)。如各种电刀、激光刀、微波刀、等离子手术刀及高压水刀等,但这些刀具多需一套完整的设备及由专业人员操作。

(2)执刀法:正确执刀方法有以下 4 种。

1)执弓式:是常用的执刀法,动作范围广而灵活,用力涉及整个上肢,主要在腕部。用于较长的皮肤切口及腹直肌前鞘的切开等。

2)执笔式:动作和力量主要在指部,用于解剖血管、神经,腹膜切开和短小切口等。

3)握持式:此法控刀比较稳定。动作涉及整个上肢,力量主要在腕部。用于切割范围广、用力较大的切开。如截肢、肌腱切开、较长的皮肤切口等。

4)反挑式:借手指动作和力量,刀刃向上挑开,以免损伤深部组织。多用于脓肿切开,血管、气管、胆管、输尿管等空腔脏器。

(3)手术刀的传递:传递手术刀时,传递者应握住刀柄与刀片衔接处的背部,将刀柄尾端送至术者的手里,不可将刀刃指向术者传递以免造成损伤。

2.手术剪

根据其结构特点有尖、钝,直、弯,长、短各型。据其用途分为组织剪、线剪。组织剪多为弯剪,锐利而精细,用来分离、解剖和剪开组织。通常浅部手术操作用直剪,深部手术操作用弯剪。线剪多为直剪,又分剪线剪和拆线剪,前者用于剪断缝线、敷料、引流物等,后者用于拆除缝线。正确持剪刀法为拇指和环指分别插入剪刀柄的两环,中指放在环指环的剪刀柄上,示指压在轴节处起稳定和向导作用,有利操作。

3.血管钳

血管钳(亦称止血钳)主要用于钳夹血管或出血点,以达到止血的目的。血管钳在结构上主要的不同是齿槽床,由于手术操作的需要,齿槽床分为直、弯、直角、弧形(如肾蒂钳)等。用于止血时尖端应与组织垂直,夹住出血血管断端,尽量少夹附近组织。止血钳有各种不同的外形和长度,以适合不同性质的手术和部位的需要。

(1)直血管钳:用以夹持浅层组织出血、协助拔针等。

(2)弯血管钳:用以夹持深部组织或内脏出血血管,有长、短 2 种。

(3)有齿血管钳:用以夹持较厚组织及易滑脱组织内的出血血管,如肠系膜、大网膜等,前端齿可防止滑脱,但不能用于皮下止血。

(4)蚊式血管钳:为细小精巧的血管钳,有直、弯 2 种,用于脏器、面部及整形等手术的止血,不宜做大块组织钳夹用。

血管钳使用基本同手术剪,但放开时用拇指和示指持住血管钳一个环口,中指和环指挡住另一环口,将拇指和环指轻轻用力对顶即可。要注意:血管钳不得夹持皮肤、肠管等,以免组织坏死。止血时只扣上 1~2 齿即可,要检查扣锁是否失灵,有时钳柄会自动松开,造成出血,应警惕。使用前应检查前端横形齿槽两叶是否吻合,不吻合者不用,以防止血管钳夹持组织滑脱。

4.手术镊

手术镊用于夹持或提起组织,便于分离、剪开和缝合,也可夹持缝针及敷料等。有不同的长度,分有齿镊和无齿镊2种。

（1）有齿镊:又叫作组织镊,镊的尖端有齿,齿又分为粗齿与细齿。粗齿镊用于夹持较硬的组织,损伤性较大;细齿镊用于精细手术,如肌腱缝合、整形手术等。因尖端有钩齿,夹持牢固,但对组织有一定损伤。

（2）无齿镊:又叫作平镊或敷料镊。其尖端无钩齿,用于夹持脆弱的组织、脏器及敷料。浅部操作时用短镊,深部操作时用长镊,尖头平镊对组织损伤较轻,用于血管、神经手术。正确持镊是用拇指对示指与中指,执二镊脚中、上部。

5. 持针钳

也叫持针器,主要用于夹持缝针缝合各种组织,有时也用于器械打结。用持针器开口处的前1/3尖夹住缝针的中、后1/3交界处为宜,多数情况下夹持的针尖应向左,特殊情况可向右,缝线应重叠1/3,且将绕线重叠部分也放于针嘴内,以利于操作。常执持针钳方法如下。

（1）掌握法:也叫一把抓或满把握,即用手掌握拿持针钳。此法缝合稳健,容易改变缝针的方向,缝合顺利,操作方便。

（2）指套法:为传统执法。用拇指、环指套入钳环内,以手指活动力量来控制持针钳的开闭,并控制其张开与合拢时的动作范围。用中指套入钳环内的执钳法,因距支点远而稳定性差,故认为是错误的执法。

（3）掌指法:拇指套入钳环内,示指压在钳的前半部做支撑引导,其余三指压钳环固定手掌中,拇指可上下开闭活动,控制持针钳的张开与合拢。

6. 常用钳类器械

（1）海绵钳（卵圆钳）:也叫作持物钳,分为有齿纹、无齿纹2种。有齿纹的主要用以夹持、传递已消毒的器械、缝线、缝针、敷料、引流管等,也用于钳夹蘸有消毒液的纱布,以消毒手术野的皮肤,或用于手术野深处拭血;无齿纹的用于夹持脏器,协助暴露。

（2）组织钳:又叫鼠齿钳（Allis）。对组织的压榨较血管钳轻,故一般用以夹持软组织,不易滑脱,如夹持牵引被切除的病变部位,以利于手术进行,钳夹纱布垫与切口边缘的皮下组织,避免切口内组织被污染。

（3）布巾钳:用于固定铺盖手术切口周围的手术巾。注意使用时勿夹伤正常皮肤组织。

7. 牵引钩类

牵引钩也叫拉钩或牵开器,是显露手术野必需的器械。

S状拉钩是一种如"S"状的腹腔深部拉钩。使用拉钩时,应以纱垫将拉钩与组织隔开,拉力应均匀,不应突然用力或用力过大,以免损伤组织。正确持拉钩的方法是掌心向上。

8. 缝针

缝针是用于各种组织缝合的器械,它由3个基本部分组成,即针尖、针体和针眼。针尖按形状分为圆头、三角头及铲头3种。针体有近圆形、三角形及铲形3种。针眼是可供引线的孔。三角针前半部为三棱形,较锋利,用于缝合皮肤、软骨、韧带等坚韧组织,损伤性较大。圆针损伤虽小,但穿透力弱,常用于缝合胃肠、腹膜、血管等阻力较小的组织。

无论用圆针或三角针,原则上应选用针径较细者,损伤较少;但有时组织韧性较大,针径过细易于折断,故应合理选用。此外,在使用弯针缝合时,应顺弯针弧度从组织拔出,否则易折断。根据针尖与针眼两点间有无弧度可分直针和弯针。

9.缝线

缝线分为可吸收缝线及不吸收缝线两大类。

(1)可吸收缝线类:主要为羊肠线和合成纤维线。

1)羊肠线:肠线由羊的小肠黏膜下层制成。目前肠线主要用于内脏如胃、肠、膀胱、输尿管、胆道等黏膜层的缝合。在感染的创口中使用肠线,可减少由于其他不能吸收的缝线所造成的难以愈合的窦道。使用肠线时,应注意以下问题:①肠线质地较硬,使用前应用盐水浸泡,待变软后再用,但不可用热水浸泡或浸泡时间过长,以免肠线肿胀、易折,影响质量;②不能用持针钳或血管钳夹肠线,也不可将肠线扭曲,以致扯裂、易断;③肠线一般较硬、较粗、光滑,结扎时需要三叠结。剪断线时线头应留较长,否则线结易松脱。一般多用连续缝合,以免线结太多,或术后异物反应。

2)合成纤维线:品种较多。优点:①组织反应较轻;②吸收时间延长;③有抗菌作用。

(2)不吸收缝线类:有丝线、棉线、不锈钢丝、尼龙线、钽丝、银丝、麻线等数十种。最常用的是丝线,其优点是柔韧性高,操作方便,对组织反应较小,能耐高温消毒,价钱低,来源易。缺点是在组织内为永久性的异物,伤口感染后易形成窦道,长时间后线头排出,延迟愈合。用于胆道、泌尿道缝合可导致结石形成。各种缝线的粗细,以阿拉伯数字标号,0 号以上数字越大线越粗,0 号以下 0 的个数越多线越细。

(四)注意事项

1.手术器械按照使用顺序、频率分别摆放,方便洗手护士拿取物品。

2.无论哪一种持刀法,都应以刀刃突出面与组织呈垂直方向,逐层切开组织,不要以刀尖部用力操作,执刀过高控制不稳,过低又妨碍视线,要适中。

3.线剪与组织剪的区别在于组织剪的刃锐薄,线剪的刃较钝厚。所以,绝不能图方便、贪快,以组织剪代替线剪,以致损坏刀刃,造成浪费。

4.血管钳不得夹持皮肤、肠管等,以免组织坏死。

考核标准

见表1-3。

表1-3 常用手术器械的识别和使用考核标准

班级: 姓名: 学号:

项目	评分标准及细则	分值	扣分原因	扣分
准备质量 (10分)	1.着装规范,修剪指甲	3		
	2.环境安全,适宜操作	2		
	3.用物齐全,性能良好	5		

续表1-3

项目		评分标准及细则	分值	扣分原因	扣分
操作流程质量（75分）	正确识别手术器械	1. 正确识别布巾钳	3		
		2. 正确识别组织剪	3		
		3. 正确识别血管钳	3		
		4. 正确识别持针器	3		
		5. 正确识别组织钳	3		
	正确握持手术器械（剪刀）	1. 拇指和环指分别插入剪刀柄的两环	5		
		2. 中指放在环指环的剪刀柄上	5		
		3. 示指压在轴节处起稳定和向导作用	5		
	正确装卸手术刀片	1. 刀片应用持针器夹持安装	5		
		2. 装刀片时，用持针器夹持刀片前端背部	3		
		3. 使刀片的缺口对准刀柄前部的刀棱，稍用力向后拉动即可装上	6		
		4. 取下时，用持针器夹持刀片尾端背部，稍用力提起刀片向前推即可卸下	6		
	正确传递常用手术器械	1. 手术刀传递方法：采用弯盘进行无触式传递方法，水平传递给术者	5		
		2. 止血钳传递方法 （1）传递者右手握住止血钳前1/3处	3		
		（2）弯侧向掌心	3		
		（3）利用腕部运动，将环柄部拍打在术者掌心上	4		
		3. 镊子传递方法 （1）传递者右手握住镊子夹端，并闭合开口	6		
		（2）水平式或直立式传递，术者握住镊子中上部	4		
全程质量（15分）		1. 装卸刀片方法正确，防止职业暴露发生	5		
		2. 传递器械方法正确，术者接过之后不做过多调整	5		
		3. 传递器械稳、准、轻、快	5		

考核教师： 得分： 考核日期：

思考题

1. 如何用双手同时传递2把止血钳？
2. 如何防止传递锐利器械时发生职业暴露？
3. 假设手术过程中器械护士突然发现持针器前段1/3断裂，且不能确定何时发生的断裂，反复查找未找到断端。请问该名护士的操作在哪些方面可以改善？面对这种情况，你应该如何处理？

项目三　常见手术体位的摆放及手术区铺单法

模拟情境案例

患者张某,男性,56 岁,诊断为"肝占位性病变"。拟在全身麻醉(简称全麻)下行"右肝肿瘤切除术"。

思考:①如何为该患者摆放手术体位? ②为该患者摆放好手术体位后如何进行手术区皮肤准备?

实训任务

常见手术体位的摆放及手术区铺单法。

(一)实训目的

1. 掌握手术体位摆放的注意事项。

2. 掌握手术区铺单法的操作步骤。

3. 熟悉手术区铺单法的注意事项及铺无菌手术单时要遵守的原则。

4. 了解手术区消毒的范围。

(二)实训流程

1. 操作前准备

(1)评估:手术间环境整洁、宽敞、光线充足。

(2)准备:①用物准备。体位垫、约束带、无菌持物钳、纱布块、治疗碗、0.5% 碘伏、75% 酒精;切口单、中单、洞巾、布巾钳等。②护士准备。去除饰物,更换专用的洗手衣裤、手术鞋,戴口罩、帽子,修剪指甲等。

2. 操作过程

(1)常见手术体位的摆放。手术体位摆放的总体要求:患者舒适、安全、无并发症;充分显露术野,便于医生操作;固定牢靠、不易移动;不影响呼吸循环功能。标准手术体位是由手术医生、麻醉医生、手术室护士共同确认和执行,根据生理学和解剖学知识,选择正确的体位设备和用品,充分显露手术野,确保患者安全与舒适。标准手术体位包括仰卧位、侧卧位、俯卧位,其他手术体位都在标准体位基础上演变而来。

1)仰卧位:包括水平仰卧位、垂头仰卧位、上肢外展仰卧位、侧头仰卧位等,为最常见的手术体位。

●水平仰卧位:①患者仰卧于手术床上。②上肢掌心朝向身体两侧,肘部微屈,用布单固定。远端关节略高于近端关节,有利于上肢肌肉韧带放松和静脉回流。③双下肢伸直,双膝下放一软垫,防止双下肢伸直时间过长引起神经损伤;足下宜垫足跟垫。④距离膝关节上5 cm处用约束带固定,松紧适宜,以能容纳一指为宜,防止腓总神经损伤(图1-1)。

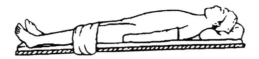

图1-1　水平仰卧位

● 垂头仰卧位:常用于甲状腺、颈前路、气管异物等手术。肩下置肩垫(平肩峰),按需抬高肩部。颈下置颈垫,使头后仰,保持头颈中立位,充分显露手术部位(图1-2)。

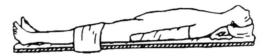

图1-2　垂头仰卧位

● 上肢外展仰卧位:①将患侧上肢外展于托手架上,外展不得超过90°,以免损伤臂丛神经;②其余同水平仰卧位。

2)侧卧位:包括胸部侧卧位、肾侧卧位、髋部手术侧卧位。

● 胸部侧卧位:适用于肺、食管、侧胸壁、侧腰部等手术。①取健侧卧,头下置头枕,高度平下侧肩高,使颈椎处于水平位置。腋下距肩峰10 cm处垫胸垫。术侧上肢屈曲呈抱球状置于可调节托手架上,远端关节稍低于近端关节。②下侧上肢外展于托手架上,远端关节高于近端关节,共同维持胸廓自然舒展。肩关节外展或上举不超过90°,两肩连线和手术台成90°。③腹侧用固定挡板支持耻骨联合,背侧用挡板固定骶尾部或肩胛区(离手术野至少15 cm),共同维持患者90°侧卧位。④双下肢约45°自然屈曲,前后分开放置,保持两腿呈跑步时屈曲位姿态。两腿间用支撑垫承托上侧下肢。双腿及双上肢用约束带固定(图1-3)。

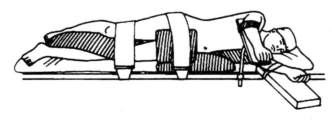

图1-3　胸部侧卧位

● 肾脏侧卧位:适用于肾及输尿管中上段手术。①患者肾区要对准腰桥;②上侧下肢伸直,下侧下肢屈曲90°(图1-4)。

● 髋部手术侧卧位:适用于髋部关节及股骨上段、股骨颈手术。①侧卧90°,患侧向上;②腋下垫一腋垫;③束臂带固定双上肢于托手架上;④骨盆两侧各垫一长沙袋并固定于中单下;⑤头下垫一软枕;⑥两腿之间放一大软垫,约束带将大软垫与下侧下肢一起固定,而上侧下肢不约束,以便于术中复位的需要。

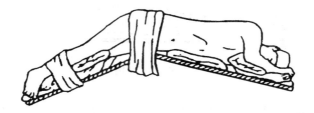

图1-4　肾手术侧卧位

3)俯卧位:适用于颅后窝、颈椎后路、脊椎后路等手术。①将弓形体位架调整到手术估计的需要角度。②待患者麻醉后将患者俯卧至弓形架上,头置于头托上,患者的胸腹部呈悬空状,保持胸腹部呼吸不受限制,同时避免因压迫下腔静脉回流不畅而引起的低血压。③双上肢自然弯曲置于头侧,并用约束带固定。④双足部垫一大软枕,使踝关节自然弯曲下垂,防止足背过伸引起的足背神经损伤(图1-5)。

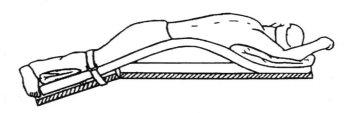

图1-5　腰椎手术俯卧位

4)膀胱截石位:适用于肛门、尿道、会阴部手术,经腹会阴联合切口,阴道手术,经阴道子宫切除,直肠手术等(图1-6)。①患者取仰卧位,在近髋关节平面放置截石位腿架。②如果手臂需外展,同仰卧位。用约束带固定下肢。③放下手术床腿板,必要时,臀部下方垫体位垫,以减轻局部压迫,同时臀部也得到相应抬高,便于手术操作。双下肢外展<90°,大腿前屈的角度应根据手术需要而改变。④当需要头低脚高位时,可加用肩托,以防止患者向头端滑动。

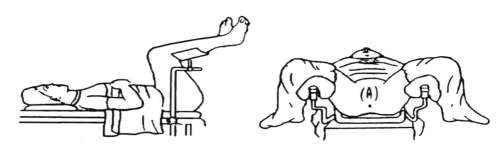

图1-6　膀胱截石位

（2）手术区消毒法：以腹部手术为例。

1）消毒范围至少要求上至乳头连线，下至大腿上 1/3，两侧至腋后线。

2）先将消毒液倒入肚脐少许，用卵圆钳夹持浸有消毒剂（碘伏）的棉球或小纱布块。

3）由腹部中心区开始涂擦，绕过肚脐，涂擦时不留空隙。第二、三遍都不能超出上一遍的范围。第三遍消毒完毕，翻过卵圆钳用棉球的另一侧将肚脐内的消毒液蘸干。

（3）手术区铺单法：手术区皮肤消毒后，即开始铺盖灭菌敷料。一般铺巾法，能起一定的伤口隔离作用。

1）铺单目的：除显露手术切口所必需的最小皮肤区之外，遮盖手术患者其他部位，使手术周围环境成为一个较大范围的无菌区域，以避免和尽量减少手术中的污染。

2）铺单原则：铺单时，既要避免手术切口暴露太小，又要尽量少使切口周围皮肤显露在外。手术区周围一般应有 4~6 层无菌巾遮盖，其外周至少有 2 层；小手术仅铺无菌洞巾 1 块即可。

3）铺单顺序如下。

● 铺皮肤巾：用 4 块无菌巾遮盖切口周围，又称切口巾。①器械护士把无菌巾折边 1/3，第 1~3 块无菌巾的折边朝向第一助手，第 4 块巾的折边朝向器械护士自己，并按顺序传递给第一助手。②第一助手接过折边的无菌巾，分别铺于切口下方、上方、对侧及自身侧。每块无菌巾的内侧缘距切口线 3 cm 以内，铺下的手术巾若需少许调试，只允许自内向外移动。③无菌巾的 4 个交角处分别用布巾钳夹住，露出切口部分。现临床多用无菌塑料薄膜粘贴，皮肤切开后薄膜仍黏附在伤口边缘，可防止皮肤上残存的细菌进入伤口。

● 铺手术中单：将 2 块无菌中单分别铺于切口的上、下方。铺巾者需注意避免自己的手或手指触及未消毒物品。

● 铺手术洞单：将有孔洞的剖腹大单正对切口，短端向头部、长端向下肢，先向上方再向下方分别展开，展开时手卷在大单里面，以免污染。要求短端盖住麻醉架，长端盖住器械托盘，两侧和足端应垂下超过手术台边 30 cm。

（三）注意事项

1. 手术体位摆放的注意事项

（1）患者要安全舒适，骨隆突处要垫好软枕及海绵垫，以防受压。

（2）保持呼吸道通畅，特别是俯卧位时，更应注意呼吸运动不能受限。在胸部下面放置垫枕时，枕部之间要留一点空隙。对婴幼儿需特别注意。

（3）不使大血管、神经受压，静脉回流要良好，固定肢体时要衬垫，松紧适度。

（4）安置体位时要注意患者的皮肤不能接触手术床的金属部分，防止电灼伤。

2. 手术区消毒法的注意事项

（1）消毒皮肤应由手术区中心向四周涂擦。如为感染伤口，或为肛门、会阴区手术，则应从手术区的外周涂向中央处。已经接触污染部位的药液纱布不应再返回涂擦清洁处。

（2）手术区皮肤消毒范围要包括手术切口周围 15 cm 的区域。如手术有延长切口的可能，则应事先相应扩大皮肤消毒范围。

3.手术区铺单法的注意事项

（1）无菌单铺下后，不可随意移动，如位置不准确，只能由手术区向外移，而不能向内移（以免污染手术区）。

（2）手术野四周及托盘上的无菌单为4～6层，手术野以外为2层以上。

（3）无菌单的头端应盖过麻醉架，两侧和尾部应下垂超过手术台边缘30 cm。

（4）铺完第一层无菌单后，铺巾者要再次进行外科手消毒、穿无菌衣、戴无菌手套后方可铺其他层无菌单。

考核标准

见表1-4、表1-5。

表1-4　侧卧位安置技术考核标准

班级：　　　　　　　　姓名：　　　　　　　　学号：

项目	评分标准及细则	分值	扣分原因	扣分
准备质量 （15分）	1.环境清洁、宽敞、明亮；护士着装符合要求；用物已备齐；洗手	5		
	2.用物准备：头枕、腋垫或胸垫、固定挡板、下肢支撑垫、托手板及可调节托手架、上下肢约束带	5		
	3.按使用顺序合理摆放	5		
操作流程质量 （70分）	1.核对与评估：安置体位前再次核对手术患者信息，手术部位及侧向；评估皮肤完整性，床单是否平整、干燥	5		
	2.标准侧卧位安置方法 （1）取健侧卧，头下置头枕，高度平下侧肩高，使颈椎处于水平位置。腋下距肩峰10 cm处垫胸垫。术侧上肢屈曲呈抱球状置于可调节托手架上，远端关节稍低于近端关节；下侧上肢外展于托手架上，远端关节高于近端关节，共同维持胸廓自然舒展。肩关节外展或上举不超过90°；两肩连线和手术台成90°	10		
	（2）腹侧用固定挡板支持耻骨联合，背侧用挡板固定骶尾部或肩胛区（距手术野至少15 cm），共同维持患者90°侧卧位	10		
	（3）双下肢约45°自然屈曲，前后分开放置，保持两腿呈跑步时屈曲位姿态。两腿间用支撑垫承托上侧下肢	10		
	（4）双腿及上肢用约束带固定	5		
	3.安置肾、输尿管等腰部手术侧卧位时，手术部位对准手术床背板与腿板折叠处，腰下垫腰垫，调节手术床呈折线形，使患者凹陷的腰区逐渐变平，腰部肌肉拉伸，肾区暴露充分。双下肢屈曲约45°错开放置，下侧在前，上侧在后，两腿间垫一大软枕，约束带固定肢体。缝合切口前及时将腰桥复位	10		

续表1-4

项目	评分标准及细则	分值	扣分原因	扣分
操作流程质量 （70分）	4.安置45°侧卧位时,患者仰卧,手术部位下沿手术床纵轴平行垫胸垫,使术侧胸部垫高约45°;健侧手臂外展置于托手板上,术侧手臂用棉垫保护后屈肘呈功能位固定于麻醉头架上;患侧下肢用大软枕支撑,健侧大腿上端用挡板固定。注意患侧上肢必须包好,避免肢体直接接触麻醉头架,导致电烧伤;手指外露以观察血运;保持前臂稍微抬高,避免肘关节过度屈曲或上举,防止损伤桡、尺神经	15		
	5.整理用物,物归原位	5		
全程质量 （15分）	1.手术患者体位摆放合理、安全、舒适,术野暴露充分	3		
	2.腋下垫起,保持肩、髋不受压	3		
	3.肩、髋呈一直线,保持髋部直立	3		
	4.手部自然弯曲保持功能位,无接触金属	3		
	5.操作熟练,关心患者,保护患者隐私	3		

考核教师:　　　　　　　　得分:　　　　　　　　考核日期:

表1-5　手术区铺单操作考核标准

班级:　　　　　　　　姓名:　　　　　　　　学号:

项目	评分标准及细则	分值	扣分原因	扣分
准备质量 （15分）	1.衣、帽、拖鞋、口罩符合手术室要求,去除饰物,修剪指甲	5		
	2.评估患者手术体位、手术部位、术野大小	5		
	3.备齐用物:无菌器械台、各种规格手术巾、布巾钳	5		
操作流程质量 （70分）	1.器械护士将无菌巾折1/3,第1～3块无菌巾的折边向第一助手依次传递	9		
	2.第4块折边向自己传递	3		
	3.传递无菌巾时,器械护士将无菌巾两上角内翻保护双手不被污染	6		
	4.传递过程中不得与第一助手未戴手套的手接触	4		
	5.第一助手接过折边的无菌巾,分别铺于切口下方、上方、对侧及自身侧	8		
	6.每块巾的内侧缘距切口线3 cm以内,铺下的手术巾若需少许调试,只允许自内向外移动	5		
	7.无菌巾的4个交角处分别用布巾钳夹住,露出切口部分	4		
	8.将2块无菌中单分别铺于切口的上、下方	8		
	9.注意避免自己的手触及未消毒物品	5		
	10.将有孔洞的剖腹大单正对切口,短端向头部、长端向足部	4		
	11.先向上方再向下方分别展开,展开时手卷在大单里面,以免污染	8		
	12.短端盖住麻醉架,长端盖住器械托盘,两侧和足端应垂下超过手术台边缘30 cm	6		

续表1-5

项目	评分标准及细则	分值	扣分原因	扣分
全程质量 (15分)	1. 手术巾传递准确,手术切口显露范围合适	5		
	2. 提问操作目的、注意事项	5		
	3. 操作质量:动作娴熟、轻巧、有条不紊,遵守无菌技术操作	5		

考核教师: 　　　　　　得分: 　　　　　　考核日期:

思考题

1. 如何避免患者术中皮肤、血管、神经受压?

2. 仰卧位、侧卧位、俯卧位和膀胱截石位的易受压部位分别为哪些?

3. 假设临床情景:患者在全麻仰卧位下行硬膜下血肿钻孔引流术,手术结束后巡回护士发现患者枕后部有约 5 cm×7 cm 的压红,压之不褪色。面对这种情况,你考虑是什么原因引起的? 应该如何处理? 如何避免类似情况发生?

项目四　无菌器械台的管理

模拟情境案例

患者赵某,男性,56 岁,诊断为"肝占位性病变"。拟在全身麻醉下行"右肝肿瘤切除术"。

思考:①如何正确建立无菌器械台? ②在手术过程中如何正确完成无菌器械台的管理?

实训任务

(一)实训目的

1. 掌握无菌器械台和无菌托盘的建立方法。

2. 掌握术中手术器械及物品的清点方法。

3. 熟悉手术器械及物品的使用顺序、摆放位置。

4. 了解无菌器械台管理的目的。

(二)实训流程

1. 操作前准备

(1)评估:手术间环境整洁、宽敞、光线充足,温湿度达标。

（2）准备：①用物准备。大、小器械桌，无菌器械包，无菌敷料包，托盘架，无菌持物钳等。②护士准备。去除饰物，更换专用的洗手衣裤、手术鞋，戴口罩、帽子，修剪指甲等。

2. 操作过程

（1）铺置无菌器械台

1）目的：使用无菌单建立无菌区域、建立无菌屏障，防止无菌手术器械及敷料再污染，最大限度地减少微生物由非无菌区域转移至无菌区域；同时可以加强手术器械管理。正确的手术器械传递方法，可以准确、迅速地配合手术医生，缩短手术时间，降低手术部位感染率，预防职业暴露。

2）方法如下。

- 规范更衣，戴帽子、口罩。
- 根据手术的性质及范围，选择适宜的器械车，备齐所需无菌物品。
- 选择近手术区较宽敞区域铺置无菌器械台。
- 将无菌包放置于器械车中央，检查无菌包名称、灭菌日期和包外化学指示物，包装是否完整、干燥，有无破损。
- 打开无菌包及无菌物品。

方法一：打开无菌包外层包布后，洗手护士进行外科手消毒，由巡回护士用无菌持物钳打开内层无菌单，顺序为先打开近侧，检查包内灭菌化学指示物合格后再走到对侧打开对侧，无菌器械台的铺巾保证4~6层，四周无菌巾垂于车缘下30 cm以上，并保证无菌单下缘在回风口以上。协助洗手护士穿无菌手术衣、戴无菌手套。再由巡回护士与洗手护士一对一打开无菌敷料、无菌物品。

方法二：打开无菌包外层包布后，洗手护士用无菌持物钳打开内层无菌单（同方法一巡回护士打开方法），并自行使用无菌持物钳将无菌物品放至无菌器械台内，再将无菌器械台置于无人走动的位置后进行外科手消毒。巡回护士协助洗手护士穿无菌手术衣，无接触式戴无菌手套。

- 与巡回护士共同清点器械、纱布、纱布垫、缝针、线轴等物品，详细记录于清点单上。
- 将器械桌面分4区，按器械物品使用顺序、频率分类摆放，方便拿取物品。各区放置的物品：Ⅰ区为盆、碗、盘、杯、缝针盒、刀片、线轴等；Ⅱ区为刀、剪、镊、持针钳；Ⅲ区为各种止血钳、消毒钳等；Ⅳ区为各种拉钩、纱布垫、保护巾等。海绵钳及吸引器皮管放于拉钩上。
- 协助医生铺无菌巾，器械托盘上铺巾达到4~6层，建立无菌托盘。
- 在无菌托盘上，按照手术步骤放置物品，将托盘分4区。Ⅰ区为缝合线，将1、7、4号丝线备于治疗巾夹层，线头露出1~2 cm，朝向切口，巾上压弯盘，盘中放浸湿的纱垫；Ⅱ区为血管钳，卡在托盘近切口端边缘，弧边向近侧；Ⅲ区为刀、剪、镊、持针钳；Ⅳ区为拉钩、皮肤保护巾等。其中Ⅰ区物品相对固定，Ⅱ~Ⅳ区物品按手术进展随时更换。
- 固定吸引管（将吸引管中部盘一个10 cm环，用布巾钳提起布巾，将其固定在切口上方，接上吸引头）及高频电刀（头端留约50 cm）。

放置在无菌桌内的物品不能伸于桌缘以外。如果无菌桌单被水浸湿则认为已被污染，应立即加盖无菌单。若为备用无菌桌(连台手术),应该用双层无菌巾盖好,有效期为 4 h。

(2)物品清点要求和原则

1)手术物品清点时机

• 第 1 次清点,即手术开始前。第 2 次清点,即关闭体腔前。第 3 次清点,即关闭体腔后。第 4 次清点,即缝合皮肤后。

• 增加清点次数时机:如术中需交接班、手术切口涉及 2 个及以上部位或腔隙,关闭每个部位或腔隙时均应清点,如关闭膈肌、子宫、心包、后腹膜等。

2)不同类型手术需清点的物品

• 体腔或深部组织手术:应包括手术台上所有物品,如手术器械、缝针、手术敷料及杂项物品等。

• 浅表组织手术:应包括但不仅限于手术敷料、针头等杂项物品。

• 经尿道、阴道、鼻腔等内镜手术:应包括但不仅限于敷料、缝针,并检查器械的完整性。

3)手术物品清点原则

• 双人逐项清点原则:清点物品时洗手护士与巡回护士应遵循一定的规律,共同按顺序逐项清点。没有洗手护士时由巡回护士与手术医生负责清点。

• 同步唱点原则:洗手护士与巡回护士应同时清晰说出清点物品的名称、数目及完整性。

• 逐项即刻记录原则:每清点一项物品,巡回护士应即刻将物品的名称和数目准确记录于物品清点记录单上。

• 原位清点原则:第一次清点及术中追加需清点的无菌物品时,洗手护士应与巡回护士即刻清点,无误后方可使用。

(三)注意事项

1. 铺置无菌器械台的注意事项

(1)器械护士穿手术衣、戴手套后,方可进行器械台整理。

(2)保持无菌器械台及手术区整洁、干燥。无菌巾如果浸湿,应及时更换或重新加盖无菌巾。

(3)小件物品放弯盘里,妥善保管缝针,缝针应放在针盒内或别在专用的布巾上。做到针不离钳,钳不离针。

2. 物品清点的注意事项

(1)洗手护士应提前 15~30 min 进入手术间,保证有充足的时间进行物品的检查和清点。在手术的全过程中,应始终知晓各项物品的数目、位置及使用情况。

(2)手术中应减少交接环节,手术进行期间若患者病情不稳定、抢救或手术处于紧急时刻物品交接不清时,不得交接班。

(3)手术中所使用的敷料应保留其原始规格,不得切割或做其他任何改型。特殊情况必须剪开时,应及时准确记录。

(4)当切口内需要填充治疗性敷料并带离手术室时,主刀医生、洗手护士、巡回护士应共同确认置入敷料的名称和数目,并记录在病历中。

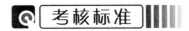考核标准

见表 1-6。

表 1-6　无菌器械台的管理考核标准

班级：　　　　　　姓名：　　　　　　学号：

项目	评分标准及细则	分值	扣分原因	扣分
准备质量 （15分）	1.器械护士着洗手衣裤,上衣下摆束于洗手裤内,佩戴手术帽、医用外科口罩,头发、口鼻无外露	5		
	2.器械车(检查器械车清洁干净),无菌器械包,一次性无菌物品,无菌溶液,无菌持物钳	5		
	3.环境宽敞、明亮,适合进行无菌操作	5		
操作流程质量 （70分）	1.选择宽敞、洁净处放置器械车(距墙30 cm以上),踩下刹车,检查台面是否清洁、干燥,无菌器械包置于器械台中央	2		
	2.检查无菌包名称、灭菌日期和包外化学指示物,包装是否完整、干燥,有无破损	3		
	3.打开无菌包外层包布一角,再打开左、右两角,最后打开近身侧一角	3		
	4.器械护士使用无菌持物钳打开内层包布,顺序为先打开近侧,检查包内灭菌化学指示物合格后,再走到对侧打开对侧,使用无菌持物钳逐一将无菌物品夹取至无菌器械台上	10		
	5.器械护士进行外科手消毒,穿无菌手术衣,无接触式戴无菌手套	6		
	6.巡回护士检查液体名称、浓度、有效期,瓶口有无松动,液体有无混浊、沉淀、变质,倾倒无菌液体于无菌容器中(不可溅湿台面)	6		
	7.器械护士将无菌器械台面按器械物品使用顺序、频率分类进行摆放,方便拿取物品	10		
	8.双人逐项清点:器械护士与巡回护士遵循一定的规律,共同按顺序逐项清点	5		
	9.同步唱点:器械护士与巡回护士应同时清晰说出清点物品的名称、数目及完整性	5		
	10.逐项即刻记录:每清点一项物品,巡回护士应即刻将物品的名称和数目准确记录于物品清点记录单上	5		
	11.清点时,器械护士与巡回护士须双人查对手术物品的数目及完整性	5		
	12.清点纱布、纱条、纱垫时应展开,并检查完整性及显影标记	5		
	13.所有物品清点完毕,巡回护士再次复述,器械护士确认	2		
	14.清点、整理手术器械,按序排列好,做好登记,脱手术衣、手套,洗手	3		

续表 1-6

项目	评分标准及细则	分值	扣分原因	扣分
全程质量 (15分)	1. 动作娴熟,无菌操作规范	5		
	2. 清点有序准确,每次 2 遍,清点过程中注意职业防护及防止器械、物品污染	5		
	3. 术中添加器械、物品,按要求清点、记录	5		

考核教师:　　　　　　　　得分:　　　　　　　　考核日期:

思考题

1. 总结手术物品清点的要点。
2. 假设在手术过程中,关闭体腔前出现手术物品清点不清,你应该怎么处理?

项目五　外科换药法

模拟情境案例

患者李某,男性,56 岁,1 个月前无明显诱因出现大便变细并带血,量少,色鲜红,附着于大便表面,并感间断性腹痛,以左腹部为主,呈隐痛。病理提示"直肠腺癌"收住入院。拟全麻下行"经腹会阴联合直肠癌根治术"。

思考:术后第 3 天,腹部手术切口敷料可见少量陈旧性渗血,局部无红肿、渗液,医嘱予换药 1 次,如何操作?

实训任务

(一)实训目的

1. 掌握换药术的目的及适应证。
2. 掌握清洁伤口及污染伤口换药术的基本操作及注意事项。
3. 了解污染、感染伤口换药的区别。

(二)实训流程

1. 操作前准备

(1)评估:环境整洁、宽敞、光线充足、温湿度适宜。

(2)准备:①用物准备。无菌治疗碗 2 个,盛无菌敷料;弯盘 1 个(放污染敷料)、镊子 2 把,剪刀 1 把,备酒精棉球、干棉球、纱布、引流条、盐水、优锁或氯亚明棉球、胶布等。

②护士准备。着装整洁,洗手,戴口罩、帽子。

2. 操作过程

(1)一般伤口的换药

1)目的:观察伤口,清洁伤口,去除伤口内异物或坏死组织,促进伤口的愈合。

2)适应证如下。

- 术后无菌伤口,如无特殊反应,3～5 d后第一次换药。
- 感染伤口,分泌物较多,每天换药1次。
- 新鲜肉芽创面,隔1～2 d换药1次。
- 严重感染或置引流的伤口及粪瘘等,应根据引流量的多少决定换药的次数。
- 烟卷引流的伤口,每日换药1～2次,并在术后12～24 h转动烟卷,并适时拔除;橡皮膜引流,常在术后48 h拔除。
- 橡皮管引流伤口2～3 d换药,引流3～7 d更换或拔除。

3)基本操作步骤如下。

- 准备工作:①换药前半小时内不要扫地,避免室内尘土飞扬;在床头与患者作简单的必要沟通,并做自我介绍,态度和蔼,使患者了解换药的目的及注意事项,以取得患者的配合。同时了解患者的伤口情况,穿工作服,洗净双手。②准备好换药小推车、无菌铺巾及其他必要物品。③让患者采取舒适的卧位或坐位,利于暴露伤口,冬天应注意保暖。

- 去除敷料:手消毒后,先用手取下伤口外层绷带及敷料。撕胶布时应由外向里,可用手指轻轻推揉贴在皮肤上的胶布边缘,待翘起后用一只手轻压局部皮肤,另一只手牵拉翘起的胶布,紧贴皮面(即与皮肤表面平行)向相反的方向慢慢取下,切不可垂直地向上拉掉,以免产生疼痛或将表皮撕脱。还可用一根手指伸至敷料边缘与皮肤之间,轻柔地用手指向外推压皮肤或分离胶布与皮肤的黏合部分。若遇胶布粘着毛发时,可剪去毛发或用汽油、乙醚、松节油等浸润后揭去。

用手取下外层敷料(勿用镊子),戴无菌手套后再用无菌镊子取下内层敷料。与伤口粘住的最里层敷料,应先用盐水浸湿后再揭去,以免损伤肉芽组织或引起伤口出血。若内层敷料与伤口干结成痂,则可将未干结成痂的敷料剪去,留下已干结成痂的敷料使其愈合;若伤口内层敷料被脓液浸透,可用过氧化氢或生理盐水浸湿,待敷料与伤口分离后再轻轻地沿伤口长轴揭去。

在换药过程中两把换药镊要保持其中一把始终处于相对的无菌状态,不可污净不分,随意乱用。用两把镊子操作,一把镊子接触伤口,另一把接触敷料。

- 伤口周围皮肤处理:去除敷料后,用1%活力碘或75%酒精棉球在伤口周围由内向外消毒,注意勿使消毒液流入伤口内。若伤口周围皮肤粘有较多胶布痕迹及污垢,则用松节油或汽油棉棒擦去,以减少对皮肤的刺激。

- 伤口处理:用0.1%新洁尔灭或等渗盐水棉球自内向外轻柔地拭去伤口分泌物,擦洗伤口周围皮肤的棉球不得再洗伤口内面。用酒精棉球清洁伤口周围皮肤,用盐水棉球清洁伤口,轻蘸吸去分泌物。

清洗时由内向外,棉球的一面用过后,可翻过来用另一面,然后弃去。在拭去伤口分泌物时切忌反复用力擦拭,以免损伤伤口肉芽或上皮组织;擦拭伤口所用棉球不应太湿,否则不但不易清除分泌物,反而使脓液外流污染皮肤和被褥。可用换药镊将棉球中过多的药液挤掉。

分泌物较多且伤口较深时,宜用生理盐水冲洗;坏死组织较多,可用优锁或其他消毒溶液冲洗。

高出皮肤或不健康的肉芽组织,可用剪刀剪平,或先用硝酸银棒腐蚀,再用生理盐水中和;或先用纯石炭酸腐蚀,再用75%酒精中和。肉芽组织有较明显水肿时,可用高渗盐水湿敷。

脓腔深大者,棉球擦洗时应防止脱落在伤口内。

伤口拭净后,应彻底移除伤口内线头、死骨、腐肉等异物。

最后用酒精棉球消毒伤口周围皮肤。根据伤口情况选择凡士林纱布、药物或盐水纱布覆盖,或放入引流管、纱布引流条等。

●包扎固定:伤口处理完毕,覆盖无菌干纱布,胶布粘贴固定。创面大,渗液多的伤口,可加用棉垫,必要时用引流物,若胶布不易固定须用绷带包扎。

(2)缝合伤口的换药

1)无引流的缝合伤口:多为无菌伤口,常于术后3 d左右检查伤口,注意观察有无缝线反应、针眼脓疱、皮下或深部化脓;有无积液、积血,必要时试行穿刺抽液。

●无菌缝合伤口:用1%碘伏或75%酒精棉球消毒缝合伤口及周围皮肤,消毒范围略大于纱布覆盖范围,然后覆盖4~6层无菌纱布。

●伤口缝线反应:术后2~3 d内,伤口一般均有轻度水肿、针眼。周围及缝线下稍有红肿,但范围不大,这是一种生理反应。其处理为伤口常规消毒后用75%酒精纱布湿敷即可。

●针眼脓肿:为缝线反应的进一步发展,针眼处有脓液,针眼周围暗红、肿胀。对较小的脓肿,可先用无菌镊子弄破并用无菌干棉球挤压出脓液,然后涂以碘酊和酒精即可;对脓肿较大或感染较深者,应提前拆除此针缝线。

●伤口感染或化脓:局部肿胀,皮肤明显水肿并有压痛,伤口周围暗红,范围超过两侧针眼,甚至有波动感出现。可先用针头试穿抽脓,或用探针由缝线处插入检查。确诊为伤口化脓后,应尽早部分或全部拆除缝线;有脓液时将伤口敞开,清除脓液和伤口内异物(如线头等);清洗后放置合适的引流物,若伤口扩开后分泌物不多或仅有血性分泌物,则于清洗或清除异物后,用蝶形胶布拉拢伤口即可,以后酌情换药;伴有全身症状者,可适当使用抗生素,配合局部理疗或热敷。

●疑有伤口积血、积液时,可用针头由周围正常皮肤处穿刺,针尖潜入积血、积液处抽吸;或用探针、镊子由伤口缝合处插入,稍加分离以引流,并置入引流条,换药至伤口愈合。

2)放置引流的缝合伤口:手术后缝合伤口放置的引流物多为橡皮片或橡皮管,前者多在术后24~48 h取出,可在拔除橡皮片时换药;后者可按常规换药,在覆盖纱布的一侧剪一个"Y"形或弧形缺口,包绕引流管的根部。若在此之前有过多渗出液,应随时更换湿透的外层敷料。

（三）注意事项

1．操作轻柔,保护健康组织。换药后认真洗手。

2．先换清洁的伤口,再换感染轻微的伤口,最后换感染严重的伤口,或特异性感染的伤口。

3．气性坏疽、破伤风、溶血性链球菌及铜绿假单胞菌等感染伤口,必须严格执行床边隔离制度。污染的敷料需及时焚毁,使用的器械应单独加倍时间消毒灭菌。

4．伤口长期不愈者,应检查原因,排除异物存留、结核分枝杆菌感染、引流不畅,以及残留线头、死骨、弹片等,并核对引流物的数目是否正确。

考核标准

见表1-7。

表1-7 外科换药技术操作考核标准

班级: 姓名: 学号:

项目	评分标准及细则	分值	扣分原因	扣分
准备质量 （15分）	1．操作人员准备:着装整洁,洗手,戴口罩、帽子	5		
	2．用物准备:换药包（无菌治疗碗2个、弯盘1个、镊子2把）、1%活力碘棉球、生理盐水棉球若干及生理盐水纱布1～2条、无菌敷料及干棉球若干、胶布与剪刀、一次性治疗巾	5		
	3．环境准备:换药室或病房,要求安静、清洁、相对隐秘	5		
操作流程质量 （70分）	1．核对与沟通:核对患者床号、姓名、年龄、性别、换药部位;向患者讲述换药的目的,了解患者的要求,取得患者配合	5		
	2．暴露伤口:根据操作需要安置体位,暴露伤口所在的部位,遮挡其他部位	5		
	3．揭开敷料:胶布应由外侧向伤口方向揭去;用手揭开外层敷料,戴无菌手套再用镊子轻夹内侧敷料,若粘连较紧,应先用盐水浸湿软化后再揭去(以免损伤肉芽组织或引起创面出血);揭去内层敷料时应和伤口纵轴保持一致,以免伤口裂开;揭去的敷料放入弯盘中	15		
	4．伤口周围皮肤消毒:另取一把镊子,用1%活力碘棉球对伤口周围皮肤进行消毒。左手持一把无菌镊子将无菌治疗碗内的1%活力碘棉球递给右手的另一把镊子操作,用以擦洗伤口周围的皮肤2～3遍。清洁伤口先由创缘向外擦洗,勿使碘伏流入伤口引起疼痛和损伤组织	15		
	5．处理伤口:用左手的无菌镊子取治疗碗内的盐水棉球,传递给右手的镊子,轻轻清洗伤口,禁用干棉球擦洗伤口,以防损伤肉芽组织。再次消毒皮肤	15		

续表 1-7

项目	评分标准及细则	分值	扣分原因	扣分
操作流程质量 （70分）	6.覆盖伤口,包扎固定:覆盖无菌干纱布,其面积、厚度视伤口大小、渗液情况及不同部位而定。一般覆盖8层,面积要超过伤口四周3~5 cm,以起隔离作用。胶布固定时,其方向应与肢体或躯干长轴垂直。胶布不易固定时可用绷带包扎	10		
	7.整理:撤出换药用物,整理患者衣被,安置好舒适体位。更换下来的敷料集中放于弯盘内,与治疗巾一起倒入黄色感染性医疗废弃物桶内;用过的器械、弯盘、消毒碗冲洗后送消毒供应中心处理	5		
全程质量 （15分）	1.遵循无菌操作原则	5		
	2.操作流程正确	5		
	3.操作熟练,仪表大方	5		

考核教师：　　　　　　　得分：　　　　　　　考核日期：

思考题

1. 总结感染伤口与清洁伤口在换药过程中的异同及其原因。
2. 如果在换药过程中,患者出现伤口出血或疼痛不适,你作为护士如何应对?

项目六　外科术前护理技术

模拟情境案例

　　患者刘某,男性,55岁,有慢性肝炎史20年,肝区隐痛3个月,食欲减退,消瘦乏力。查体:贫血貌,肝右肋下缘触及,质硬,轻度压痛。实验室检查甲胎蛋白阳性,B超和CT检查发现肝右叶5 cm占位,肝肾功能基本正常。医院以"原发性肝癌"收住入院,拟于3 d后在全麻下行腹腔镜下肝右叶切除术。

　　思考:①您作为他的责任护士,该对患者进行哪些术前护理? ②患者腹部有轻度压痛,你会如何做疼痛护理? ③您作为他的责任护士,会如何做健康宣教?

实训任务

　　外科术前护理。

（一）实训目的

1. 做好术前准备,纠正患者的生理和心理问题,提高对手术和麻醉的耐受能力,将手术风险降到最低。

2. 掌握术前常见操作,如术区备皮、呼吸训练、床上功能训练等内容及方法。

3. 熟悉与患者进行有效沟通的方法及技巧。

4. 了解术前健康教育内容,做好术前宣教。

（二）实训用物

病床、无菌托盘内放置一次性备皮刀、肥皂水、一次性中单、纱布、治疗巾、棉签、手电筒、脸盆(盛热水)、无菌巾等。

（三）实训流程

1. 护理评估

(1)一般情况,如性别、年龄、职业等。

(2)身体状况(营养状态、手术耐受性等)。耐受性良好,即可行手术。辅助检查:三大常规检查、血液指标、出凝血功能、生化指标、心功能检查、肺功能检查、影像学检查。

(3)心理、社会支持状况。

2. 护理措施

(1)心理护理:患者入院时主动、热情迎接,建立良好护患关系;在做术前准备工作时,应耐心向患者或家属讲解手术的目的、意义、方法、预后、要求等,使患者对手术有全面的了解,取得患者和家属的配合;通过一些功能训练,缓解患者紧张情绪,使其正确认识并面对手术。

(2)生理准备:呼吸道准备、消化道准备、排便练习、手术区皮肤准备。

1)呼吸道准备:吸烟者术前2周禁烟;有肺部感染者积极控制感染,指导患者进行深呼吸和有效咳痰法训练。对有痰不能咳出者,教会患者由气管深部咳嗽和咳痰,并结合叩背排痰;痰多无力咳出者可遵医嘱给予雾化吸入或在无菌操作下吸痰。

● 深呼吸:嘱患者用鼻子深吸气,紧闭嘴,并做短暂停顿,然后双唇向前突出呈吹口哨样,慢慢将气体轻轻呼出,同时收缩腹部,吸呼比1∶2或1∶3,每天3~4次,每次重复7~8遍。

● 有效咳痰:患者取坐位,双脚着地,胸部前倾,怀抱枕头,双臂交叉在胸前。嘱患者缓慢深吸气,以达到必要的吸气容量,屏气几秒钟,关闭声门。通过腹内压的增加来增加胸膜腔内压,张开声门连咳3声,咳嗽时收缩腹肌,腹壁内缩,或用自己的手按压在上腹部,帮助咳嗽。停止咳嗽,缩唇将余力尽量呼出。再缓慢深吸气,重复以上动作,连做2~3次,休息和正常呼吸几分钟后再重复开始。

2)消化道准备。

● 非胃肠道手术:成人择期手术,术前禁食8~12 h,禁饮4 h,以防麻醉或术中呕吐引起窒息或吸入性肺炎。

● 胃肠道手术:术前3~4 d少渣饮食,1~2 d流质饮食,常规放置胃管;有幽门梗阻者术前3晚,每晚睡前用生理盐水洗胃,以排出胃内潴留食物,减轻胃黏膜充血、水肿;结肠、直肠手术前3 d口服肠道不吸收的抗生素,术晨放置胃管,术前1 d及手术当天清晨行清洁灌肠或结肠灌洗,以减少术后感染机会。急症手术和结、直肠癌患者不予灌肠。

3)排便练习:由于排便习惯发生变化,多数人不习惯床上排便,易发生尿潴留和便秘。因此,术前必须进行排便练习。

4)手术区皮肤准备:又称备皮。手术前备皮的目的是在不损伤皮肤完整性的前提下减少皮肤细菌数量,短时间内去除皮肤表面污垢,清除暂居菌,减少常驻菌并抑制其生长,以减少术后切口感染的风险,降低手术后切口感染率。备皮范围:以切口为中心,包括上、下、两侧 20 cm 以上,一般超过远近端关节或为整个肢体。具体操作如下。①患者应先洗头、沐浴、修剪指甲,一般在手术前一天进行手术区的剃毛及清洗。②操作者洗手,携用物到床前,向患者说明备皮的目的。协助安置合适体位,铺好中单及治疗巾以保护床单位,暴露手术部位,注意保暖和照明。③用纱布蘸肥皂液擦涂局部。一手用纱布绷紧皮肤,另一手持剃毛刀剃毛。分区剃净,切勿剃破皮肤。④剃毕用手电筒照射,检查有无毛发残留或割痕、裂缝及发红等异常状况。再以温热毛巾擦净局部毛发及肥皂液。⑤若为腹部手术,应以棉签蘸乙醚清除脐部污垢,然后用 75% 酒精消毒;凡四肢手术者入院后每天泡洗手脚 20 min,备皮后指导用消毒液泡洗 30 min。⑥整理用物,将患者安排妥当,洗手。

(3)功能训练:踝泵运动是通过踝关节的运动,起到像泵一样的作用,促进下肢的血液循环和淋巴回流。它包括踝关节的屈伸和环绕运动。对于卧床及手术后患者的功能恢复,有至关重要的作用。其具体操作如下。

1)患者平卧于病床,两臂自然伸直,双手平放在身体两侧,双腿自然伸直,双脚靠拢,全身放松。

2)让患者将双脚的脚尖及脚面用力向自己的方向勾起,维持 10 s 左右,放松。

3)再让患者将双脚的脚尖用力向自己身体的反方向,也就是向下压,在压脚尖的同时绷直小腿,维持 10 s 左右,放松。

4)让患者放松小腿部的肌肉,将双脚以踝关节为圆点,来回做环绕运动。

(4)手术日晨护理措施如下。

1)监测患者生命体征。

2)嘱患者排空大小便,为患者留置导尿管,询问女性患者月经情况。

3)留置胃管。

4)检查皮肤准备情况。

5)取下所有饰物(义齿、隐形眼镜等)。

6)按时注射术前用药。

7)准备术中需要的病历、X 射线片、CT 等。

8)护送患者入手术室,做好核对、交接班(皮肤)。

9)准备好床单位,迎接患者。

(四)注意事项

1.剃毛时应顺着毛发生长的方向,以免损伤毛囊;皮肤松弛的地方应将皮肤绷紧,可避免损伤。

2.剃毛后需检查皮肤有无破损、发红等异常情况,如发现应详细记录并报告医生。

3. 训练前嘱患者全身放松,消除紧张。

4. 在训练中要最大限度地调动患者的主动性和积极性,要时刻注意其心理状况,应循序渐进,不可盲目增减时间,不可操之过急。

考核标准

见表1-8。

表1-8 术前护理技术考核标准

班级: 　　　　　　　姓名: 　　　　　　　学号:

项目	评分标准及细则	分值	扣分原因	扣分
准备质量 (15分)	1.护士衣帽整齐,洗手,戴口罩,举止规范	5		
	2.用物准备齐全,放置有序。用物:病床、无菌托盘内放置一次性备皮刀、肥皂水、一次性中单、纱布、治疗巾、棉签、手电筒、脸盆(盛热水)、无菌巾等	5		
	3.评估患者的病情、生命体征、意识、配合情况、自理能力、心理状况、过敏史等	5		
操作流程质量 (70分)	1.携用物至患者床旁,核对患者腕带信息	2		
	2.向患者及家属说明术前检查的目的及注意事项,协助完成各项辅助检查	4		
	3.帮助患者了解手术、麻醉相关知识	3		
	4.向患者及家属说明手术的重要性,围手术期可能出现的情况及配合方法	3		
	5.做好术前常规准备,如备好病历及术中用物、药物过敏试验、取下假牙及饰品、手术区域皮肤准备等	8		
	6.指导患者呼吸功能训练:根据手术方式,指导患者进行呼吸训练,教会患者有效咳痰,告知患者戒烟的重要性和必要性	6		
	7.床上排泄训练:根据病情,指导患者练习在床上使用便器排便	6		
	8.体位训练:教会患者自行调整卧位和床上翻身的方法,以适应术后体位的变化	6		
	9.饮食指导:根据患者病情,指导患者饮食	8		
	10.肢体功能锻炼:针对手术部位和方式,指导患者进行相应的功能锻炼	6		
	11.根据手术要求,配合医生核对手术部位标记	4		
	12.再次确认患者身份识别标识,以利于病房护士与手术室护士进行核对	4		
	13.整理用物及患者床单位,协助患者取舒适卧位,向患者交代注意事项,将呼叫器放于患者可及位置	6		
	14.规范洗手	2		
	15.填写护理记录单	2		

续表 1-8

项目	评分标准及细则	分值	扣分原因	扣分
全程质量 （15分）	1. 操作熟练,符合规范要求	4		
	2. 术前指导到位,患者及家属已掌握并能很好地配合	3		
	3. 语言通俗易懂,态度和蔼,沟通有效	3		
	4. 操作过程中能做到关心患者,以患者为中心,确保安全	5		

考核教师:　　　　　　　得分:　　　　　　　考核日期:

思 考 题

1. 术前患者应做哪些呼吸道准备?

2. 胃肠道手术和非胃肠道手术患者应如何做好消化道准备?

3. 手术日晨都应做哪些护理?

项目七　外科术后护理技术

模拟情境案例

患者赵某,男性,55 岁,有慢性肝炎史 20 年,肝区隐痛 3 个月,食欲减退,消瘦乏力。查体:贫血貌,肝右肋下缘可触及,质硬,轻度压痛。实验室检查甲胎蛋白阳性,B 超和 CT 检查发现肝右叶 5 cm 占位,肝肾功能基本正常。医院以"原发性肝癌"收住入院。3 d 后,患者在全麻下进行了"腹腔镜下肝右叶切除术",手术顺利。术中补液量 1400 mL,出血量 300 mL,尿量 800 mL。现 T 36.3 ℃,P 80 次/min,R 17 次/min,BP 106/78 mmHg,由手术室转运回病房(携带有静脉留置针、腹腔引流管、尿管)。

思考:你作为她的责任护士,该对患者进行哪些术后护理?

实训任务

外科术后护理。

(一)实训目的

1. 防止并发症,减少患者痛苦与不适,尽快恢复生理功能,促进康复。

2. 掌握术后的常规护理内容。

3. 熟悉与手术室护士交接的内容及注意事项。

4. 了解术后患者健康教育的内容,做好健康宣教。

（二）实训用物

心电监护仪、0.5%碘伏、棉球、镊子2把、胶带、纱布、弯盘、治疗巾、一次性引流袋或引流瓶、棉签、生理盐水、止血钳、冰袋、翻身枕等。

（三）实训流程

1. 护理评估

（1）术中情况：了解手术方式和麻醉类型，手术过程是否顺利，术中出血和输血、补液量以及留置引流管情况等，以判断手术创伤大小对机体的影响。

（2）身体状况：从以下几个方面对身体情况进行评估。

1）麻醉恢复情况：评估患者神志、呼吸和循环功能、肢体运动及感觉和皮肤色泽等，综合判断麻醉是否苏醒及苏醒程度。

2）生命体征：评估患者回到病房时的神志、体温、脉搏、呼吸、血压。

3）切口状况：了解切口部位及敷料包扎情况，有无渗血、渗液。

4）引流管：了解引流管种类、数量、位置及作用，引流是否通畅，引流液量、性状、颜色等。

5）体液平衡：评估患者术后尿量、各种引流液的丢失量、失血量及术后补液量和种类等。

6）营养状态：评估患者每日摄入营养的种类、量和途径，了解术后体重变化。

7）术后不适及并发症：了解有无切口疼痛、恶心、呕吐、腹胀、呃逆、尿潴留等术后不适，评估不适的种类及程度；评估有无术后出血、感染、切口裂开、深静脉血栓形成等并发症及危险因素。

8）辅助检查：了解血尿常规、生化检查、血气分析等结果，尤其注意尿比重、血清电解质水平的变化。

（3）心理和社会状况：评估患者及家属对手术的认识及看法，了解患者术后心里的感受，进一步评估有无引起心理变化的原因。①担心不良的病理检查结果，预后差和危及生命；②手术对今后生活、工作及社交带来不利影响；③术后出现切口疼痛等各种不适；④担心身体恢复慢，出现并发症；⑤经济压力。

2. 护理目标

（1）患者主诉疼痛减轻或缓解。

（2）患者体液平衡得以维持，循环系统功能得以稳定。

（3）患者术后呼吸功能改善，血氧饱和度维持在正常范围。

（4）患者术后舒适感增加。

（5）患者耐力增加，逐渐增加活动量。

（6）患者术后并发症得以预防或被及时发现和处理，术后恢复顺利。

3. 操作过程

（1）安置患者

1）与麻醉师和手术室护士做好床旁交接。

2）搬运患者时动作轻稳，注意保护头部和手术部位及各种引流管和输液管道。

3）正确连接各种引流装置。

4）检查液体管路是否通畅,遵医嘱给氧,注意保暖。

（2）体位:根据麻醉方式和手术方式安置体位。

1）全麻未清醒者,平卧位,头偏向一侧,避免误吸,清醒后根据需要调整。

2）蛛网膜下腔麻醉者,平卧或头低卧位6~8 h,防止脑脊液外渗而致头痛。

3）硬膜外麻醉者,平卧6 h后根据手术部位调整体位。

4）颅脑手术者,若无昏迷或休克应取头高足低斜坡卧位。

5）颈、胸部手术者,取半坐卧位,以利于呼吸和引流。

6）腹部手术者,应取半坐卧位或斜坡卧位以减轻腹部张力,便于引流,避免形成膈下脓肿。

7）脊柱或者臀部手术者,取俯卧位。

8）腹腔污染者,病情允许情况下尽早改为半坐卧位。

9）休克患者取平卧位或者中凹卧位。

10）肥胖者可取侧卧位,以利呼吸和引流。

（3）病情观察

1）生命体征:中、小型手术者应密切观察呼吸、脉搏、血压,大手术、全麻及危重患者应持续心电监测。

2）体液平衡:术后应详细记录24 h出入量,对于病情复杂的危重患者,留置尿管,记录每小时尿量,发现异常及时报告医生。

3）保持呼吸道通畅。

● 防止舌后坠:一般全麻术后,患者口腔内常留置口咽通气管,避免舌后坠,同时可用于抽吸清除分泌物。患者麻醉清醒、喉反射恢复后,应去除口咽通气管,以免刺激诱发呕吐及喉痉挛。

● 促进排痰和肺扩张:麻醉清醒后,鼓励患者每小时深呼吸运动5~10次,每2 h有效咳嗽1次;根据病情协助患者进行翻身训练,同时叩击背部,促进痰液排出;痰液黏稠的患者可用超声雾化吸入,每日2~3次,使痰液稀薄,易咳出。

4）其他:如胰岛素瘤术后患者应定时监测血糖;颅脑术后患者应监测颅内压和苏醒程度;血管疾病患者术后应定时监测指端末梢循环状况。

（4）静脉补液:术后输液的量、成分和输注速度,取决于手术的大小和器官功能状态和疾病严重程度。必要时遵医嘱输注血浆、红细胞等,以维持有效循环血量。

（5）饮食护理

1）非腹部手术者:根据手术大小、麻醉方式及全身反应而定。体表或肢体手术、全身反应轻者,术后即可进食;手术范围大、全身反应明显者,反应消失后可进食。局麻者,若无任何不适,术后即可进食。椎管内麻醉者,若无恶心、呕吐,术后3~6 h可进食。全麻者,应待麻醉清醒,无恶心、呕吐可进食。一般先流质饮食,以后逐步过渡到半流质饮食或普食。

2）腹部手术者:尤其消化道手术后,一般需禁食禁饮24~48 h,待肠功能恢复,肛门排气后开始进少量流质食物,逐渐增至全流质食物,术后5~6 d进全流质食物,7~9 d进软食,10~12 d 开始普食。术后有空肠营养管者,可在术后第 2 日自营养管滴入营养液。

（6）休息与活动

1）休息:保持病室安静,减少干扰,保证患者安静休息及充足的睡眠。

2）活动:病情稳定后鼓励患者早期床上运动,除非有特殊制动要求（如脊柱手术）。鼓励患者在床上进行深呼吸,自行翻身,四肢主动与被动活动。活动时固定好各管道,防跌倒。

（7）引流管护理:区分各引流管的部位和作用,并做好标记,妥善固定,保持通畅。术后经常检查引流管有无扭曲、压迫和堵塞,观察并记录引流液的量、颜色和性状,如有异常及时通知医生。注意无菌操作,每日更换一次连接管和引流瓶。掌握各类拔管指征,并进行宣教。如胸腔引流管,24 h 内引流量不超过 50~60 mL,经胸部透视证实肺膨胀良好,可在 36~48 h 内拔出;胃肠减压管在肠功能恢复,肛门排气后可拔出。

（8）手术切口护理:观察切口有无渗血、渗液,切口及周围皮肤有无发红,切口愈合情况,及时发现切口感染、裂开等异常情况。保持切口敷料清洁干燥,并注意术后切口包扎是否限制胸腹部呼吸运动或指端血液循环,对烦躁、昏迷及不合作患者,可适当使用约束带并防止敷料脱落。

（四）注意事项

1. 在训练中要最大限度地调动患者的主动性和积极性,要时刻注意心理护理,应循序渐进,活动量从小到大,不可盲目增减时间,不可操之过急。

2. 术后患者的体位摆放要安全合理,防止坠床或损伤;保护患者受压皮肤,预防压疮的发生,做好交班并记录。

3. 对术后身上所带的各种导管,要注意保持其通畅,防止导管折叠、堵塞或脱落。

4. 严密观察患者病情变化、有无并发症,做好生命体征监测及心理护理。

考核标准

见表 1-9。

表 1-9　术后护理技术考核标准

班级:　　　　　　　姓名:　　　　　　　学号:

项目	评分标准及细则	分值	扣分原因	扣分
准备质量 （15分）	1. 护士衣帽整齐,洗手,戴口罩,举止规范	5		
	2. 根据麻醉方式、手术方式,备齐用物（心电监护仪、0.5%碘伏、棉球、镊子 2 把、胶带、纱布、弯盘、治疗巾、一次性引流袋或引流瓶、棉签、生理盐水、止血钳、冰袋、翻身枕等）	5		
	3. 观察患者意识状态、生命体征及病情变化,观察有无疼痛、发热、恶心、呕吐、腹胀等常见的术后反应	5		

续表1-9

项目	评分标准及细则	分值	扣分原因	扣分
操作流程质量（70分）	1. 至患者床旁,核对患者腕带信息	2		
	2. 与麻醉师和手术室护士做好床旁交接	6		
	3. 根据患者手术方式、麻醉方式,规范搬运患者,采取合适体位	8		
	4. 测量并记录病情变化,根据患者病情做好生命体征监测	6		
	5. 观察有无舌后坠、痰液堵塞气道等情况,患者麻醉清醒、喉反射恢复后,应去除口咽通气管	6		
	6. 连接各种管道,做好标识,妥善固定,保持通畅,做好引流管护理	8		
	7. 检查液体管路是否通畅,遵医嘱给氧,注意保暖	6		
	8. 根据病情正确协助患者床上翻身、叩背、排痰	6		
	9. 根据病情指导患者合理膳食,遵医嘱正确用药	6		
	10. 指导患者及家属保护伤口、造口及引流管的方法	6		
	11. 根据患者病情及手术方式,指导患者早期进行功能锻炼	6		
	12. 规范洗手	2		
	13. 填写护理记录单	2		
全程质量（15分）	1. 操作熟练,符合规范要求	4		
	2. 体位符合要求,引流管固定妥善,管路通畅	3		
	3. 语言通俗易懂,态度和蔼,沟通有效	3		
	4. 操作过程中能做到关心患者,以患者为中心,确保安全	5		

考核教师：　　　　　　　得分：　　　　　　　考核日期：

思 考 题

1. 术后常规护理都包括哪些内容?
2. 术后护理的注意事项有哪些?
3. 术后保持呼吸道通畅的措施有什么?

项目八　乳腺癌患者的护理

模拟情境案例

患者赵某,女性,49岁。右乳腺浸润性导管癌术后1个月入住肿瘤科,行首期辅助化疗。患者精神状态良好,饮食、睡眠如常,大小便正常,体力良好,术后体重未有明显变化。体格检查:T 36.3 ℃,P 80 次/min,R 18 次/min,BP 120/80 mmHg,胸廓对称,无畸形,胸骨无叩击痛,左乳正常,右乳缺如,右侧胸壁见一长约 25 cm 瘢痕,已愈合,双侧上肢活动自如,右侧上肢较对侧轻微肿胀。血常规、电解质、肝功能、尿常规、心电图等检查均正常。为保证多个化疗疗程的顺利实施,对患者左侧上肢进行了经外周静脉穿刺的中心静脉导管(peripherally inserted central venous catheter,PICC)置入。患者化疗过程中一度出现恶心、呕吐、厌食,并担心 PICC 对日后生活的影响,担心别人注意到自己的胸部不对称。

思考:①如何对 PICC 置管者进行宣教? ②如何进行 PICC 置管维护?

实训任务

PICC 置管的维护。

(一)实训目的

1. 掌握乳腺癌术后 PICC 维护的方法。

2. 熟悉 PICC 置管及维护操作流程。

3. 了解乳腺癌相关知识及护理要点。

(二)实训流程

1. 操作前准备

(1)评估:环境温度适宜,光线充足。

(2)准备:①用物准备。一次性 PICC 置管包、皮尺、络合碘、75% 酒精、无菌手套、无菌透明敷料、20 mL 注射器、肝素盐水。②护士准备。着装规范,洗手,戴口罩。

2. 操作过程

(1)将用物携至床旁,核对信息。向患者解释,协助患者取舒适体位。

(2)评估局部情况:测量臂围及导管体外长度,观察导管有无脱出。

(3)洗手,铺治疗巾,更换正压接头时要消毒端口(不更换接头时,摩擦消毒接头 2 遍,每遍时间不少于 15 s)。

(4)20 mL 注射器抽生理盐水 10 ~ 20 mL,连接正压接头,回抽见回血后,脉冲式冲管,导管不通畅时,不可用力推注。

(5)用 0 ~ 10 U/mL 肝素盐水正压封管,手法正确。

(6)无张力法揭去透明敷贴,洗手,打开换药包、敷贴外包装,戴手套。

(7)按无菌原则消毒穿刺点。范围:穿刺点上、下各 10 cm,两侧至臂缘,先用酒精消毒 3 遍,避开导管及穿刺点,再用碘伏消毒 3 遍,待干。

(8)固定圆盘,将导管放置呈 S 形,以穿刺点为中心覆盖 10 cm×12 cm 透明敷贴(无张力垂放),塑形,高举平台法妥善固定。

(9)注明换药时间并签名。

(10)再次核对。

(11)记录及时,项目齐全。

(12)整理用物及患者床单位,洗手。

（13）终末处置,洗手（流动水洗手）。

（三）注意事项

1. 置管部位皮肤有感染或损伤、放疗史、血栓形成史、外伤史、血管外科手术史或接受乳腺癌根治术和腋下淋巴结清扫术后者,禁止在同侧进行置管。

2. 避免使用<10 mL 注射器给药及冲、封管,使用脉冲式方法,避免回血。

3. 常规 PICC 不能用于高压注射泵推注造影剂。

4. PICC 在治疗间歇期至少每周维护 1 次。

附:PICC 置管的知识点

（1）选择左侧上肢静脉行 PICC。

（2）记录导管刻度、贴膜更换时间、置管时间,测量双侧上臂臂围并与置管前对照。

（3）输液接头每周更换 1 次,如输注血液或胃肠外营养液,输完后需立即更换。

（4）输入化疗药物前后进行冲、封管。遵循 SASH 原则:S,生理盐水;A,药物注射;S,生理盐水;H,肝素盐水。若为禁用肝素者,则按 SASH 原则。

（5）PICC 置管后 24 h 内更换敷料,并根据使用敷料种类及贴膜使用情况决定更换频次（无菌纱布为 2 d 1 次,无菌透明敷料为 1~2 次/周）;渗血、出汗等导致敷料潮湿、卷曲、松脱或破损时立即更换。

（6）每天对保留导管的必要性进行评估,不需要时应当尽早拔除导管。

考核标准

见表 1-10。

表 1-10　PICC 维护技术考核标准

班级:　　　　　　　姓名:　　　　　　　学号:

项目	评分标准及细则	分值	扣分原因	扣分
准备质量 （15分）	1. 人员要求:衣、帽、卡整齐,洗手,戴口罩	2		
	2. 用物齐全	5		
	3. 熟悉患者的病情及操作目的,将用物按使用顺序置于治疗车上,摆放合理	5		
	4. 核对查看维护手册	3		
操作流程质量 （70分）	1. 将用物推至患者床旁,核对患者的床号、姓名,评估患者的病情,告知患者操作目的、方法及配合要点,协助患者取舒适卧位,询问患者的需求并帮助解决	10		
	2. 评估患者管路情况,检查穿刺点局部有无红肿、疼痛及渗出物,观察导管外露长度,与维护记录单是否一致	5		
	3. 卫生手消毒,0°角去除旧敷料	5		

续表 1-10

项目	评分标准及细则	分值	扣分原因	扣分
操作流程质量 （70分）	4. 卫生手消毒，打开导管维护包，戴手套	5		
	5. 以穿刺点为中心由内向外消毒，先用75%酒精溶液按顺时针、逆时针方向依次脱脂3遍，待干	10		
	6. 再用碘伏按顺时针、逆时针方向依次消毒3遍，消毒面积应大于敷料面积	10		
	7. 取出无菌透明敷料，撕除敷料背面离型纸，敷料面朝下，将敷料中央对准穿刺点，无张力自然垂放，固定敷料（一捏二抚三按压手法），用拇指及示指指腹捏导管凸起部分，使导管和敷料完全贴合，排除空气，用拇指抚平整片敷料边框，从预切口处移除边框，同时按压透明敷料，边撕边框边按压	10		
	8. 加强固定，第一条胶带蝶形交叉固定连接器，第二条胶带在交叉处横向固定	8		
	9. 粘贴记录纸，注明维护日期、时间和操作者，贴于敷料外部边缘	3		
	10. 整理床单位，向患者交代注意事项	2		
	11. 清理用物，洗手，记录维护手册	2		
全程质量 （15分）	1. 严格执行操作规程，操作熟练，无菌观念强	5		
	2. 严格执行查对制度	5		
	3. 用过之物品处理符合要求	5		

考核教师：　　　　　　　　得分：　　　　　　　　考核日期：

思考题

1. 在 PICC 管道护理过程中，如果发现有漏液或其他异常情况应该如何处理？
2. 请简要介绍 PICC 管道护理相关的并发症预防措施。

项目九　肺癌患者的护理

模拟情境案例

患者王某，男性，58岁，以"咳嗽、胸闷2周，痰中带血1周"入院。入院后完善检查，医生诊断：右肺上叶鳞状细胞癌；右下肺感染？患者于住院后第4天在全麻下行右上肺叶切除术，手术顺利，术后患者入胸外监护室继续监护治疗。患者麻醉未清醒，持续呼吸机辅助呼吸。体格检查：T 36.8 ℃，P 90 次/min，R 18 次/min，BP 95/65 mmHg，SpO_2 99％。动脉血气分析结果显示正常。胸部切口敷料干燥。留置右侧胸腔闭式引流管接水封瓶于床旁。

思考：①如何对该患者进行胸腔闭式引流管的护理？②患者身上有引流管道，移动时应注意什么？③更换引流管的注意事项有哪些？

实训任务

胸腔闭式引流管的护理。

（一）实训目的

1. 引流胸腔内渗液、血液及气体。

2. 重建胸膜腔内负压，维持纵隔的正常位置。

3. 促进肺复张，防止感染。

4. 掌握胸腔闭式引流管护理的方法。

（二）实训流程

1. 操作前准备

（1）评估：环境整洁、宽敞，光线充足，温湿度适宜。

（2）准备：①用物准备。治疗车上物品：治疗卡、治疗盘、免洗洗手液、无菌生理盐水、医用胶布、纱布、一次性胸腔闭式引流瓶、络合碘、棉签、弯盘、血管钳 2 把、一次性治疗巾、检查手套、记录单、笔。治疗车下物品：生活垃圾桶、医疗垃圾桶。②护士准备。护士衣帽整洁，向患者解释操作目的，取得患者配合等。

2. 操作过程

（1）洗手，戴口罩。

（2）在治疗室内检查水封瓶包有效期，打开水封瓶包，检查水封瓶有无破损，连接是否准确。

（3）向瓶内倒入外用生理盐水，盖紧瓶塞，长玻璃管置于液面下，保持直立位，并用胶布在瓶外做好水平面标记。

（4）将所备用物放置在治疗车上，推至患者床旁，向患者解释取得合作。

（5）正确放置引流瓶，瓶的位置低于胸腔 60 ~ 100 cm。

（6）检查伤口，松开别针，注意保暖，挤压引流管，暴露胸腔引流管接口处并接弯盘，用 2 把血管钳夹住胸腔引流管近端。

（7）消毒接口处，并正确连接引流管。

（8）检查引流装置是否正确，放开血管钳，再次挤压胸腔引流管，观察水封瓶内水柱波动情况。

（9）妥善固定，安置患者，整理用物，记录引流液量、色、性状。

（三）注意事项

1. 引流瓶放置应始终低于胸腔引流管出口平面 60 ~ 100 cm，以防瓶内液体逆流入胸膜腔。引流连接管长度合适,利于患者翻身和床上活动。

2.引流瓶的长管应没入水中 3～4 cm,始终保持直立位。引流管周围用纱布严密包盖。搬运患者或更换引流瓶时,用 2 把血管钳夹闭引流管。

3.保持引流装置无菌,预防感染。引流瓶内引流液达到 2/3 满时进行更换,更换过程严格执行无菌技术操作原则。保持胸壁引流管开口处敷料清洁干燥。

4.注意避免引流管受压、扭曲、打折或堵塞。如果患者向插管侧卧位,注意妥善处理引流管,以免引流管受压。

考核标准

见表 1-11。

表 1-11　胸腔闭式引流管的护理考核标准

班级:　　　　　　　　　姓名:　　　　　　　　　学号:

项目	评分标准及细则	分值	扣分原因	扣分
准备质量 (15分)	1. 护士仪表端庄,衣帽整洁	2		
	2. 用物准备齐全,摆放有序(用物:治疗盘、免洗洗手液、无菌生理盐水、医用胶布、纱布、一次性胸腔闭式引流瓶、络合碘、棉签、弯盘、血管钳 2 把、一次性治疗巾、检查手套、记录单、笔等)	5		
	3. 评估患者病情、生命体征	5		
	4. 向患者解释更换胸腔引流管的目的,取得患者配合	3		
操作流程质量 (70分)	1. 核对医嘱,准备用物	3		
	2. 核对患者床号、姓名,评估患者	4		
	3. 洗手,戴口罩	2		
	4. 核对一次性胸腔引流装置有效期,检查有无破损、漏气	4		
	5. 打开胸腔引流装置包装袋,取出引流瓶连接管放置适当位置	3		
	6. 按取无菌溶液方法将 500 mL 生理盐水加入胸腔引流瓶内,引流瓶的长管应没入水中 3～4 cm	4		
	7. 将无菌引流瓶连接管与水封瓶长管紧密连接,平视观察胸腔引流瓶内液体平面,在瓶外用胶布做好标记,并注明日期及液体量	6		
	8. 携用物至患者床旁,再次核对患者床号、姓名	3		
	9. 协助患者取合适体位,挤压胸腔引流管,观察是否通畅	4		
	10. 将治疗巾垫于引流管下方,取 2 把血管钳双重夹闭引流连接管近端适宜处	5		
	11. 再次核对床号、姓名,戴手套	3		
	12. 取无菌纱布分离胸腔引流管,消毒胸腔引流管连接口,并取无菌纱布包裹	4		

续表1-11

项目	评分标准及细则	分值	扣分原因	扣分
操作流程质量（70分）	13.将胸腔引流管与水封瓶连接管紧密连接,并将胸腔引流瓶置于低于胸腔60~100 cm处	5		
	14.松开血管钳,挤压胸腔引流管,嘱患者深呼吸,观察引流瓶内水柱波动及有无气泡逸出等情况	6		
	15.撤治疗巾,脱手套	3		
	16.协助患者取半卧位,整理床单位,观察胸腔引流液量、颜色、性质,询问患者需要	6		
	17.处理用物;洗手,取口罩;记录	5		
全程质量（15分）	1.操作熟练、规范	4		
	2.物品摆放有序,放置位置适宜	4		
	3.与患者沟通语气和蔼,操作轻柔,未对患者造成损害	3		
	4.无菌观念强,全程无污染,用物处理妥当	4		

考核教师：　　　　　　得分：　　　　　　考核日期：

思 考 题

1.胸腔闭式引流的目的是什么?
2.更换胸腔闭式引流管的步骤都有什么?
3.保持引流管通畅应注意哪几点?

项目十　直肠癌患者的护理

模拟情境案例

患者吴某,女性,56岁,因6个月前无明显诱因不时出现排黏液血便,伴大便次数增加,3~4次/d,时有排便不尽感而入院。护理查体:T 36.6 ℃,P 88 次/min,R 20 次/min,BP 120/75 mmHg。发病以来体重下降约3 kg。入院诊断为直肠癌。于全麻下行"腹腔镜Miles手术",术后第2天佩戴造口袋。昨日进食豆腐脑约100 mL后患者诉轻微腹胀,精神稍紧张,情绪略显低落。

思考:①如何对该患者进行造口的护理? ②患者诉轻微腹胀,该如何进行正确的健康教育? ③如何疏导患者的紧张低落情绪,把人文关怀贯穿整个护理操作?

实训任务

肠造口的护理。

(一)实训目的

1. 掌握更换造口袋的操作方法。
2. 熟悉直肠癌造口术后常见并发症及处理方法。
3. 了解造口袋的类型及使用方法。

(二)实训流程

1. 操作前准备

(1)评估:环境整洁、宽敞,光线充足,温湿度适宜。

(2)准备:①用物准备。治疗盘、造口袋1套、造口量尺、纱布或毛巾2块、手套1副、治疗巾1块、钝头剪1把、棉签1包、弯盘1个、治疗碗内盛生理盐水100 mL或温开水适量、造口护肤粉、皮肤保护膜、造口固定腰带、记录单、笔;必要时备防漏膏等。②护士准备。仪表端庄,戴好帽子和口罩,修剪指甲,按照七步洗手法搓洗双手。

2. 操作过程

(1)肠造口的观察

1)应首先了解造口的部位(如结肠造口、回肠造口)、造口的模式(如单腔造口、双腔造口等)和造口的位置(右上、下腹,左上、下腹,伤口正中等)。

2)严密观察造口黏膜的颜色、形状、高度、水肿等情况。肠造口黏膜的正常情况为红色或粉红,类似正常人嘴唇的颜色,表面光滑湿润。高度为略高于皮肤1.5 cm或与皮肤面持平,便于粘贴造口袋时保护肠造口周围皮肤。水肿是术后正常现象,造口常变得肿胀、发亮或呈半透明状,但一般于术后6~8周逐渐恢复正常。

3)观察皮肤黏膜缝线的情况:有无皮肤黏膜分离感染或皮肤对缝线材质的敏感。

4)观察造口周围皮肤:正常造口周围皮肤是健康完整的,与相邻的皮肤无异,若出现损伤则表现为红斑、损伤、皮疹或水疱。患者应注意保护造瘘口周围皮肤,每日用温水清洗,保持清洁干净,如有腐蚀,可涂氧化锌软膏;注意饮食卫生,预防腹泻,如需外出,可服止泻剂以抑制肠蠕动;应避免做增加腹内压力的动作,遇有排便困难,可戴手指套涂油膏扩张造瘘口。

5)观察肠管造口功能的恢复:一般于术后2~3 d待肠蠕动恢复后开放,之前造口用凡士林纱布覆盖。造口开放后应立即粘贴上透明的造口袋,并排空气体。在最初的2 d内一般只有少量的血性分泌物而无气体或粪便排出,到术后48~72 h才会有气体排出,这说明肠功能已恢复。回肠造口排气时间要早于结肠造口。恢复排泄后,观察排泄物的色、质、量及气味。

(2)更换造口袋

1)换袋前鼓励患者认真观察,参与造口护理的全过程。

2)除袋:撕旧造口袋要手按压皮肤,手轻揭造口袋,自上而下慢慢将底板撕除,如撕除困难可用湿纱布浸润底板再撕造口袋。将旧的造口袋弃置污物袋中。

3)观察造口黏膜及周围皮肤的情况:观察造口袋底板渗漏溶解的部位与方向及造口周围是否平坦。

4)清洁造口及周围皮肤:用血管钳夹盐水棉球轻轻擦洗造口黏膜,不要用力过度以免损伤造口黏膜而引起出血。周围皮肤则用纱布卷温水清洗,禁用消毒剂及强碱性肥皂液清洗,然后再用干纱布吸干皮肤水分。

5)测量造口大小:用造口袋测量板测量造口的大小,然后用笔将尺寸画在造口底板上。

6)剪裁:用剪刀按记号剪下,造口底板剪裁的大小应以造口的形状或大小为标准,再加2~3 mm左右,可以让造口有一定的活动余地。如剪裁过大,排泄物接触造口周围皮肤容易破损;剪裁过小,造口会受到摩擦出血或肉芽组织增生。

7)剪裁合适后,用手指将底板的造口边磨光,以免剪裁不齐的边缘损伤造口。将贴在底板上的保护纸揭去,先轻按压造口边上的底板,以免湿润的分泌物流至底板下,影响使用的效果,再从下至上按压造口底板的外围,使之与皮肤紧密粘贴。术后早期,患者以卧床为主,故造口袋开口可向一侧床边。术后恢复期的患者自行换袋,因坐或行走的机会增加,造口袋的开口应朝下指向大腿。

(3)指导患者正确使用人工肛门袋

1)人工肛门袋的选择及安放:根据患者情况及造口大小选择适宜的肛门袋。清洁造口及其皮肤并待其干燥后,除去肛门袋底盘处的粘纸,对准造口贴紧周围皮肤,袋口的凹槽与底盘扣牢,袋囊朝下,尾端反折,并用外夹关闭。必要时用有弹性的腰带固定人工肛门袋。

2)人工肛门袋的清洁:当肛门袋内充满1/3的排泄物时,须及时更换清洗。

3)人工肛门袋的替换:除一次性造口袋外,肛门袋取下后可打开尾端外夹,倒出排泄物,用中性洗涤剂和清水洗净,或用1:1000氯已定(洗必泰)溶液浸泡30 min,擦干或晾干备下次替换。

(4)饮食护理:无特殊限制,注意营养均衡,多喝水,多吃蔬菜、水果,尽量少吃辛辣刺激性、易产气、易激惹的食物,减少油腻食物的摄入。易产气或气味大的食物,如洋葱、韭菜、红薯、蒜、芹菜、豆类、鸡蛋、啤酒、汽水,应尽量少吃或不吃。绿豆、菠菜、未熟的水果和蔬菜、啤酒都容易导致腹泻。食用富含叶绿素的绿叶蔬菜均有助于控制自然粪臭。

(5)结肠造口术后并发症的预防及护理

1)造口肠管回缩和脱垂:是严重的并发症之一。拆线过早或感染、肥胖、瘢痕形成都会造成肠管回缩。而皮肤切口过大或长期腹压增加、营养不良等均可造成肠管脱出。因此除了提高医疗水平外,对护理而言,更重要的是针对患者自身素质和生活习惯,设置合理的膳食结构和数量,不能一味增加高蛋白高营养摄入。

2)造口肠管出血、水肿:出血多发生在24~48 h内,表现为肠管断端或腹壁与腹壁之间出血,少量出血者,可应用云南白药外敷,1:1000肾上腺素纱布压迫或凡士林纱布填塞。正常的肠造口初期水肿,多为局部淋巴回流受阻所致,可用10%高渗盐水湿敷数日。

3）造口肠管缺血、坏死：是术后 72 h 内出现的较严重的并发症，主要原因是血液供应不足，多为对造口肠管的血管分离过多、过净，或从造口洞拉出肠管时肠管及其系膜扭曲，或造口洞过小，或固定造口肠管缝合时，缝扎了肠管的主要血管。术后加强观察是预防坏死的关键，理想的造口部黏膜应红润、有光泽、有弹性，摩擦可见出血点。

4）造口狭窄：多发生于术后 8 d 到数年不等，有报道发生率达 2%～10%。多由造口血运障碍、感染或隧道过窄所致。表现为大便变细、排出困难、排便时间延长、腹胀。为预防造口部的狭窄，可在肠造口开放后开始扩张。具体方法是扩张时戴上手套，至造口处停留 3～5 min，开始每日 1～2 次，7～10 d 后可隔日 1 次，半年后每周扩张 1 次。

5）造口周围皮炎：是最容易发生的并发症。肠造口开放后由于粪便、消化液、汗液及化学物品均可刺激造口周围皮肤而形成湿疹、水疱，轻者皮肤瘙痒、发红，重者糜烂形成。要勤倒、勤洗、勤换，养成定时排便的习惯。

6）造口回缩：是指肠管黏膜平面低于皮肤，可导致急性腹膜炎、局部或全身感染，后期可因周围组织皮肤或肉芽组织增生，导致造瘘口狭窄、梗阻。

7）造口脱出：多发生于术后 2～7 个月，腹压增高、腹泻、肠管蠕动过快及造口肠管腹腔内部分未与侧腹壁缝合固定，均为脱出之原因。一次脱出者，可热敷肠管还纳；长期多次脱出者，需手术修补腹壁开口，切除多余肠管。

8）造口旁疝：多因腹壁造口过大，腹膜与肠管缝合过松，腹壁薄弱所致。术后体重增加、皮下脂肪增厚、腹压增加是促进因素，术前、术后应治疗诱因，如治疗慢性咳嗽或尿潴留，保持正常排便，控制体重，避免提重物。症状不严重者，可佩戴腹带以缓解症状，疝过大或有嵌顿绞窄时应手术治疗。

（三）注意事项

1. 在对患者进行造口护理的时候，所有的操作要轻柔快速，一定要注意严格执行无菌操作。

2. 要妥善保护好造口周围的皮肤，防止造口周围的皮肤出现破溃及感染。

3. 要定期更换造口袋，而且每次更换造口袋的时候，一定要与患者进行充分的沟通，让患者更好地配合。

4. 造口护理过程中，要注意观察造口有无脱出、出血的发生。每次换药的时候，要注意观察上述事项，这样才有利于患者的康复。

考核标准

见表 1-12。

表 1-12　结肠造口的护理考核标准

班级：　　　　　　　　姓名：　　　　　　　　学号：

项目	评分标准及细则	分值	扣分原因	扣分
准备质量 （15分）	1. 护士仪表端庄，着装整洁，洗手，戴口罩	4		
	2. 用物准备齐全，摆放有序（用物：治疗盘、造口袋1套、造口量尺、纱布或毛巾2块、手套1副、治疗巾1块、钝头剪1把、棉签1包、弯盘1个、治疗碗内盛生理盐水100 mL或温开水适量、造口护肤粉、皮肤保护膜、造口固定腰带、记录单、笔；必要时备防漏膏等）	4		
	3. 评估 （1）患者对造口接受程度及造口护理知识了解程度 （2）患者心理接受程度 （3）患者自理程度，决定给予护理的方式 （4）造口的功能状态 （5）观察造口类型及造口情况	5		
	4. 向患者解释造口护理的目的，取得患者配合	2		
操作流程质量 （70分）	1. 携用物至患者床旁，核对患者床号、姓名	3		
	2. 关闭门窗，遮挡患者，告知患者配合方法，鼓励患者认真观察全过程	4		
	3. 戴手套后一手轻按腹壁，另一手轻揭造口袋，自上而下慢慢将底板撕除，将旧的造口袋弃置污物袋中	10		
	4. 观察造口黏膜及周围皮肤的情况	4		
	5. 观察造口袋底板渗漏溶解的部位与方向及造口周围是否平坦	4		
	6. 用血管钳夹盐水棉球轻轻擦洗造口黏膜，周围皮肤则用纱布卷温水清洗，然后再用干纱布吸干皮肤水分，脱手套	10		
	7. 用造口袋测量板测量造口的大小，然后用笔将尺寸画在造口底板上	8		
	8. 按照测量好的尺寸用剪刀将造口袋底板剪好（造口底板剪裁的大小应以造口的形状或大小为标准，再加2～3 mm，可以让造口有一定的活动余地）	10		
	9. 将贴在底板上的保护纸揭去，先轻按压造口边上的底板，再从下至上按压造口底板的外围，使之与皮肤紧密粘贴	6		
	10. 撤用物后告知患者造口特点及注意事项，减轻恐惧感，引导其主动参与造口自我管理	5		
	11. 协助患者取合适体位，整理床单位及用物	3		
	12. 洗手，做记录	3		
全程质量 （15分）	1. 无菌观念强，符合无菌操作原则	4		
	2. 正确指导患者，向患者解释利用造口袋进行造口管理的重要性	4		
	3. 语言通俗易懂，态度和蔼，沟通有效	3		
	4. 全过程操作熟练、规范，动作轻柔，未对患者造成损伤	4		

考核教师：　　　　　　　　得分：　　　　　　　　考核日期：

思　考　题

1. 如何进行造口和造口周围皮肤的护理?
2. 如何指导结肠造口患者使用人工肛门袋?
3. 造口护理的注意事项都有什么?

第二章

内科护理学实训

项目一 肺结核患者的护理

模拟情境案例

患者王某,女性,30岁,因"咳嗽、咳痰,午后低热,疲乏无力,食欲差1月余,加重伴痰中带血丝2周"入院。护理查体:T 37.3 ℃,P 89次/min,R 26次/min,BP 127/87 mmHg,SpO_2 96%。身高155 cm,体重40 kg。神志清,精神差,慢性病容,消瘦,有咳嗽、咳痰,痰中偶带有血丝,疲倦之力,食欲差,自诉夜间汗出,醒来汗止。既往有结核病接触史。胸部X射线检查结果显示右肺上叶有片状阴影,考虑肺结核可能性大。为进一步明确诊断,医生下达医嘱:结核菌素(PPD)试验。

思考:①作为责任护士,如何正确执行PPD试验?②如何为肺结核患者进行健康指导?

实训任务

一、结核菌素试验

(一)实训目的

1.测定人体是否感染过肺结核。

2.检测机体免疫功能。

（二）实训流程

1.操作前准备

（1）评估：①患者病情、年龄、用药史、过敏史、合作程度；②注射部位组织情况，皮肤颜色，有无皮疹、硬结、瘢痕、感染及皮肤划痕试验阳性等。③告知注射的原因、注射后注意事项，患者不可按压注射部位。

（2）准备：①用物准备。治疗车上层：结核菌素注射液1支、1 mL注射器2支、75%酒精、生理盐水、棉签、纱块、弯盘、洗手液、笔、执行单、卡尺。治疗车下层：利器盒、黄色医疗垃圾桶、黑色生活垃圾桶。②护士准备。衣帽整齐，七步洗手，戴N95口罩，戴手套。③环境准备：整洁安全，光线适宜。④患者准备：舒适体位。

2.操作过程

（1）配制皮试液

1）核对药物信息。

2）将安瓿尖端药液弹至体部，在安瓿颈部划一锯痕。

3）75%酒精棉签消毒，纱布包裹安瓿颈部折断。

4）PPD原液：50 IU/mL。①成人：1 mL注射器抽吸0.1 mL PPD原液。②儿童：1 mL注射器抽吸0.1 mL PPD原液后，再抽取0.4 mL生理盐水。

（2）注射

1）携用物至床旁，核对解释。

2）协助患者取平卧位或坐位，选取左前臂屈侧上中1/3交界处。

3）75%酒精消毒皮肤2遍，消毒范围直径≥5 cm，待干。

4）再次核对，排气。

5）绷紧皮肤，斜面朝上，平执式持注射器，与皮肤呈5°进针，针头斜面完全进入皮内后，放平注射器，拇指固定针栓，其余四指固定肢体。

6）推注药液0.1 mL（5 IU结核菌素），使局部隆起一半球状皮丘，皮肤变白并显露毛孔。

7）注射完毕，微旋转针尖后迅速拔针，勿按压针眼。

8）再次核对，交代注意事项。

9）脱去手套，洗手记录，整理用物。

（3）观察测量：注射72 h（48～96 h）后观察注射部位皮丘大小、硬结横径和直径，全身反应。

（4）判断结果：核对患者信息及皮试的时间，查看皮丘的变化，正确判断试验结果。将结果告知医生及患者，并记录。

结果判断：①无红晕、无硬结，或硬结直径<5 mm为阴性（-）；②硬结直径为5～9 mm为一般阳性（+）；③10～15 mm为中度阳性（++）；④>15 mm或局部有双圈水疱、坏死及淋巴管炎者为强阳性（+++）。

结核菌素试验意义：①阳性，仅表示曾有结核感染，不一定患病。②强阳性，常提示有活动性结核；对婴幼儿的诊断价值较成人大。③阴性，除提示没有结核分枝杆菌感染外，还见于初染结核分枝杆菌4～8周内，机体变态反应尚未充分建立；机体免疫功能低下或受抑制时,结核菌素反应可暂时消失,待病情好转结构菌素试验又会转为阳性反应。

（三）注意事项

1. 严格执行查对制度和无菌技术操作原则,药液必须现配现用。

2. 皮试前,详细询问患者预防接种史、结核接触史、用药史、过敏史,有无试验禁忌证。

3. 穿刺时,进针以针尖斜面全部进入皮内为宜,进针角度不宜过大,注射剂量应准确,以免影响结果的观察和判断。

4. 嘱患者观察期间,勿按、揉、擦、抓注射部位以免刺激局部,避免与水接触,局部勿用沐浴露。

二、肺结核健康指导

入院第 4 天,患者 PPD 试验结果强阳性,痰中找到结核分枝杆菌,确诊为"活动性肺结核"。护士将这一结果告知患者,患者表现出紧张焦虑的情绪,急切地询问护士:肺结核有传染性吗？我女儿会不会被传染上？需要住院治疗多久？面对患者的种种疑虑,护士耐心解答并按照传染病护理常规进行护理。

1. 肺结核会传染吗？

肺结核传的因素包括传染源、传播途径和易感人群。

（1）传染源:结核病的传染源主要是肺结核痰菌阳性的患者。传染性的大小取决于痰内结核分枝杆菌数量的多少。直接涂片法检出结核分枝杆菌者排菌量较大,直接涂片法检查阴性而仅培养阳性者排菌量较小。

（2）传播途径:患者主要通过咳嗽、打喷嚏、大笑、大声谈话等方式把含有结核分枝杆菌的微粒排到空气中而传播。飞沫传播是肺结核最重要的传播途径,经消化道和皮肤等的其他传播途径现已罕见。

（3）易感人群:影响机体对结核分枝杆菌自然抵抗力的因素,除遗传因素外,还包括生活贫困、居住拥挤、营养不良等社会因素。婴幼儿细胞免疫系统不完善,老年人、HIV 感染者、糖皮质激素和免疫抑制剂使用者、糖尿病和尘肺等慢性疾病患者,都是结核病的易感人群。

2. 如何对活动性肺结核患者进行健康教育,防止病原菌的播散？

（1）活动性肺结核患者需要隔离,房间应每日开窗通风 30 min,用紫外线空气消毒每日 2 次,每次 1 h。物表用过氧乙酸、84 等消毒液进行消毒,如地板、墙面、家具等。

（2）患者用过的餐具、水杯等要煮沸 5 min,被褥要进行定期暴晒,每次 6 h 以上,患者的毛巾、衣物等可在阳光下暴晒后再进行清洗。

（3）痰液应吐入带盖的装有消毒液的容器内,或吐在纸上直接焚烧,不可直接将痰吐于地面。因结核分枝杆菌对外界抵抗力较强,在空气中可存活 6~8 个月,结核分枝杆菌随尘埃被高危人群吸入可致感染。

（4）咳嗽或打喷嚏时用双层纸巾遮住口鼻,避免排出的结核分枝杆菌悬浮在空气中播散。

（5）限制家属及其他人员探视,探视者应戴外科口罩。

（6）医务人员与患者接触时戴医用防护口罩,口罩可持续使用 6～8 h,若污染、潮湿及时更换。

（7）健康人与肺结核患者接触时,要注意佩戴具有防护功能的口罩,建议肺结核患者也同时佩戴口罩,并注意跟患者保持 1 m 以上的距离,不要使用患者用过的餐具、水杯、毛巾等用具,接触患者之后要注意洗手、换口罩、更换并清洗衣物。对于痰菌阴性的肺结核患者,目前认为基本不具有传染性或传染性很低,但与之接触也要适当注意。

3. 如何才能确定患者女儿是否被传染?

可以先做 PPD 试验来辅助诊断。了解孩子是否接种过卡介苗,如果没有接种过卡介苗而此次 PPD 试验阳性,表示体内有新的结核病灶,年龄越小,活动性结核可能性越大;若接种过卡介苗而 PPD 试验阳性,则不能确定已被感染,需进一步进行痰结核分枝杆菌检查、影像学检查等,以明确诊断。

4. 结核病药物治疗的原则是什么?

结核病须早发现、早诊断、早治疗。抗结核化学药物治疗是治疗和控制疾病、防止传播的主要手段,药物治疗的原则为早期、联合、适量、规律、全程。整个疗程包括强化治疗和巩固治疗。强化期 2 个月,巩固期 4 个月;若巩固期 4 个月痰菌未转阴可延长治疗期 6～10 个月。此病可控,坚持治疗是可以痊愈的。在服药过程中注意定时监测肝肾功能等项目,以免出现药物副作用。

5. 需要住院治疗多久?

肺结核确诊时需要到定点医疗机构,对患者进行规范化治疗,鼓励传染性结核病患者在治疗初期住院隔离治疗,通常需要在抗结核药物治疗后的 2～4 周内观察,直至痰涂片阴性。

考核标准

见表 2-1。

表 2-1　结核菌素试验考核标准

班级:　　　　　　　姓名:　　　　　　　学号:

项目	评分标准及细则	分值	扣分原因	扣分
准备质量 （15 分）	1. 护士准备:衣帽整洁,洗手,戴防护口罩,戴手套	4		
	2. 用物准备:PPD 注射液、1 mL 注射器、75% 酒精、生理盐水、棉签、纱块、卡尺	6		
	3. 患者准备:评估病情、药物过敏史、局部皮肤情况;了解操作目的及方法,配合操作	4		
	4. 环境准备:整洁安全,光线充足	1		

续表 2-1

项目	评分标准及细则	分值	扣分原因	扣分
操作流程质量 (70 分)	1.配制皮试液			
	(1)查对药敏记录卡,药物名称、剂量、浓度、时间、用法、有效期、药品质量	6		
	(2)将安瓿尖端药液用手弹至体部,在安瓿颈部划一锯痕	2		
	(3)75%酒精棉签消毒,纱布包裹安瓿颈部折断	2		
	(4)用 1 mL 注射器抽吸 0.1 mL PPD 原液	2		
	2.注射			
	(1)携用物至床旁,核对解释	2		
	(2)协助患者取舒适体位,选取左前臂屈侧上中 1/3 交界处	2		
	(3)75%酒精消毒皮肤 2 遍,消毒范围直径≥5 cm,待干	4		
	(4)再次核对,排气	4		
	(5)绷紧皮肤,斜面朝上,平执式持注射器,与皮肤呈 5°进针,针头斜面完全进入皮内后,放平注射器,拇指固定针栓,其余四指固定肢体	10		
	(6)推注药液 0.1 mL(5 IU 结核菌素),使局部隆起一半球状皮丘,皮肤变白并显露毛孔	4		
	(7)注射完毕,微旋转针尖后迅速拔针,勿按压针眼	6		
	(8)再次核对,交代注意事项	6		
	(9)洗手记录,整理用物	6		
	3.观察测量,注射 72 h(48～96 h)后观察注射部位皮丘大小、硬结横径和直径,全身反应	8		
	4.判断结果:核对患者信息及皮试的时间,查看皮丘的变化,正确判断试验结果。将结果告知医生及患者,并记录	6		
全程质量 (15 分)	1.仪表端庄,言行举止优雅,大方得体	2		
	2.操作熟练,符合原则,用物处置符合要求	4		
	3.人文关怀,动作轻快,有条不紊	3		
	4.做好疾病健康指导	6		

考核教师: 　　　　　　　　　得分: 　　　　　　　　　考核日期:

思 考 题

1.PPD 试验结果判断标准是什么?

2.肺结核的治疗原则是什么?

项目二 支气管哮喘患者的护理

模拟情境案例

患者张某,男性,24 岁,因春季和朋友踏青后出现咳嗽、咳痰伴喘息 1 d 入院。既往史:无药物过敏史,幼年曾吃虾后出现呼吸困难和皮疹,在当地诊所输液后症状缓解,之后未再吃虾。家族史:母亲患支气管哮喘。护理查体:T 36.5 ℃,P 109 次/min,R 26 次/min,BP 125/70 mmHg,SpO_2 86%,神志清,喘息貌,口唇发绀,听诊双肺闻及广泛哮鸣音。诊断:支气管哮喘。医嘱:二级护理,清淡饮食,间断吸氧 2 L/min,给予沙丁胺醇气雾剂、孟鲁司特钠片抗过敏、抑制气道高反应,氨溴索止咳化痰,密切观察病情变化。

思考:①如何为哮喘患者进行护理评估? ②哮喘患者急性发作如何处理? ③如何正确使用定量雾化吸入剂?

实训任务

定量雾化吸入剂的使用。

(一)实训目的

针对哮喘症状患者,改善其气喘及缺氧症状。

(二)实训流程

1. 操作前准备

(1)评估:患者信息,药物的信息,意识、病情、生命体征、口腔黏膜情况,用药史、过敏史、心理状态及配合程度等。

(2)准备:①用物准备。定量雾化吸入剂、漱口液、快速手消毒液、医嘱本等。②护士准备。衣帽整齐,洗手,戴口罩,熟悉操作流程。③环境准备。整洁安全,空气清新,无花粉等诱发哮喘发作的介质。④患者准备:了解目的,体位舒适,配合操作。

2. 操作过程

(1)核对解释:双人核对药物及医嘱,检查定量雾化吸入剂中药量是否充足,核对确认医嘱无误,核对药物在有效期内。携用物至床旁,核对患者姓名、床号、腕带信息,解释吸入剂使用目的、方法,取得合作,询问患者需求。

(2)体位:取坐位或站立位,指导患者有效咳嗽、咳痰。

(3)沙丁胺醇气雾剂使用方法如下。

1)打开药液:拔下盖帽,罐体朝上,喷口朝下。

2)预充药液:上下用力摇晃 5~6 次,充分摇匀药液,向空气中试喷 1 次。

3)吸入药液:吸入前头偏向一侧,先深呼气将肺内气体尽量呼至不能再呼。将喷口放入口内,双唇包住整个口含嘴,保持罐体垂直。示指用力按下罐体将药物释出,同时通过口部缓慢深吸气,使喷出的药物随着吸气到达下呼吸道。吸气完毕后移开雾化吸入装置,屏气5~10 s。缓慢恢复呼气。

4)关闭药物:使用干净纸巾擦拭喷口,并将盖帽盖回。

5)漱口:用清水漱口至咽喉部,重复5次,以减少口咽部残留药物。

(4)布地奈德福莫特罗粉吸入剂(信必可都保)使用方法如下。

1)装药:旋松并拔出瓶盖,确保红色旋柄在下方;拿直吸入剂,握住吸入剂红色旋柄部分和中间部分,向某一方向旋转到底,再向反方向旋转到底,即完成一次装药。在此过程中会听到一次"咔嗒"声。

2)吸入:先尽力呼出气体(不可对着吸嘴呼气),再将吸嘴置于牙间,用双唇包住吸嘴用力且深长地吸气,然后将吸嘴从嘴部移开,继续屏气5~10 s后,恢复正常呼吸。

3)关闭:用干纸巾擦拭吸嘴,旋紧盖子。

4)漱口:吸入药物后必须用清水漱口5遍,漱口液吐出,以降低出现真菌性口咽炎的可能性。

(5)噻托溴铵吸入粉雾剂使用方法如下。

1)放药:向上拉打开防尘帽,然后打开吸嘴。从泡罩中取出一粒胶囊,将胶囊竖直放入胶囊腔。合上药囊槽盖板并听到"咔哒"声。

2)刺破胶囊:针刺按钮完全按下一次并松开,装置内部的刺针会把胶囊刺破。

3)吸入药物:侧头远离吸嘴,深呼一口气;双唇完全包住吸嘴,保持头部垂直,缓慢深吸气;当药物被完全吸入后,取出吸嘴,屏住呼吸5~10 s,然后呼气;取出胶囊,检查药物是否吸干净。若未吸干净重复吸入药物。

4)吸入结束:用干净纸巾擦拭吸嘴,关闭吸嘴和防尘帽。

5)深度漱口:吸入药物后必须用清水漱口5遍,以去除上咽部残留的药物。

(6)沙美特罗替卡松粉吸入剂(舒利迭)使用方法如下。

1)打开装置:一手握住外壳,另一手的拇指放在拇指柄上,向外推动拇指直至盖子完全打开。保持吸入器基本水平,不要随意晃动,以免药品漏出造成浪费。

2)推动滑杆:握住吸入器,往外推手柄直至发出"咔嗒"声,表明一个标准计量的药物已备好以供吸入。

3)吸入药物:先尽力呼出肺内气体,再用双唇包住吸嘴用嘴巴缓慢深长地吸气,然后将吸嘴从嘴部移开,继续屏气5~10 s后,恢复正常呼吸。

4)关闭吸入器:用干净纸巾擦拭吸嘴,拇指放在手柄上,向内推回原位,发出"咔嗒"声表示吸入器关闭。

5)漱口:吸入药物后必须用清水漱口5遍,漱口液吐出,以降低出现真菌性口咽炎的可能性。

(三)注意事项

1.遵医嘱正确用药,不可随意加量、减量或擅自停药。

2.定量雾化吸入剂清洁时用干纸巾把吸嘴外侧擦拭干净,严禁用水或其他液体擦洗吸嘴,不能放入冰箱中保存。

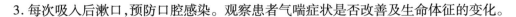

3.每次吸入后漱口,预防口腔感染。观察患者气喘症状是否改善及生命体征的变化。

考核标准

见表2-2。

表2-2　定量雾化吸入剂使用考核标准

班级:　　　　　　　　　姓名:　　　　　　　　　学号:

项目	评分标准及细则	分值	扣分原因	扣分
准备质量 (15分)	1.护士准备:衣帽整齐,洗手,戴口罩	3		
	2.用物准备:定量雾化吸入剂、漱口液、快速手消毒液、医嘱本等	4		
	3.环境准备:整洁安全,空气清新,无花粉等诱发哮喘发作的介质	3		
	4.患者准备:评估患者意识、病情、生命体征、口腔黏膜、用药史、过敏史、心理状态及配合程度等	5		
操作流程质量 (70分)	1.携用物至床边,核对、解释,询问需求	5		
	2.协助患者取合适体位(坐位或半卧位)	4		
	3.打开定量雾化器盖子,摇匀药液5~6次	6		
	4.深呼气至不能再呼,双唇包住口含嘴	8		
	5.慢而深地吸气,同时按压驱动装置,喷出药液	8		
	6.移开雾化吸入装置,屏气5~10 s,缓慢呼气	8		
	7.清洁吸嘴,盖上盖子	5		
	8.漱口液漱口5次。如需要再次使用,需休息3 min后再重复使用一次(口述)	8		
	9.协助排痰,观察效果	8		
	10.再次核对患者信息,交代注意事项	6		
	11.整理用物,洗手,记录	4		
全程质量 (15分)	1.仪表端庄,言行举止优雅,大方得体	2		
	2.操作熟练,符合原则,用物处置符合要求	4		
	3.人文关怀,动作轻快,有条不紊	3		
	4.做好疾病健康指导	6		

考核教师:　　　　　　　　得分:　　　　　　　　考核日期:

思考题

1.哮喘与慢性阻塞性肺疾病(COPD)体征的异同点是什么?

2.心源性哮喘与支气管哮喘有何不同?

项目三 慢性支气管炎伴感染患者的护理

模拟情境案例

患者李某,女性,76 岁,诊断为慢性支气管炎。今日患者晨起呼吸道分泌物增多,痰液黏稠不易咳出。测量 T 38.1 ℃,P 99 次/min,R 22 次/min,BP 137/87 mmHg,SpO_2 94%。临时医嘱:留取痰标本+药敏试验。

思考:①患者目前存在主要的护理诊断有哪些? ②如何指导患者有效咳嗽排痰,保持呼吸道通畅? ③怎样正确留取痰标本?

实训任务

一、有效排痰技术

(一)实训目的

1. 清除呼吸道分泌物,保持呼吸道通畅。
2. 促进呼吸功能,改善肺通气。
3. 预防肺不张、坠积性肺炎等肺部感染。

(二)实训流程

1. 操作前准备

(1)评估:患者神志、理解配合程度、咳嗽能力、病情、生命体征、痰液检查结果;看胸片结果确定病灶、胸部听诊确定湿啰音集中部位(上、中、下肺叶,特别注意肺底的听诊,每个部位听 1 个呼吸周期)。

(2)准备:①用物准备。手消毒液、枕头 2 个、痰盂、听诊器、水杯 2 个(1 个盛温开水、吸管,漱口用;1 个接漱口水)、治疗巾、纸巾、医嘱单、护理记录单。②护士准备。衣帽整洁,洗手,戴口罩。③患者准备。湿化气道,痰液黏稠不易咳出者,可先用雾化吸入、应用祛痰药(沐舒坦、糜蛋白酶等)稀释液或应用支气管舒张剂。④环境准备。整洁安全、光线充足。

2. 操作过程

(1)核对医嘱无误,用物准备齐全。携至床旁,核对床尾卡。评估操作环境(环境清洁、光线充足)。问候患者,自我介绍,核对患者身份(腕带)。告知操作目的及配合方法。

(2)关闭门窗或屏风遮挡,调节室温。

(3)规范洗手。

(4)胸背部叩击法。

1)在餐前 30 mim 或餐后 2 h 进行。根据患者病变部位采取相应体位,胸前及双膝置枕头,上身稍向前倾。

2)将治疗巾垫于患者下颌处。

3)将五指并拢呈空杯状,利用腕力,从肺底由下向上、由外向内(背部从第 10 肋间隙,胸部从第 6 肋间隙至肩部),快速有节奏地叩击胸背部。叩击力度以不使患者感到疼痛为宜,患者翻身后用同样的方法叩击患者的另一侧。

(5)深呼吸咳嗽法:适用于轻度咳嗽、咳痰者。

1)患者尽可能采用坐位,先进行深而慢的呼吸 5～6 次后深呼吸至膈肌完全下降,屏气 3～5 s,继而缩唇呼吸(噘嘴),缓慢地通过口腔将肺内气体呼出(胸廓下部和腹部应该下陷),在深吸一口气后屏气 3～5 s,身体前倾,从胸腔进行 2～3 次短促有力的咳嗽,咳嗽同时收缩腹肌或用手按压上腹部,帮助痰液咳出。也可以让患者取俯卧屈膝位,借助膈肌、腹肌收缩,增加腹压,咳出痰液。

2)递纸巾,并用纸巾包裹痰液,注意观察呼吸情况,痰液量、性质,必要时送检。

3)协助患者漱口(递漱口水,用另一杯子接漱口水),清洁患者面部。

(6)再次评估肺部呼吸音情况。用听诊器自上而下听诊肺部:肺尖(胸骨两侧 1、2 肋间隙)、双肺底(锁骨中线与第 6 肋相交处),再听诊背部肺底部(肩胛下缘)。

(7)协助取舒适体位,整理床单位。

(8)洗手,记录排痰时间。整理用物及终末处置。

(三)注意事项

1. 避开乳房、心前区和骨突(脊椎、胸骨、肩胛骨)部位。

2. 力度适宜,每次叩击时间为 5～15 min,每分钟 100～120 次。

3. 操作中观察患者的神志、生命体征、血氧饱和度,如有突然烦躁不安、呼吸困难、发绀等异常情况,立即停止,通知医生配合抢救。

二、痰标本采集技术

(一)实训目的

根据医嘱采集痰标本,进行临床检验,为诊断和治疗提供依据。

(二)实训流程

1. 操作前准备

(1)评估患者:①核对医嘱,检验项目与容器是否相符;②评估病情、咽部和口腔黏膜有无异常、能否自行排痰;③向患者解释痰标本采集的目的及配合要点。

(2)准备:①用物准备。治疗车上层:化验单和根据检验项目准备痰液收集器。痰盒(用于常规痰标本)、容器为 500 mL 的清洁广口瓶(用于 24 h 痰标本)、无菌培养盒(痰培养标本)、吸痰用物(吸引器、吸痰管)、生理盐水、无菌手套、弯盘、漱口溶液、快速手消毒液。治疗车下层:医用垃圾桶、生活垃圾桶。②护士准备。着装规范,洗手,戴口罩。③患者准备。取合适体位,取坐、卧、立位。④环境准备。整洁安全,光线充足,适合操作。

2.操作过程

(1)核对医嘱,检验项目与容器是否相符。

(2)至床边核对患者床号、姓名,评估患者,向患者解释留取痰标本的目的、方法、注意事项,取得配合。

(3)帮助患者取舒适体位。

(4)再次查对,解释操作目的。

(5)采集痰标本。

1)神志清醒,能自行留痰者:戴手套,嘱患者用温水漱口,深呼吸数次后用力咳出气管深处的痰液于无菌痰液收集器内,盖好瓶盖。

2)24 h标本须在清洁广口瓶上注明留取痰的起止时间,嘱患者将24 h痰液全部置于容器内送检。

3)痰培养标本于清晨收集,护士戴口罩,指导患者将痰液吐于无菌培养盒内,加盖立即送检。

4)人工辅助呼吸者:戴无菌手套,将痰液收集器连接在负压吸引器上,打开吸引器开关,将吸痰管插入咽喉深部吸痰,留取痰液标本5～10 mL后加盖。

(6)再次核对,将化验单条码贴于痰液收集器上,注明留取时间。

(7)用纱布擦净患者口周,脱手套。

(8)整理床单位,协助患者取舒适体位,询问患者需要。

(9)整理用物,洗手、记录。

(10)按要求送检痰标本。

(三)注意事项

1.护士在采集过程中要注意根据检查目的选择正确的容器。

2.患者做痰培养及痰中癌细胞检查时,应及时送检。

3.收集痰液时间宜选择在清晨,留取24 h痰液时,要注明起止时间。

4.不可将唾液、漱口水、鼻涕等混入痰液中,避免痰标本的污染。

考核标准

见表2-3,表2-4。

表 2-3　有效排痰技术操作考核标准

班级：　　　　　　　姓名：　　　　　　　学号：

项目	评分标准及细则	分值	扣分原因	扣分
准备质量 （15 分）	1. 护士准备：衣帽整洁、洗手、戴口罩	3		
	2. 用物准备：手消毒液、枕头 1 个、痰盂、听诊器、水杯 2 个、痰杯、医嘱单、护理记录单,必要时备振荡排痰仪	4		
	3. 环境准备：整洁安全、光线充足、适合操作	2		
	4. 患者准备：评估患者的病情、意识、咳嗽能力、影响咳痰的因素、合作能力;观察痰液的颜色、性质、质量、气味;评估肺部呼吸音情况	6		
操作流程质量 （70 分）	1. 准备用物,核对医嘱	3		
	2. 携用物至床旁核对患者床号、姓名,评估患者,向患者解释有效排痰的目的、方法、注意事项,取得配合	5		
	3. 叩击法 (1)在餐前半小时或餐后 2 h 进行。根据患者病变部位采取相应侧卧位,松开被套,胸前及双膝置枕头,上身稍向前倾	6		
	(2)将治疗巾垫于患者下颌处	2		
	(3)叩击法：将五指并拢呈空杯状,利用腕力,从肺底由下向上、由外向内(背部从第 10 肋间隙、胸部从第 6 肋间隙至肩部),快速有节奏地叩击胸背部	8		
	4. 深呼吸咳嗽法 (1)患者尽可能采用坐位,先进行深而慢的呼吸 5～6 次后深呼吸至膈肌完全下降;屏气 3～5 s;继而缩唇呼吸(噘嘴),缓慢地通过口腔将肺内气体呼出(胸廓下部和腹部应该下陷),在深吸一口气后屏气 3～5 s;身体前倾,从胸腔进行 2～3 次短促有力的咳嗽;咳嗽同时收缩腹肌,或用手按压上腹部,帮助痰液咳出	12		
	(2)递纸巾,并用纸巾包裹痰液,注意观察呼吸情况,痰液量、性质,必要时送检	5		
	(3)协助患者漱口(递漱口水,用另 1 个杯子接漱口水),清洁患者面部	4		
	5. 注意观察患者的反应,如发现患者出现面色苍白、发绀、头晕、心悸、呼吸困难等情况,应立即停止操作,通知医生处理	5		
	6. 再次评估肺部情况。听诊器自上而下听诊肺部：肺尖、双肺底,再听诊背部肺底部	6		
	7. 整理床单位,协助取舒适体位,询问患者需要	4		
	8. 洗手、记录排痰时间、交代注意事项	6		
	9. 整理用物,终末处置	4		

续表2-3

项目	评分标准及细则	分值	扣分原因	扣分
全程质量 (15分)	1. 仪表端庄,言行举止优雅,大方得体	2		
	2. 操作熟练,符合原则,用物处置符合要求	4		
	3. 人文关怀,动作轻快,有条不紊	3		
	4. 做好疾病健康指导	6		

考核教师:　　　　　　　得分:　　　　　　　考核日期:

表2-4　痰标本采集技术操作考核标准

班级:　　　　　　　姓名:　　　　　　　学号:

项目	评分标准及细则	分值	扣分原因	扣分
准备质量 (15分)	1. 护士准备:衣帽整洁,洗手、戴口罩	3		
	2. 物品准备:齐全,放置合理、有序,化验单、痰液采集器、手消毒剂等	4		
	3. 环境准备:整洁安全、光线充足,适合操作	2		
	4. 患者准备:评估病情、咽部和口腔黏膜有无异常、能否自行排痰,患者是否了解操作目的及配合要点	6		
操作流程质量 (70分)	1. 再次核对医嘱与化验单,容器贴标签,携用物至床旁,核对患者	6		
	2. 评估患者及环境:了解患者的病情,观察口腔和咽部情况,周围环境应整洁明亮	6		
	3. 指导患者有效咳嗽、咳痰方法	6		
	4. 帮助患者取舒适体位	2		
	5. 再次查对,解释	4		
	6. 采集痰液标本 (1)协助患者用清水漱口3遍。指导患者深呼吸,有效咳嗽,必要时为其叩背,让患者用力咳出深部一口痰液留于痰盒内	10		
	(2)24 h标本须在清洁广口瓶上注明留取痰的起止时间,嘱患者将24 h痰液全部置于容器内送检(口述)	4		
	(3)痰培养标本于清晨收集,护士戴口罩,指导患者将痰液吐于无菌培养盒内,加盖立即送检(口述)	4		
	(4)为人工辅助呼吸者吸痰时,戴无菌手套,将痰液收集器连接在负压吸引器上,正确留取标本(口述)	4		
	7. 协助患者漱口,用纱布擦净患者口唇,脱手套	6		
	8. 再次核对,注明标本留取时间,按照要求送检	6		
	9. 整理床单位,协助患者取舒适体位,询问患者需要	6		
	10. 洗手、记录,终末处置	6		

续表2-4

项目	评分标准及细则	分值	扣分原因	扣分
全程质量 (15分)	1. 仪表端庄,言行举止优雅,大方得体	2		
	2. 操作熟练,符合原则,用物处置符合要求	4		
	3. 人文关怀,动作轻快,有条不紊	3		
	4. 做好疾病健康指导	6		

考核教师: 得分: 考核日期:

思考题

1. 慢性支气管炎一定是细菌感染引起的吗?
2. 慢性支气管炎患者护理的重点是什么?

项目四 慢性阻塞性肺疾病患者的护理

模拟情境案例

患者李某,男性,75岁,因"呼吸困难进行性加重5年,再发2 d"入院治疗。既往反复咳嗽、咳痰15年,每年发作持续超过3个月,呼吸困难5年。吸烟30年,仍未戒烟。T 37.1 ℃,P 110次/min,R 26次/min,BP 140/78 mmHg。神志清楚,口唇发绀,桶状胸,呼吸运动减弱,语颤减低,叩诊过清音。肺功能检查:应用支气管扩张剂后$FEV_1/FVC<0.7$。诊断为慢性阻塞性肺疾病(COPD)急性加重期,支气管炎。

思考:①患者还需要做哪些辅助检查? ②护理诊断有哪些? ③如何选择氧疗方式?

实训任务

一、文丘里面罩吸氧

(一)实训目的

控制吸氧浓度,减少重复呼吸,改善和纠正低氧血症,防止组织缺氧。

(二)实训流程

1. 操作前准备

(1)评估:患者神志、病情、生命体征、呼吸形态、缺氧程度等。

(2)准备:①用物准备。治疗盘、氧气流量表、湿化瓶(内装无菌蒸馏水1/3~1/2)、文丘里面罩、弯盘、吸氧卡、笔等。②护士准备。衣帽整洁,洗手、戴口罩。③患者准备。取合适体位,了解操作目的,愿意配合。④环境准备。整洁安全、光线充足、适合操作。

2.操作过程

(1)应用文丘里面罩吸氧步骤

1)确认有效医嘱,评估患者是否符合文丘里面罩吸入适应证。

2)洗手,戴口罩,准备用物。

3)将治疗车推至床尾,确认身份,核对腕带,向患者解释,取得合作,将治疗盘放于床头桌上。

4)安置患者体位,询问患者是否需要大小便,评估患者面部及耳郭皮肤情况。

5)左手持表,右手关闭氧气流量表开关,打开中心管道旋钮,然后将流量表插入壁式氧气孔并听到"咔嚓"声,装湿化瓶,打开氧气开关试气,关开关。

6)按医嘱选择并安装白色或绿色氧浓度调节器,使用时将调节器箭头对准指示线。

7)将氧气连接管一端接吸氧装置,另一端接文丘里面罩吸氧装置中的氧浓度调节器尾端,并开启相对应的氧流量,试气。

8)正确佩戴文丘里面罩,调节铝扣,皮筋松紧适宜,贴合面部。

9)协助患者取舒适卧位,吸氧卡记录床号、姓名、吸氧时间及流量,签名。

10)解释用氧注意事项(不调节流量及擅自开关氧气、不吸烟、防油、防火、防热、防震,翻身注意事项)。

11)整理用物,洗手,记录用氧开始时间、氧流量、氧疗方式。

12)观察缺氧症状有无改善,氧气装置有无漏气,氧气是否通畅,流量是否正确。

(2)停用文丘里面罩吸氧步骤

1)确认身份,核对腕带,向患者说明停氧理由。

2)取下氧气面罩,按医疗垃圾处理,观察面部、耳郭皮肤,用纱布擦净患者面部。

3)关流量开关,卸湿化瓶及通气管,卸下流量表,关中心管道旋钮。

4)妥善安置患者,宣教。

5)整理用物,洗手,记录停氧时间、签名,观察停氧后病情变化。

(三)注意事项

1.长时间面罩吸氧,注意观察有无医疗器械相关压力性损伤,必要时面部、耳上皮肤给予溃疡贴保护。

2.吸氧过程中观察缺氧状况有无改善,氧气装置是否通畅无漏气。

3.用氧须注意安全,不调节流量及擅自开关氧气、不吸烟、防油、防火、防热、防震。

二、呼吸功能锻炼

(一)实训目的

调整呼吸功能,改善患者肺通气。

(二)腹式呼吸实训流程

1.操作前准备

(1)评估:①核对患者信息;②患者的病情、呼吸、肺功能及配合程度;向患者解释腹式呼吸的目的及配合要点。

(2)准备:①用物准备。面巾纸、秒表、软枕等。②护士准备。着装规范,洗手,戴口罩。③患者准备。取合适体位,取坐、卧、立位。④环境准备。整洁安全,光线充足,适合操作。

2.操作过程

(1)指导患者放松肩部,将一只手放在胸前,另一只手放在腹部。

(2)用鼻子吸气大约 3 s,吸气时腹部向外隆起,腹部比胸部移动范围大。

(3)通过缩唇缓慢呼气时,轻轻按下腹部。

(4)指导患者锻炼频次:每分钟 6 次,循环练习 10 ~ 20 min 为 1 组,每日练习 3 ~ 4 组。视个人情况可增加时间和组数,与缩唇呼吸配合进行。

(5)整理床单位,协助患者取舒适体位。

(6)洗手,记录指导的时间及患者的掌握情况。

(三)缩唇呼吸实训流程

1.操作前准备

(1)评估患者:①核对患者信息;②患者的病情、呼吸、肺功能及配合程度等;③向清醒患者解释缩唇呼吸的目的及配合要点。

(2)准备:①用物准备。痰盒、面巾纸、蜡烛或流苏、秒表、软枕等。②护士准备。着装规范,洗手,戴口罩。③患者准备。取合适体位,取坐卧或立位。④环境准备。整洁安全,光线充足,适合操作。

2.操作过程

(1)指导患者全身肌肉放松,用鼻吸气大约 3 s。

(2)缩唇(吹口哨样)。

(3)通过缩唇缓慢地呼气 6 s 同时腹部收缩。吸气与呼气时间比为 1∶2 或 1∶3。

(4)尽量深慢呼吸,缩唇程度可自己调整,以不感觉费力为主。

(5)指导患者锻炼频次:开始以每分钟 6 次,循环练习 10 ~ 20 min 为 1 组,每日练习 3 ~ 4 组。视个人情况可增加时间和组数,使之形成自然呼吸的习惯。

(6)整理床单位,协助患者取舒适体位。

(7)洗手,记录指导的时间及患者的掌握情况。

(四)注意事项

1.在腹部放置小枕头或书,吸气时使物体上升。

2.缩唇呼吸和腹式呼吸每天训练 3 ~ 4 组,每组重复 10 ~ 20 min。

3.呼吸功能训练在疾病恢复期或出院前进行训练。

考核标准

见表2-5,表2-6。

表2-5 文丘里面罩吸氧操作考核标准

班级: 姓名: 学号:

项目	评分标准及细则	分值	扣分原因	扣分
准备质量 (15分)	1. 护士准备:衣帽整洁,洗手、戴口罩	3		
	2. 物品准备:氧气流量表、湿化瓶(内装无菌蒸馏水1/3 ~ 1/2)、文丘里面罩、弯盘、吸氧卡、笔等	4		
	3. 环境准备:整洁安全、光线充足、适合操作	2		
	4. 患者准备:评估神志、病情、生命体征、呼吸形态、缺氧程度等,告知操作目的及配合要点	6		
操作流程质量 (70分)	1. 确认身份,核对腕带,向患者解释,取得合作	5		
	2. 评估患者是否符合文丘里面罩吸氧适应证	2		
	3. 安置患者体位,询问患者是否需要大小便,评估患者面部及耳郭皮肤有无破损	3		
	4. 关氧气流量表开关,打开中心管道旋钮,然后将流量表插入壁式氧气孔并听到"咔嚓"声,装湿化瓶,打开氧气开关试气,关开关	8		
	5. 按医嘱选择合适的氧浓度,将调节器箭头对准指示线	4		
	6. 连接吸氧装置,开启相对应的氧流量,试气	6		
	7. 文丘里面罩佩戴正确,调节鼻夹,皮筋松紧适宜,贴合面部	5		
	8. 协助患者取舒适卧位,吸氧卡记录床号、姓名、吸氧时间及流量,签名	4		
	9. 交代用氧注意事项,整理用物,洗手,记录用氧开始时间、氧流量、氧疗方式	8		
	10. 观察缺氧症状有无改善,氧气装置有无漏气,氧气是否通畅,流量是否正确	8		
	11. 确认身份,核对腕带,停氧;向患者说明停氧理由,用纱布擦净患者面部	4		
	12. 卸流量表:关流量开关,卸湿化瓶及通气管,卸下流量表,关中心管道旋钮	5		
	13. 妥善安置患者,宣教,吸氧卡记录停氧时间并签名	4		
	14. 整理用物,洗手,观察,记录护理单	4		
全程质量 (15分)	1. 仪表端庄,言行举止优雅,大方得体	2		
	2. 操作熟练,符合原则,用物处置符合要求	4		
	3. 人文关怀,动作轻快,有条不紊	3		
	4. 做好疾病健康指导	6		

考核教师: 得分: 考核日期:

表 2-6　呼吸功能锻炼操作考核标准

班级：　　　　　　　　姓名：　　　　　　　　学号：

项目	评分标准及细则	分值	扣分原因	扣分
准备质量 （15分）	1.仪表端庄，衣帽整洁，戴口罩，修剪指甲，洗手	3		
	2.蜡烛或流苏、秒表、软枕等	4		
	3.环境安静，温湿度适宜，病房整洁	2		
	4.患者准备：评估病情、意识、合作程度、呼吸频率、深度、节律，有无呼吸困难，肺功能测定结果，训练目的、方法、配合要点	6		
操作流程质量 （70分）	1.洗手，按需备齐用物，放置合理。携用物至床旁，核对患者床号、姓名，询问需求，取得配合	5		
	2.腹式呼吸 （1）体位：取立位（体弱者取坐位或仰卧位），全身肌肉放松，静息呼吸	5		
	（2）两手安放部位：一手放胸部，一手放腹部，以感受自己的呼吸是否正确	5		
	（3）吸气时用鼻吸入，尽力挺腹，胸部不动，吸气末自然且短暂地屏气，造成一个平顺的呼吸形态使进入肺的空气均匀分布	6		
	（4）呼气时用口呼出，同时收缩腹部，胸廓保持最小活动幅度，缓呼深吸，以增进肺泡通气量	6		
	（5）吸与呼之比是1：2或1：3，呼吸6次/min	5		
	（6）呼吸训练时间：10~20 min/组，3~4 组/d	5		
	3.缩唇呼吸 （1）用鼻吸气，用口呼气（深吸缓呼）	5		
	（2）呼气时口唇缩拢似吹口哨状，持续而缓慢地呼气，同时收缩腹部	6		
	（3）吸与呼之比是1：2或1：3，呼吸7~8次/min	6		
	（4）缩唇呼气可使呼出的气体流速减慢，延缓呼气气流下降，防止小气道因塌陷而过早闭合，改善通气和换气	6		
	（5）呼吸训练：6次/min，10~20 min/组，3~4 组/d	5		
	4.安置患者舒适体位	2		
	5.记录：训练日期、时间、效果评价	3		
全程质量 （15分）	1.仪表端庄，言行举止优雅，大方得体	2		
	2.操作熟练，符合原则，用物处置符合要求	4		
	3.人文关怀，动作轻快，有条不紊	3		
	4.做好疾病健康指导	6		

考核教师：　　　　　　　　得分：　　　　　　　　考核日期：

1.COPD 家庭氧疗的原则有哪些?

2.氧疗效果的观察内容有哪些?

项目五　肺源性心脏病患者的护理

模拟情境案例

患者张某,男性,60 岁,以"咳嗽、咳痰 7 d,伴胸闷、气短、腹胀、食欲减退 3 d"入院。既往史慢性阻塞性肺疾病 20 年,慢性肺源性心脏病 2 年。近 5 年来反复咳嗽,咳白色泡沫样痰,并出现气短,尤以过劳、受凉后症状明显。护理查体:T 37.2 ℃,P 120 次/min,R 26 次/min,BP 128/76 mmHg,SpO$_2$ 90%,神志清,端坐体位,咽部充血,扁桃体Ⅰ度肿大,无脓性分泌物。桶状胸,呼吸运动减弱,语颤减弱,叩诊呈过清音,两肺听诊湿啰音,颈静脉怒张,双下肢轻度水肿。辅助检查:白细胞 10.5×10^9/L,中性粒细胞百分比 89%,淋巴细胞百分比 11%;动脉血气分析 PaCO$_2$ 76 mmHg,PaO$_2$ 36 mmHg。心电图:肺型 P 波。诊断:肺源性心脏病。

思考:①护理教学查房的流程有哪些?②该患者的主要护理诊断有哪些?③患者护理措施有哪些?

实训任务

护理教学查房。

(一)实训目的

1.帮助护士或护生将理论与实践相结合,培养护士或护生的逻辑思维能力、临床思维能力、综合分析能力和临床实践技能。

2.让护士或护生掌握临床疾病护理的基本程序。

(二)实训流程

1.操作前准备

(1)评估

1)教师明确查房对象,根据患者的病情和需要有针对性选择查房内容和重点,选定患者并评估患者的病情、病历资料,患者的感受、患者观点,疾病对患者的影响,患者的期待。

2)明确主要参加人员并规定查房队列。参加人员:主查人、病情汇报人、护士长及其他人员。床边站位顺序:患者右侧,从头至尾为主查人→护士长→教学护士。患者左侧,从头至尾为病情汇报人(主责护士/责任护士等)→其余护士按年资排列至床尾。实习生在床尾。

(2)准备

1)学生准备:熟悉病例、评估患者、收集相关资料、复习相关理论知识、文献查阅、围绕问题思考和集体讨论;初步确定护理诊断,提出护理诊断、制订护理计划和护理措施等。

2)教师准备:准备病例典型,诊断明确,提前与患者沟通,取得患者合作,通过询问患者来评估患者。给学生布置任务,熟悉典型病例的相关理论知识,包括病因、病理、临床表现、治疗原则、护理主要问题及措施,疾病相关的国内外动态及进展等。提前2~3 d通知科室护理人员预习相关资料。

3)患者准备:告知患者及其家属查房的目的以取得配合。

4)用物准备:治疗车上层:体温计、血压计、听诊器、叩诊锤、病历夹、护理记录单、笔、压舌板、手电筒、治疗盘、弯盘、快速手消毒液、皮尺等。治疗车下层:黄色医疗垃圾桶、黑色生活垃圾桶。

5)环境准备:整洁安全、光线充足,注意保护患者隐私。

2. 操作过程

(1)教师在示教室说明查房目的,交代注意事项。

(2)主管病床的学生携用物至患者床旁,核对患者信息,解释配合要点。学生汇报病史,汇报内容:床号、姓名、性别、年龄、主诉、入院日期、时间、诊断,来时 T、P、R、BP 及主要的症状体征,重要的阳性、阴性辅助检查结果,手术情况,给予的基本治疗、护理等。

(3)教师补充评估病史,总结病史。

(4)主管病床的学生做体格检查,协助患者取舒适卧位。

1)询问患者基本信息,同时测量生命体征,了解患者意识状态,在测量生命体征的同时可观察到患者的体型,营养状况,面容与表情,局部皮肤弹性、颜色、温度和湿度、是否水肿、有无损害等。卧床患者的体位、能下床活动者的步态等。

2)颜面部:眼睑、结膜、巩膜、角膜等有无异常,眼球运动(左—左上—左下—右—右上—右下),瞳孔大小及对光反射;两耳外形有无红肿,外耳道情况,听力状况等;鼻部外形及有无压痛;口唇颜色(红润光泽),口腔黏膜(光洁呈粉红色),牙齿有无松动,扁桃体有无肿大,口腔有无特殊气味等。

3)颈部:头部能否正常抬起,有无颈项强直;气管是否位于颈前正中部;颈静静脉是否怒张,动脉安静状态下能否看到搏动。颈静脉的情况:正常人立位或坐位时颈外静脉常不显露,平卧时可稍见充盈,充盈的水平仅限于锁骨上缘至下颌角距离的下 2/3 以内。颈静脉压升高:坐位或半坐位(身体呈 45 度)时,如颈静脉明显充盈、怒张或搏动,为异常征象,见于右心衰竭、缩窄性心包炎、心包积液、上腔静脉阻塞综合征,以及胸腔、腹腔压力增加等情况。

4)胸部:胸廓呈椭圆形,有无异常改变,乳房皮肤、颜色等;叩诊双肺是否呈清音,听诊有无干、湿啰音等;观察心前区外形与右侧相应位置是否对称,有无异常隆起或凹陷;

触诊有无抬举性心尖搏动(左室肥大)和震颤(器质性心脏病);叩诊是否呈浊音;听诊心音有无异常。

5)腹部:视诊腹部双侧对称,腹部皮肤无皮疹,腹壁静脉不显露,一般看不到肠型及蠕动波等;触诊腹壁柔软较易压陷,触压时不引起疼痛,无反跳痛;叩诊腹部除肝、脾、增大的膀胱和子宫所占据的部位及两侧腹部近腰肌处为浊音或实音外,其余部位叩诊均呈鼓音;听诊肠鸣音每分钟 4~5 次,腹部无血管杂音,空腹无振水音。

6)观察会阴部、双下肢有无水肿等异常情况。水肿的检查:视触结合,凹陷性水肿局部受压后可出现凹陷,黏液性水肿及象皮肿(丝虫病)组织肿胀明显,受压后无凹陷。轻度:仅见于眼睑、眶下软组织、胫骨前、踝部皮下组织,指压后可见组织轻度下陷,平复较快。中度:全身组织均见明显水肿,指压后可出现明显的或较深的组织下陷,平复缓慢。重度:全身组织严重水肿,身体低位皮肤紧张、发亮,甚至有液体渗出。此外,胸腔、腹腔等浆膜腔内可见积液,外阴部亦可见严重水肿。

(5)教师床旁纠正和示范体检(手法、部位、方向等)。

(6)教师床旁启发学生提出该患者主要的护理诊断及护理措施。

(7)教师询问及检查患者,评价护理效果。

(8)整理床单位,协助患者取舒适体位,询问患者需要,人文关怀。

(9)交代注意事项,洗手、记录。

(10)教师在示教室引导学生分析护理诊断及相关因素,评价护理评估的全面性及准确性。

(11)学生提问,教师总结发言。结合该病例介绍疾病的发病机制、病理生理、临床特点、疾病转归及预后,结合文献介绍最新诊疗及护理进展。对学生病史评估、体格检查、护理诊断、护理措施等指出不足,并提出目前此患者护理重点等。回答学生提问。

(12)小组讨论,修订护理计划,绘制肺心病心电图,用箭头图画出 COPD 发展至肺心病的过程。

(三)注意事项

1.护理教学查房时间一般为 30~45 min,特殊病例讨论除外。

2.床旁查体运用视触叩听方法,突出专科特色。按照从上到下的顺序,一般 5~10 min。

3.在查房过程中,启发学生思维,培养临床思维能力,注重培养学生护患沟通能力。

4.注意查房秩序,注意护理安全及人文关怀、家属沟通技巧,避免冲突。保护隐私,不在公众场合谈论患者病情。

考核标准

见表 2-7。

表 2-7　护理教学查房质量考核标准

班级：　　　　　　　　姓名：　　　　　　　　学号：

项目	评分标准及细则	分值	扣分原因	扣分
准备质量 （15分）	1.仪表端庄,着装整洁,站位规范	2		
	2.用物准备:体温计、血压计、听诊器、指脉氧、手电筒、压舌板等	3		
	3.学生准备:熟悉患者资料,疾病护理	3		
	4.教师准备:选择病例,掌握疾病最新诊疗	3		
	5.患者准备:了解查房的目的,主动配合	2		
	6.环境准备:整洁安全、光线充足、适合操作	2		
操作流程质量 （70分）	1.责任护士汇报病情(示教室) (1)患者一般情况(床号、姓名、性别、年龄、诊断、入院时间、手术情况等)	3		
	(2)简要病史、既往史、过敏史	3		
	(3)辅助检查的结果及治疗	3		
	(4)患者当日病情	3		
	(5)当日护理诊断、护理措施及护理效果	3		
	2.护理查体(床旁) (1)基本查体:生命体征、神志、眼、耳、鼻、口腔、气管、心、肺、腹、四肢活动、皮肤、各种管道等	10		
	(2)专科查体	10		
	3.查房指导(床旁) (1)责任护士资料的收集、护理诊断的提出、措施的实施是否完善、准确、恰当	12		
	(2)协助解决护理疑难问题	8		
	(3)对该疾病的先进护理方法及前瞻性指导	5		
	4.讨论总结(示教室) (1)疾病相关知识	6		
	(2)疑难或不妥的护理诊断及护理措施	2		
	(3)提出本专科国内、国外护理进展情况	2		
全程质量 （15分）	1.体现以患者为中心,以人为尊	5		
	2.正确指导患者,有讲解、有指导、有评价	5		
	3.语言清晰、准确、简明,使用礼貌用语和保护性语言	5		

考核教师：　　　　　　　　得分：　　　　　　　　考核日期：

思 考 题

1.慢性肺源性心脏病患者心电图有何表现？

2.慢性肺源性心力衰竭用药顺序和一般心力衰竭有何不同？

项目六 慢性呼吸衰竭患者的护理

模拟情境案例

患者王某,女性,60 岁,因"咳、痰、喘 17 年,加重伴精神倒错 3 d"入院。查体:T 38.8 ℃,P 116 次/min,R 32 次/min,BP 150/85 mmHg,SpO_2 95%。神志恍惚,咳嗽,咳痰,气短和喘息加重,痰量增多,呈脓性黏性,口唇发绀,皮肤温暖潮湿,球结膜充血水肿,颈静脉怒张,桶状胸,肺底湿啰音。实验室检查:WBC $14.5×10^9/L$,PaO_2 43 mmHg,$PaCO_2$ 70 mmHg。诊断:慢性阻塞性肺疾病急性发作(AECOPD);呼吸衰竭;肺性脑病。

思考:①慢性呼吸衰竭患者的临床表现有哪些? ②采集动脉血标本的注意事项有哪些? ③患者发生肺性脑病时该如何护理?

实训任务

动脉血气分析标本采集。

(一)实训目的

1. 判断患者通气和氧合状况。

2. 了解机体酸碱平衡。

3. 监测呼吸机治疗效果。

4. 为制订治疗方案和护理计划提供依据。

(二)实训流程

1. 操作前准备

(1)评估患者:病情、体温、吸氧状况或呼吸机参数的设置、局部皮肤及动脉搏动情况,理解配合程度。

(2)准备:①护士准备。衣帽整齐,七步洗手,戴口罩。②用物准备。治疗车上层:体温计、棉签、无菌纱布、无菌手套、动脉采血器 2 个(或 2 mL 注射器 2 个、肝素 1 支、橡胶塞 1 个)、碘伏、速干手消毒剂、弯盘、垫巾等。治疗车下层:黄色医疗垃圾桶、黑色生活垃圾桶、利器盒。③环境准备。清洁安静、光线充足、适宜操作。④患者准备。着宽松衣物,了解动脉采血的目的,艾伦(Allen)试验阴性(开放)可以进行操作,愿意配合。

2. 操作过程

(1)携用物至患者床旁。确认患者身份,核对腕带和床头卡;核对检验单;解释采血目的,取得患者配合;评估病情,评估患者的体温、吸氧状况或呼吸机参数的设置;选择并评估穿刺部位皮肤及动脉搏动情况。

(2)选择桡动脉进行穿刺,进行 Allen 试验,检查手的侧支循环情况。艾伦试验主要用于检查手部的血液供应,桡动脉与尺动脉之间的吻合情况。方法如下。

1)术者用双手同时按压患者一侧桡动脉和尺动脉。

2)嘱患者反复用力握拳和张开手指 5~7 次至手掌变白。

3)松开对尺动脉的压迫,继续保持压迫桡动脉,观察手掌颜色变化。

4)若手掌颜色<10 s 迅速变红或恢复正常,即可以经桡动脉进行动脉穿刺,一旦桡动脉发生闭塞也不会出现缺血;若 10 s 手掌颜色仍为苍白,表明手掌侧支循环不良,不宜进行动脉穿刺。

(3)铺垫巾,手掌向上伸展手臂,腕部外展 30°绷紧,手指自然放松。必要时可以使用毛巾卷或小枕头以帮助腕部保持过伸和定位。

(4)检查并拆开血气针外包装,取出动脉血气针,将针栓推到底然后再拉回到 1.6 mL 处,让抗凝剂在管壁均匀分布,减少凝血机会。取出橡胶塞置于弯盘内,检查并打开纱布置于治疗盘内。再次核对患者床号、姓名,确认无误。

(5)消毒穿刺皮肤和操作者左手示指和中指,消毒区域以穿刺点为中心直径≥5 cm。

(6)指导患者平静呼吸,左手戴无菌手套或消毒左手的示指、中指,用消毒手指触动脉搏动处,确定动脉走向后,以两指固定动脉,右手持注射器在两指间垂直或与动脉成 40°~45°迅速进针,见血后固定针头,待动脉血自动充盈针管至 1.6 mL 位置后拔针。

(7)拔针后,局部立即用无菌棉签或纱布按压穿刺部位 5~10 min,股动脉按压 10 min 以上。松开后立即检查穿刺部位,如未能止血需重复此步直至完全止血。按压止血的同时,立即旋紧针帽或扎入皮塞。

(8)将针头旋下换上安全帽,观察标本中有无气泡,如有气泡立即用无菌纱布保护采集器乳头处排除。把标本垂直颠倒 5 次,平行揉搓 5 次,保证样本充分抗凝。

(9)询问患者对操作的感受,观察患者穿刺部位的情况,告知注意事项。协助患者取舒适体位,整理床单位和用物,致谢。

(10)洗手,记录,按要求在检验单上注明采血时间、患者吸氧情况等,标本 15~30 min 内送检。

(三)注意事项

1.标本应在 15~30 min 内送检,不能立即送检的可暂时保存在冰箱冷藏层。

2.送检时请注明患者采血时间、用氧方式、用氧浓度、体温等情况。

3.使用呼吸机者,患者需稳定 20~30 min 以后再进行动脉采血。

4.如动脉血标本采集过程不顺利或采集后怀疑为静脉血,应重新采集血标本,确认为动脉血方可送检。

考核标准

见表 2-8。

表 2-8　动脉血气分析标本采集考核标准

班级：　　　　　　　　姓名：　　　　　　　　学号：

项目	评分标准及细则	分值	扣分原因	扣分
准备质量 （15 分）	1. 护士准备：衣帽整洁，洗手、戴口罩	3		
	2. 物品准备：治疗车上层备体温计、棉签、纱布、无菌手套、动脉采血器 2 个、碘伏、手消毒剂、弯盘、垫巾、检验单等；下层备黄色医疗垃圾桶、黑色生活垃圾桶、利器盒	4		
	3. 环境准备：整洁安全、光线充足、适合操作	2		
	4. 患者准备：评估身体状况；吸氧状况或呼吸机参数的设置；局部皮肤及动脉搏动情况；解释操作目的，取得患者配合	6		
操作流程质量 （70 分）	1. 携用物至床旁，核对床号、姓名，解释操作目的，告知配合方法，测量患者体温	5		
	2. 根据病情取平卧位或半卧位，以桡动脉为例，进行艾伦（Allen）试验，检查手的侧支循环情况	10		
	3. 铺垫巾，手掌向上伸展手臂，腕部外展 30°绷紧，手指自然放松。必要时可以使用毛巾卷或小枕头以帮助腕部保持过伸和定位	4		
	4. 检查并拆开血气针外包装，取出动脉血气针，将针栓推到底然后再拉回到 1.6 mL 处，让抗凝剂在管壁均匀分布，减少凝血机会。取出橡胶塞置于弯盘内，检查并打开纱布置于治疗盘内。再次核对患者床号、姓名，确认无误	6		
	5. 消毒穿刺皮肤和操作者左手示指和中指，消毒区域以穿刺点为中心直径≥5 cm	6		
	6. 指导患者平静呼吸，左手戴无菌手套或消毒左手的示指、中指，用消毒手指触动脉搏动处，确定动脉走向后，以两指固定动脉，右手持注射器在两指间垂直或与动脉成 40°～45°迅速进针，见血后固定针头，待动脉血自动充盈针管至 1.6 mL 位置后拔针	12		
	7. 拔针后，立即用无菌棉签或纱布按压穿刺部位 5～10 min，股动脉按压 10 min 以上。松开后立即检查穿刺部位，如未能止血需重复此步直至完全止血。按压止血的同时，立即旋紧针帽或扎入皮塞	8		
	8. 将针头旋下换上安全帽，观察标本中有无气泡，如有气泡立即用无菌纱布保护采集器乳头处排除。把标本垂直颠倒 5 次，平行揉搓 5 次，保证样本充分抗凝	8		
	9. 询问患者对操作的感受，观察患者穿刺部位的情况，告知注意事项。协助患者取舒适体位，整理床单位和用物，致谢	6		
	10. 洗手记录，按要求在检验单上注明采血时间、患者吸氧情况等，及时送检	5		

续表2-8

项目	评分标准及细则	分值	扣分原因	扣分
全程质量 (15分)	1. 语言通俗易懂,态度和蔼,沟通有效	2		
	2. 操作熟练,符合原则,用物处置符合要求	5		
	3. 人文关怀,动作轻快,有条不紊	2		
	4. 回答操作注意事项和疾病健康指导	6		

考核教师:　　　　　　　　得分:　　　　　　　　考核日期:

思 考 题

1. 为什么气道通畅是纠正缺氧和二氧化碳潴留的先决条件?
2. 肺性脑病发生的先兆有哪些?

项目七　急性左心衰竭患者的抢救配合

模拟情境案例

患者张某,男性,81岁,因"反复胸闷、憋气10年,加重伴喘息2 h"入院。10年前因心肌梗死住院治疗,出院后反复胸闷、憋气,2 h前情绪激动后症状加重,伴随面色发绀,不能平卧,咳粉红色泡沫样痰,烦躁,大汗,急诊入院。护理查体:T 36.4 ℃,P 105 次/min,R 28 次/min,BP 151/119 mmHg,神志清,呼吸急促,面色灰白,口唇发绀,双肺呼吸音粗,布满湿啰音,心界叩诊无扩大,心律齐,可闻及舒张期奔马律,肺动脉瓣第二心音亢进。

思考:①该患者医疗诊断是什么?②该疾病的诱发因素有哪些?③该疾病的护理措施有哪些?

实训任务

一、急性左心衰竭的抢救护理配合

(一)实训目的

稳定患者生命体征,防止病情恶化,提高抢救成功率,改善预后情况。

（二）实训流程

1. 操作前准备

（1）紧急评估：左心衰竭常见的临床表现有呼吸困难、咳粉红色泡沫样痰、强迫体位、发绀、大汗、烦躁、皮肤湿冷、双肺干湿啰音、脉搏细速、血压变化、意识障碍。

（2）准备：①用物准备。抢救车、心电监护仪、湿化瓶、流量表、一次性吸氧面罩、棉签、酒精、采血用物、笔、免洗手消等。治疗车下层备黄色医疗垃圾桶、利器盒、黑色生活垃圾桶。②护士准备。着装整齐，戴口罩，启动抢救预案，通知医生及上级护士。③患者准备。配合操作。④环境准备。整洁安全，光线适宜。

2. 急救配合流程

（1）护士衣帽整齐，手消毒，戴口罩，携带抢救车及物品齐全。

（2）立即协助患者取端坐位，双腿下垂，限制活动。做好安全护理，防止坠床。

（3）高流量面罩吸氧，流量 6~8 L/min，用 20%~30% 酒精湿化吸氧。

（4）迅速建立静脉输液通路，遵医嘱给予药物应用。

（5）连接心电监护仪，持续监测患者生命体征。

（6）遵医嘱采集动、静脉血标本送检；记录 24 h 的出入水量。

（7）心理护理，减轻患者紧张、焦虑。

（8）核对抢救用药，两人查对空安瓿药名剂量及数量，6 h 内补齐抢救护理记录单。

（9）再次核对患者信息，整理用物，洗手记录。

（三）注意事项

1. 护士必须熟悉抢救流程，做到分工明确，有条不紊。

2. 各项操作严格按照操作规范，认真执行医嘱，做好三查八对。

3. 按医嘱准确给药，抢救时医生下达的口头遗嘱，护士应该复述一遍，确定无误后执行，注意用药过程中密切观察药物的疗效及不良反应。

二、心电监护

（一）实训目的

动态观察和记录患者心电图、呼吸、血压、脉搏、血氧饱和度，发现异常及时处理。

（二）实训流程

1. 操作前准备

（1）评估：①评估患者神志是否清楚，能否合作；是否植入起搏器。②评估患者胸前部皮肤有无破溃及瘢痕，毛发过多者应备皮。③评估患者上肢活动情况及上臂皮肤情况。④评估患者输液通路位置。⑤评估患者指甲情况，有无指甲油、灰指甲等。

（2）准备：①护士准备。衣帽整齐，七步洗手法洗手，戴口罩。②用物准备。心电监护仪、治疗卡、笔、免洗手液等。③患者准备。了解操作目的，愿意配合。④环境准备。操作环境安静、整洁，无电磁波干扰。

2. 操作过程

（1）携用物至床旁,核对患者信息。

（2）协助患者取合适体位。

（3）开机自检:连接各导联线,打开电源开关,检查心电监护仪性能。

（4）暴露患者前胸,清洁粘贴电极部位皮肤及血氧饱和度传感器放置部位皮肤。

（5）安放电极片。

1）确定电极片位置:RA,右锁骨中线第一肋间;RL,右锁骨中线平剑突水平;V/C,胸骨左缘第四肋间;LA,左锁骨中线第一肋间;LL,左锁骨中线平剑突处。

2）用75%酒精棉签清洁安放电极片部位皮肤,将心电导联的电极接头与相应电极片上电极扣扣好,皮肤待干后贴好。避开伤口、安装永久起搏器的部位,并保证接触完好。

（6）整理好患者的衣服和盖被。

（7）连接血氧饱和度探头。清洁患者中指指端皮肤及指甲或者足趾、耳郭处,将血氧探头夹于相应部位。

（8）捆绑血压袖带。驱尽袖带内空气,平整地缠于患者上臂中部,松紧以能放入 1 ~ 2 指为宜,下缘距肘窝 2 ~ 3 cm。按血压测量启动键。

（9）调节监护模式,设定报警参数。

1）输入患者信息,选择成人模式,根据情况选择导联。

2）打开报警系统,根据患者病情逐项设定心率、血氧饱和度、血压等报警参数及报警级别。

（10）观察并记录。

1）观察心电波形,有无心律失常,及时处理干扰和电极脱落等情况。

2）观察血氧饱和度波形,了解氧合状况,及时发现探头是否脱落。

3）观察并记录心率、血压、血氧饱和度等监测数值。

（11）询问患者对操作的感受,告知注意事项(不可随意摘取导联线/电极片;避免在监护仪附近使用手机,以免干扰监测结果;出现异常及时呼叫)。

（12）停止监护。

1）关闭心电监护仪开关,切断电源。取下血氧饱和度探头及血压袖带。

2）除去患者胸前电极片,并用纱布清洁皮肤。

（13）整理。

1）协助患者取舒适体位,整理床单位和用物。

2）清洁监护仪,整理并固定各种导线。

（三）注意事项

1. 安置电极片时不影响常规心电图检查,避开伤口、瘢痕、中心静脉导管、起搏器及电除颤时电极板的放置部位。

2. 观察安放电极片部位的皮肤情况,如出现瘙痒、疼痛等异常应及时处理;观察安放血氧饱和度探头及血压计袖带部位皮肤的情况,定时更换安放位置,防止皮肤过度受压。

3. 对躁动患者,应固定好电极,避免电极脱落及导线打折缠绕,必要时给予镇静剂。

如出现电极接触不良,伴随呼吸运动、出汗等致基线不稳时应更换电极。

4.及时处理报警情况,不可关闭报警声音。

考核标准

见表2-9,表2-10。

表2-9　急性左心衰竭抢救配合操作考核标准

班级：　　　　　　　　　姓名：　　　　　　　学号：

项目	评分标准及细则	分值	扣分原因	扣分
准备质量 (15分)	1.护士准备:衣帽整洁,洗手,戴口罩,启动应急预案	3		
	2.用物准备:心电监护、抢救车、酒精等用物,放置有序	4		
	3.环境准备:整洁安全、光线充足、适宜操作	2		
	4.患者评估:神志、生命体征、病情、配合程度等	6		
操作流程质量 (70分)	1.核对患者信息,解释操作目的	2		
	2.护士甲协助患者取坐位,双腿下垂,防止坠床	4		
	3.护士乙给予患者吸氧 (1)检查鼻腔是否通畅,清洁鼻腔	2		
	(2)连接酒精湿化氧气装置,打开流量开关,检查是否漏气,关闭开关	6		
	(3)连接一次性吸氧面罩,遵医嘱调节氧流量,检查供氧是否通畅	8		
	(4)将吸氧面罩固定于患者口鼻处,调节固定带	6		
	(5)记录用氧时间及流量	4		
	(6)观察装置是否漏气,流量表指针与流量是否正确	8		
	4.护士丙建立静脉通路,遵医嘱用药	10		
	5.口述以下内容:心电图检查、心电监护、动静脉抽血送检、记录24 h出入量,必要时导尿	4		
	6.做好安全防护,防止患者跌倒、坠床	4		
	7.做好心理护理,满足患者需求	4		
	8.整理用物、洗手	2		
	9.交代注意事项	6		
全程质量 (15分)	1.语言通俗易懂,态度和蔼,沟通有效	2		
	2.操作熟练,符合原则,用物处置符合要求	4		
	3.人文关怀,动作轻快,有条不紊	3		
	4.急性左心衰竭的抢救流程	6		

考核教师：　　　　　　　　得分：　　　　　　　　考核日期：

表 2-10　心电监护操作考核标准

班级：　　　　　　　　姓名：　　　　　　　　学号：

项目	评分标准及细则	分值	扣分原因	扣分
准备质量 （15 分）	1. 护士准备:衣帽整洁、洗手、戴口罩	3		
	2. 用物准备:心电监护、电极片、弯盘、纱布、备皮刀等	4		
	3. 患者评估:病情、意识状态、有无吸氧;局部皮肤、指甲情况;患者合作程度	6		
	4. 环境准备:清洁无尘、光照充足、无电磁波干扰	2		
操作流程质量 （70 分）	1. 核对医嘱	2		
	2. 备齐用物,检查心电监护仪性能	4		
	3. 洗手,戴口罩	2		
	4. 推车携用物至床旁	2		
	5. 核对患者,告知目的并评估患者	4		
	6. 连接电源,打开电源开关,将电极片连接至监护仪导联线上	4		
	7. 用纱布清洁皮肤,将电极片贴于患者胸部正确位置,避开伤口,必要时应避开除颤部位	6		
	8. 正确连接血氧饱和度探头	6		
	9. 缠绕并固定血压袖带,测量首次血压	6		
	10. 根据病情选择适当的导联,保证监护波形清晰、无干扰,设置报警上下限和血压测量间隔时间	8		
	11. 观察并记录开始时间及心电监测参数	6		
	12. 告知仪器使用注意事项,不要自行移动或者摘除电极片;指导患者观察电极片周围皮肤情况	6		
	13. 停止心电监护时,解释说明,取得配合	2		
	14. 关机断开电源,取下电极片,清洁皮肤	4		
	15. 整理床单位及用物,监护仪清洁并固定安置,完好备用	6		
	16. 洗手,做好护理记录	2		
全程质量 （15 分）	1. 语言通俗易懂,态度和蔼,沟通有效	2		
	2. 操作熟练,符合原则,用物处置符合要求	4		
	3. 人文关怀,动作轻快,有条不紊	3		
	4. 回答操作注意事项和疾病健康指导	6		

考核教师：　　　　　　得分：　　　　　　考核日期：

思 考 题

1. 为什么急性左心衰竭患者要端坐位,双腿下垂?
2. 为什么急性左心衰患者要酒精湿化吸氧?

项目八 冠心病患者的护理

模拟情境案例

患者张某,男性,55岁,因"胸闷、胸痛半年余,加重1 d"由急诊入院。昨天劳累后出现胸痛,持续20 min,不能自行缓解,急诊入院。既往无高血压病史,吸烟20余年,20支/d。其母健在,有糖尿病史。父亲因心肌梗死死亡。体格检查:T 36.8 ℃,P 78次/min,R 20次/min,BP 150/90 mmHg。心前区无隆起,未见异常搏动,心尖搏动位于第5肋间左锁骨中线内0.5 cm处,未触及细震颤。心前区浊音界未见增大。心律齐,各听诊区未闻及明显杂音。周围血管征阴性。双下肢无水肿。辅助检查:乳酸脱氢酶121 U/L,肌酸激酶同工酶11 U/L,肌红蛋白定量74 μg/L,肌钙蛋白10.09 ng/mL。辅助检查:心电图提示窦性心律,ST段明显压低。诊断:冠心病。

思考:①冠心病的危险因素有哪些?②冠心病的临床表现有哪些?③该患者主要的护理诊断有哪些?

实训任务

一、冠心病患者入院护理评估

(一)实训目的

1. 协助患者尽快熟悉并适应环境,消除紧张不安等不良情绪反应。
2. 采集患者信息,获取有意义的症状和体征,为护理诊断和治疗提供依据。
3. 建立患者健康状况的基础资料,为护理科研积累资料。

(二)实训流程

1. 操作前准备

(1)评估:①核对患者信息。②评估患者意识、主诉、自理能力等。

(2)准备:①用物准备。患者信息卡、饮食卡、护理级别卡、手腕带、入院告知书、体温计、血压计、听诊器、手表,根据病情备急救药品和物品(如心电监护仪、氧疗装置、负压吸引装置等)。②护士准备。着装整齐,戴口罩。③患者准备。体位舒适。④环境准备。整洁安全,光线充足,温湿度适宜。

2. 操作过程

(1)护理评估前:初步接待。

1)接住院处或急诊科入院通知,告知责任护士和管床医生准备接诊。

2)核对患者信息,戴手腕带,称体重。向患者解释佩戴手腕带的目的及必要性,再次核对手腕带信息,佩戴手腕带。

3)向患者及家属介绍医护人员、病房环境及相关管理规定。

4)妥善安置患者于病床。

5)建立病历资料,填写患者信息,通知医生接诊。

6)入院处置,完成清洁护理,协助更换病服。

(2)一般护理评估:全面收集患者主、客观资料。

1)核对患者信息,介绍评估目的及配合要点,嘱患者放松。

2)协助患者取合适体位,询问需求,拉上床帘,保护患者隐私。

3)一般情况评估:性别、年龄、生命体征;发育(正常、迟缓)与体型(瘦长、矮胖、匀称型);营养状态(体重、身高);意识状态;面容与表情;体位。

4)一般健康史评估:询问简要健康史;了解生活状况及自理程度;询问心理、社会健康史。

(3)专科护理评估:原则从上到下,从外到内。

1)面部评估:眉毛有无脱落;眼睑有无水肿、下垂;眼结膜有无充血、苍白,巩膜有无黄染;眼球运动(左、右、上、下、旋转);鼻外形;牙龈、口腔、黏膜是否完整、有无溃疡;扁桃体、舌有无异常;触诊有无淋巴结肿大(耳前、耳后、颌下、颏下)。

2)评估颈静脉充盈度:正常成年人卧位时颈静脉充盈度不超过锁骨上缘至下颌角的下 2/3 处,而立位或坐位时不见充盈。

3)胸部评估:心前区外形、心率、心律。解开患者上衣,评估患者心前区外形。视诊:判断胸式或腹式呼吸,观察呼吸节律与深度。听诊:听诊心率时间应>30 s,如有心律失常,需听诊 1 min;双肺呼吸音(由肺尖开始自上而下,由前胸部到侧胸及背部)。

4)腹部评估:视诊有无明显膨隆,腹壁有无静脉曲张。听诊 4 个象限,肠鸣音(正常4 ~ 5 次/min),可顺时针或逆时针,听 1 min。触诊腹肌紧张度,有无明显压痛、反跳痛,膀胱有无充盈。必要时测腹围。

5)评估周围动脉搏动:检查桡动脉、足背动脉搏动。0/A,脉搏缺失;1,脉搏难以触及;2,脉搏可及但很微弱,轻压不可及;3,正常;4,水冲脉;D,多普勒。

6)评估水肿情况:①观察患者有无水肿及水肿部位,是双下肢、颜面部还是全身性水肿。②观察是凹陷性还是非凹陷性水肿,如为凹陷性水肿,评估水肿的程度。评估时指压水肿处,观察皮肤的凹陷程度和恢复情况。轻微水肿:凹陷≤2 mm,并且迅速恢复。中度水肿:凹陷2 ~ 4 mm,在 10 ~ 15 s 恢复。中重度水肿:凹陷4 ~ 6 mm,需要 1 min 才能恢复。重度水肿:凹陷6 ~ 8 mm,2 ~ 5 min 恢复。

7)评估动脉血压:测量血压,观察血压是否处于正常范围。患有某些特殊心血管疾病者分别测量左右上肢血压。

8)评估循环系统其他相关指标。如果患者存在血容量不足或心功能不全时,还可监测中心静脉压、尿量,以及皮肤的温度、湿度等,并根据医嘱抽取血常规。

9)总结记录:总结以上评估内容中的阳性体征,让患者补充。

(4)患者入院风险评估:根据护理病情评估按需进行以下风险评估。①生活自理能力评估;②跌倒/坠床风险评估;③疼痛评估;④压疮风险评估;⑤管路滑脱风险评估;

⑥静脉血栓和出血风险评估。

（5）执行医嘱：及时准确执行入院医嘱,如心电监护、氧疗、标本采集、用药等医嘱,观察病情变化并记录。

（6）饮食指导,做好宣教及住院告知内容。

（7）心理护理：减轻患者紧张、焦虑情绪。

（8）整理用物,洗手,书写记录入院护理病历。

（三）注意事项

1. 危、急重症患者优先处理危及生命的症状、体征,再按入院护理流程执行。

2. 护士语言亲切和蔼,态度诚恳,避免机械性评估,入院宣教内容有针对性,体现个性化。

3. 资料记录应清晰、简洁,所记录的资料要反映事实,避免自己的主观判断和结论。

4. 患者入院评估应在本班内完成,评估时间 10 ~ 20 min。

二、临床护理思维软件应用

（一）实训目的

运用护理程序的工作方法为患者实施系统化整体护理,培养学生的临床护理思维能力及护理实践操作能力。

（二）实训流程

1. 操作前准备

（1）评估：①学生信息资料录入系统。②冠心病护理思维病历资料完整。

（2）准备：①用物准备。电脑、护理思维软件、病历资料等。②护士准备。着装整齐,洗手。③环境准备。安静整洁、光线适宜、网络稳定。

2. 操作过程

（1）开机自检。

（2）录入患者基本信息,收集患者资料。

（3）依据软件信息为患者进行护理评估,完成入院护理评估。

（4）录入制订护理诊断。

（5）录入护理计划。

（6）录入护理实施。

（7）录入护理评价。

（8）完成课后练习题。

（9）提交软件操作成功。

（三）注意事项

1. 按照护理思维软件程序依次完成相应模块练习,注意保存提交。

2. 体现整体护理中以"患者为中心"的护理原则。

3. 要注意运用护理程序对患者进行整体性护理。

4. 爱护实验室设备,顺利完成电脑操作。

考核标准

见表2-11。

表2-11　冠心病患者入院护理评估考核标准

班级：　　　　　　姓名：　　　　　　学号：

项目	评分标准及细则	分值	扣分原因	扣分
准备质量 （15分）	1. 护士准备：洗手，戴口罩，衣、帽、鞋整齐	3		
	2. 用物准备：患者信息卡、饮食卡、护理级别卡、手腕带、入院告知书、体温计、血压计、听诊器、手表、护理单，根据病情备急救药品和物品	8		
	3. 环境准备：温湿度适宜、光线充足	2		
	4. 患者准备：患者病情允许，配合操作	2		
操作流程质量 （70分）	1. 自我介绍，向患者介绍医院的环境	4		
	2. 核对信息，解释操作的目的、配合要点及注意事项。核对姓名、性别、年龄、民族、职业、文化程度、宗教信仰、联系电话、入院时间、入院方式、医保类型	6		
	3. 一般情况评估：生命体征；发育（正常、迟缓）与体型（瘦长、矮胖、匀称型）；营养状态（体重、身高）；意识状态；面容与表情；体位	8		
	4. 评估患者简要病史、既往史、家族史、过敏史、手术史	8		
	5. 专科护理评估 ①面部评估；②评估颈静脉充盈度；③胸部评估，心前区外形、心率、心律；④腹部评估；⑤评估周围动脉搏动；⑥评估水肿情况；⑦评估动脉血压；⑧辅助检查；⑨其他相关指标	10		
	6. 风险评估：对患者进行自理能力评估，跌倒、坠床风险	6		
	7. 患者是否有疼痛，疼痛的部位及性质	6		
	8. 根据患者病情进行饮食的指导	4		
	9. 根据患者病情提供相应护理级别，掌握患者病情观察的要点	5		
	10. 做好宣教及住院告知内容	4		
	11. 心理护理，减轻患者紧张、焦虑情绪	3		
	12. 整理用物，洗手，书写记录护理病历	6		
全程质量 （15分）	1. 仪表端庄，言行举止优雅，大方得体	2		
	2. 评估流畅，内容熟练，操作规范	5		
	3. 人文关怀，动作有条不紊	2		
	4. 冠心病患者健康教育	6		

考核教师：　　　　　　得分：　　　　　　考核日期：

思考题

1. 冠心病患者的辅助检查有哪些?
2. 冠心病的二级预防原则内容有哪些?

项目九　急性心肌梗死患者的护理

模拟情境案例

患者王某,男性,56 岁。吸烟史30 年,2 年来劳累时感到胸骨后压榨性疼痛,常在休息或者含服硝酸甘油 5 min 后缓解。今晨突然胸骨后疼痛,休息、含服硝酸甘油均无效,持续约 3 h,伴烦躁、大汗,在家属陪同下步行来到急诊室。遵医嘱即刻行急诊心电图检查及肌钙蛋白检测。

思考:①患者可能发生了什么疾病?②该疾病的心电图特征是什么?③若患者静脉溶栓治疗,该如何护理?

实训任务

一、心电图检查技术

(一)实训目的

1. 了解患者的心电活动情况,为心律失常、心肌梗死、心绞痛等疾病的诊断和治疗提供有效的依据。
2. 了解某些药物和电解质紊乱及酸碱失衡对心肌的影响。

(二)实训流程

1. 操作前准备

(1)评估:①心电图机的性能良好,心电图纸充足。②患者病情、意识、活动能力和合作程度。

(2)准备:①用物准备。治疗车上层:心电图机、心电图纸(备用)、75% 酒精、棉签、纱布、快速手消毒剂、弯盘、记录笔、治疗单。治疗车下层:医用垃圾桶、生活垃圾桶。②护士准备。护士衣帽整齐,七步洗手,戴口罩。③环境准备。清洁安全、宽敞明亮、温湿度适宜,围帘遮挡。④患者准备。取得配合,着宽松衣物,无金属饰品,无手表、手机等电子产品。

2.操作过程

(1)双人核对医嘱,至床边核对患者床号、姓名,评估患者,向患者解释操作的目的、方法、注意事项,取得配合。

(2)准备用物,洗手,戴口罩。携用物至患者床前,再次核对。

(3)评估环境,关门,酌情关窗,用屏风遮挡患者。

(4)安装心电图纸,接通电源,打开心电图电源,检查机器性能及导线,校对标准电压与走纸速度(心电图默认走纸速度 25 mm/s,振幅 1 mV),使其处于功能状态;输入患者信息。

(5)洗手,协助患者取平卧位,松开盖被,卷起患者衣袖及裤腿,露出四肢,在四肢远端踝关节处内侧涂 75% 酒精,夹好心电图机的肢体导联夹。解开患者衣服,露出前胸部位,胸前导联定位后涂 75% 酒精,依次连接好胸前导联。自动或手动依次完整记录 12 导联心电图。

(6)取下导联夹和吸球,帮助患者穿好衣服,取舒适卧位。整理床单位,询问患者需要。

(7)洗手,整理用物,取下心电图纸,记录日期、时间、床号、姓名、性别、年龄、住院号,立即交给医生心电图纸。

(三)注意事项

1.环境温度适宜,避免因寒冷而引起的肌电干扰。

2.运动、饱餐、吸烟、饮浓茶等对心电图检查结果有影响,应避免。检查前请安静休息 10 min 以上。

3.女性被检者避免穿连衣裙、连裤丝袜,检查前做好准备。

4.检查前平躺在检查床上,露出手腕、脚踝、胸部,双手自然放在身体两侧,全身放松、心情平静,检查中切勿讲话或改变体位。

二、急性心肌梗死患者静脉溶栓护理

(一)溶栓前准备

抽血化验(血常规+血型,凝血四项,生化)、ECG、CT,建立 2 条静脉通路,给予吸氧、心电监护,备好微量泵、溶栓药物、抢救设施和药品。

1.根据病情应选择合理、舒适的体位(坐位、半卧位或平卧位),避免用力活动,以减少心脏负担,并避免体位变化的不利影响。呕吐的患者,尽量头偏一侧。

2.保持绝对卧床休息,应给予语言安慰,心理疏导,消除紧张、恐惧情绪。

3.评估生命体征及病情,尽快确立 ST 段抬高型心肌梗死(STEMI)诊断。立即心电监护,及时了解心率、血压、呼吸、指氧饱和度情况;首次医疗接触应于 10 min 内完成 12 导联(必要时 18 导联)心电图记录和分析,同时送检心肌坏死标志物。同时除颤器应进入备用状态。

(1)是否初发病,胸痛发作的性质和程度、疼痛时间,有无诱发因素,疼痛有无向其他部位放射。

（2）有无恶心、呕吐、腹痛，有无面色苍白、皮肤湿冷、大汗、烦躁不安、尿少等心源性休克的症状。

（3）有无心律失常、心力衰竭的表现（呼吸困难、发绀、烦躁、水肿）。

（4）抗凝药物的服用情况。

4. STEMI 诊断确立，首次医疗接触应在 20 min 内完成吸氧（6～8 L/min）、心电监护，建立 2 条静脉通道，控制输液速度。

5. 迅速准备抢救物品，遵医嘱急救治疗。抗凝应用氯吡格雷、阿司匹林嚼服，低分子量肝素皮下注射；解除疼痛与镇静，吗啡皮下注射；控制休克，快速补液；扩张冠状动脉，硝酸甘油泵入；抗心律失常，利多卡因、胺碘酮、异丙肾上腺素。

6. 再灌注心肌治疗：首次医疗接触 30 min 内进行静脉溶栓。

（二）溶栓治疗

如果预计直接行经皮冠状动脉介入术（PCI）时间大于 120 min，则首选溶栓策略，力争在 10 min 给予患者溶栓药物。

1. 适应证

①两个或两个以上相邻导联 ST 段抬高（胸导联≥0.2 mV，肢导联≥0.11 mV），或病史提示 AMI 伴左束支传导阻滞，起病时间<12 h，患者年龄<75 岁；②ST 段显著抬高的心肌梗死（MI）患者年龄>75 岁，经慎重权衡利弊仍可考虑；③STEMI，发病时间已达 12～24 h，但如仍有进行性缺血性胸痛、广泛 ST 段抬高者也可考虑。

2. 禁忌证

①既往发生过出血性脑卒中，6 个月内发生过缺血性脑卒中或脑血管事件；②中枢神经系统受损、颅内肿瘤或畸形；③近期（2～4 周）有活动性内脏出血；④未排除主动脉夹层；⑤入院时严重且未控制的高血压（>180/110 mmHg）或慢性严重高血压病史；⑥目前正在使用治疗剂量的抗凝药或已知有出血倾向；⑦近期（2～4 周）创伤史，包括头部外伤、创伤性心肺复苏或较长时间（>10 min）的心肺复苏；⑧近期（<3 周）外科大手术；⑨近期（<2 周）曾在不能压迫部位的大血管行穿刺术，如肝脏穿刺活检、腰椎穿刺术等。

3. 溶栓药物的应用

①尿激酶（UK）30 min 内静脉滴注 150 万～200 万单位。②链激酶（SK）或重组链激酶（rSK）以 150 万单位静脉滴注，在 60 min 内滴完。③重组组织型纤溶酶原激活剂（rt-PA）选择性激活血栓部位的纤溶酶原，100 mg 在 90 min 内静脉给予：先静脉注入 15 mg，继而 30 min 内静脉滴注 50 mg，其后 60 min 内再滴注 35 mg。用 rt-PA 前先用肝素 5000 U 静脉注射，用药后继续以肝素 700～1000 U/h 持续静脉滴注共 48 h，以后改为皮下注射 7500 U 每 12 h 一次，连用 3～5 d（也可用低分子量肝素）。

新型的选择性纤溶酶原激活剂（仅作用于血栓部位）包括替奈普酶、阿替普酶和来替普酶，关于溶栓药物的选择，与作用于全身的非选择性纤溶酶原激活剂（尿激酶和链激酶）比较，建议优选选择性纤榕酶原激活剂。

4. 溶栓再通的判断标准

根据冠状动脉造影观察血管再通情况直接判断（TIMI 分级达到 2～3 级者表明血管再通）。或根据以下指标间接判断血栓是否溶解：①心电图抬高的 ST 段于 2 h 内回降>

50%；②胸痛 2 h 内基本消失；③2 h 内出现再灌注性心律失常（短暂的加速性室性自主节律，房室或束支传导阻滞突然消失，或下后壁心肌梗死的患者出现一过窦性心动过缓、窦房传导阻滞或低血压状态）；④血清 CK-MB 酶峰值提前出现（14 h 内）等。

5. 溶栓是再灌注治疗的开始而不是结束

STEMI 患者溶栓治疗后，3～24 h 内应转至上级医院行冠状动脉造影检查；溶栓后再通指标不明确者或溶栓失败者，更应尽早转至上级医院行冠状动脉造影检查和（或）PCI。当出现各种并发症（如频发恶性室性心律失常，如室性心动过速、心室颤动、交感风暴、心力衰竭、心源性休克、机械性并发症等）时，应迅速联系上级医院，采取相应措施，将患者尽快转运至上级医院以便进一步处理。

（三）溶栓观察要点

观察生命体征、意识状态、瞳孔、头痛、出血征象，24 h 内绝对卧床，防撞伤，避免插胃管、尿管等。

1. 溶栓前严密监测患者生命体征、意识、瞳孔变化，尽量排除一切影响因素，嘱患者安静休息，避免紧张激动等。

2. 溶栓开始后 24 h 内密切观察患者病情变化，按要求监测血压及 NIHSS 评分（NIHSS 评分由医生完成），并完成溶栓观察记录单。①监测血压及 NIHSS 评分：前 2 h 内每 15 min 1 次；2～6 h 每 30 min 1 次；6～24 h 每 60 min 1 次。②溶栓过程中注意观察意识及瞳孔变化，并仔细倾听患者主诉（如腹痛，四肢局部疼痛、肿胀，头痛等），发现异常立即报告医生并配合医生积极处理。

3. 出血性病变是早期溶栓治疗最主要的并发症之一，当患者在溶栓 24 h 内出现头痛、呕吐或出现进行性意识障碍、双侧瞳孔不等大、对光反射迟钝或消失、原有症状加重或出现新的肢体瘫痪，则提示脑出血的可能，应立即报告医生，并及时采取相应救治措施。

（四）溶栓后护理要点

1. 溶栓后遵医嘱用药，做好冠心病二级预防，复查血常规、凝血四项，继续观察患者生命体征、意识、瞳孔变化及有无出血倾向。

2. 溶栓后患者卧床休息 72 h，应加强基础护理，防止坠积性肺炎、压疮等并发症的发生。

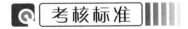 **考核标准**

见表 2-12。

表2-12 心电图检查技术操作考核标准

班级： 姓名： 学号：

项目	评分标准及细则	分值	扣分原因	扣分
准备质量 （15分）	1.护士准备：衣帽整洁、洗手、戴口罩	3		
	2.用物准备：心电图机、导联线、心电图纸、75%酒精溶液、棉签等	5		
	3.环境准备：安全、宽敞、围帘遮挡，周围无电磁波干扰	4		
	4.患者准备：宽松衣物，平静呼吸，肢体放松，无金属饰品，无手表、手机等电子产品	3		
操作流程质量 （70分）	1.核对医嘱，备齐用物，推车携用物至床旁	3		
	2.核对床号、姓名，评估患者的病情及皮肤情况，介绍操作目的、方法及配合要点，询问患者需求并协助解决	6		
	3.开机预检：安装心电图纸，接通电源，打开心电图机开关，定标准，定走纸速度25 mm/s，定电压1 mV＝10 mm	8		
	4.洗手，协助患者取合适体位，暴露胸部及四肢关节，注意遮挡，保护隐私	5		
	5.连接肢体导联：协助患者取仰卧位，在患者双手腕关节屈侧上方3 cm处和双内踝上7 cm涂75%酒精溶液，将肢导联连接正确无误。红，右上肢；黄，左上肢；绿，左下肢；黑，右下肢	16		
	6.连接胸导联：暴露胸部，安置导联处皮肤涂75%酒精溶液，胸导联连接正确无误 V1，胸骨右缘第4肋间；V2，胸骨左缘第4肋间；V3，V2与V4连线中点；V4，左锁骨中线第5肋间；V5，左腋前线第5肋间；V6，左侧腋中线第5肋间	16		
	7.描记心电图：观察心电波形平稳后开始描记心电图；若自动操作模式，按下开始键即可自动记录12导联心电图波形；若为手动模式，按导联切换键，依次记录	6		
	8.出报告：取下心电图纸，标识病区、床号、姓名、住院号、年龄、日期、操作者；通知医生查看心电图	5		
	9.整理：取下导联线，擦净局部皮肤；协助穿衣，取舒适卧位，整理床单位；断开电源，整理导联线，擦净电极并妥善放置	5		
全程质量 （15分）	1.仪表端庄，言行举止优雅，大方得体	2		
	2.操作熟练，符合原则，用后物品处置符合要求	5		
	3.保护患者隐私，动作轻快、有条不紊	2		
	4.操作注意事项和疾病健康教育	6		

考核教师： 得分： 考核日期：

思 考 题

1. 心绞痛和急性心肌梗死主要症状区别有哪些?
2. 急性心肌梗死患者死亡的主要原因是什么?

项目十　PCI 治疗护理配合技术

模拟情境案例

患者刘某,男性,60 岁,因"间断胸闷 3 年,加重 1 周"入院。诊断为不稳定型心绞痛,内科治疗效果差。行"右侧桡动脉入路冠脉造影及支架植入术",术后返回病房。查体:生命体征稳定,右腕部桡动脉止血压迫器固定,局部敷料清洁固定,无渗血,双手皮温对称,右上肢无水肿。

思考:①使用动脉止血压迫器要注意观察哪些项目? ②PCI 术后常见并发症有哪些? ③PCI 术后有哪些注意事项?

实训任务

一、冠状动脉造影及介入治疗术护理配合

(一)实训目的

1. 协助医生完成冠状动脉造影术及介入治疗的准备、配合及观察,以明确患者冠状动脉的狭窄部位和程度,并进行狭窄部位的疏通治疗。

2. 提高介入诊治手术成功率,减少围手术期并发症,促使患者尽快康复。

(二)实训用物

肝素封管液的 5 mL 注射器、抗生素皮试液(按医嘱备)、碘造影剂皮试液,抗血小板聚集药物、安定针 10 mg(备用)、过敏抢救盒(2 mL 注射器 2 个,地塞米松针 5 mg,0.1% 肾上腺素针 1 支)、静脉注射用物 1 套、2 mL 注射器数支、留置针 1 副、0.5% 碘伏、75% 酒精、棉签、快速手消毒剂、弯盘、备皮刀、弹性绷带、动脉止血压迫器、心电监护仪、电极片、吸氧装置。

(三)实训流程

1. 介入术前护理

(1)术前解释:向患者及家属介绍手术的方法和意义、手术的必要性和手术成功后的获益等,以解除思想顾虑和精神紧张,必要时手术前晚遵医嘱给予口服镇静药,保证充分

的睡眠。

(2)术前完善辅助检查:实验室检查(血尿常规、血型、出凝血时间、INR、肝肾功能、电解质等)、胸部 X 射线、超声心动图、心电图。

(3)术前穿刺部位准备:根据需要行双侧腹股沟及会阴部或上肢、锁骨下静脉穿刺术区备皮及清洁皮肤。穿刺桡动脉做艾伦试验,股动脉应检查两侧足背动脉搏动情况并标记,以便术中、术后观察对照;留置静脉套管针,避免在术侧上肢。

(4)术前抗凝用药指导:①择期 PCI 者术前口服阿司匹林和氯吡格雷或替格瑞洛;②对于行急诊 PCI 或术前 6 h 内给药者,遵医嘱服用负荷剂量的阿司匹林和氯吡格雷或替格瑞洛。

(5)术前饮食指导:术前不需禁食,术前一餐饮食以六成饱为宜,可进食米饭、面条等,不宜喝牛奶、吃海鲜和油腻食物,以免术后卧床出现腹胀或腹泻。

(6)术前训练指导:指导患者进行呼吸、闭气、咳嗽训练,以便术中顺利配合手术;进行床上排便、排尿训练,避免术后因卧位不习惯引起的排泄困难。

2. 术中配合

(1)病情监测:严密监测生命体征,心律、心率变化,准确记录压力数据。重点监测导管定位时、造影时、球囊扩张时及再灌注心律失常时心电和血压变化,发现异常及时报告医生并采取有效措施。

(2)术中治疗配合:维持静脉通路通畅,准确及时给药;准确传递器械,完成术中记录;备齐急救用物,以供急需。

(3)术中交谈:因局麻患者全程清醒,多陪伴患者,多与其交谈,分散其注意力,以缓解对陌生环境和仪器设备的紧张焦虑感等。球囊扩张时,患者可有胸闷、心绞痛发作症状,做好安慰解释工作,并给予相应处置。

3. 术后护理

(1)术后交接患者:妥善安置患者至病床,查看输液、伤口、末梢血运,了解病变血管情况,植入支架个数,术中状况,抗凝药量等。

(2)术后病情观察:严密监测生命体征变化,持续心电监护 6 ~ 12 h,即刻完善血压、心率、心电图检查。

(3)术后穿刺部位护理:压迫止血 15 ~ 20 min 后加压包扎,1 kg 沙袋加压 6 h,术侧制动 12 ~ 24 h,防止出血。经桡动脉穿刺行介入术后患者即可下床活动,避免做屈腕动作;经股动脉行介入术后患者卧床 24 h,避免做屈髋动作。

(4)术后生活护理:术后鼓励患者多饮水,前 3 h 尽量达到 1500 mL,以加速造影剂排泄;指导患者合理饮食,少食多餐,避免过饱;保持大便通畅。

(5)观察术后并发症。

1)急性冠状动脉闭塞:血压下降、心率减慢或增快、心室颤动,立即报告医生,尽快恢复冠脉血流。

2)穿刺血管并发症如下。①桡动脉穿刺并发症:桡动脉闭塞,术中充分抗凝、术后及时减压可有效预防;前臂血肿,再次确定压迫血管穿刺点,确认有效压迫,防止血肿扩大;骨-筋膜室综合征,尽快外科手术减压治疗。②股动脉穿刺并发症:穿刺处血肿或出血,重新加压包扎;腹膜后出血或血肿,立即止血,输血防止休克;假性动脉瘤或动静脉瘘,加压包扎,必要时外科手术修补;穿刺动脉血栓或闭塞,积极配合抗凝溶栓治疗。

3)低血压:多为拔除鞘管时伤口局部按压引发迷走反射所致,血压下降、心率减慢、恶心、呕吐、出冷汗,严重者心搏骤停,立即报告医生,积极配合处理。静脉应用硝酸甘油时用微量泵控制速度,监测血压。

4)造影剂反应:皮疹、寒战、畏寒,使用地塞米松可缓解。做好水化预防,术前 3 ~ 12 h 开始静脉使用生理盐水水化,术后多饮水(术后 1、2、3 h 内每小时饮 400 ~ 500 mL),使术后 4 ~ 6 h 尿量达 1000 ~ 2000 mL。

5)心肌梗死:由病变处血栓形成导致急性闭塞所致。观察患者有无胸痛、胸闷症状,注意心电图有无心肌缺血或 ST 段抬高等改变,做好抢救准备。

6)尿潴留:术前训练、膀胱区按摩、腹部热敷、诱导排尿,严重者导尿。

(6)PCI 术后抗凝用药护理:术后 6 h 给予低分子量肝素皮下注射;替罗非班静脉泵入(24 ~ 48 h),注意有无出血倾向,定期监测血小板、出凝血时间。

4. 出院指导

指导患者出院后根据医嘱继续服用药物,以巩固冠状动脉介入治疗的疗效,应定期门诊随访。

(四)注意事项

1. 华法林为抗凝血药,作用于凝血因子,术前停用 3 d 是为了防止术中或术后出血;使用阿司匹林联合氯吡格雷治疗新方案,能够减少血管闭塞出现的术后并发症,并缩短病程,降低血栓形成再发率,因此在术前和术后进行使用。

2. 患者术前训练呼吸、屏气、咳嗽是为了术中的配合。冠状动脉造影时,需要患者先深吸一口气,然后憋住,这个动作会使图像更加清晰。每次造影结束后,医生会嘱患者咳嗽,这个动作会使造影剂尽快从冠状动脉内排出,增加安全性。每个吸气—屏气—咳嗽周期为 10 s 左右。

3. 经桡动脉穿刺冠状动脉介入术者,不需要对手臂进行备皮。但考虑到术中可能出现放管不顺利而改由股动脉穿刺,因此也需要按股动脉穿刺要求进行术前准备,如对双侧腹股沟和会阴部备皮、训练床上排尿、足背动脉搏动处做好标记。

4. 术后 24 h 内禁止于术侧肢体测血压及输液。

5. 经皮冠状动脉介入治疗术后及时做 12 导联心电图,与术前心电图做对比,有异常时再复查。

6. 严密监测患者的生命体征及心率、心律的变化,定时观察患者穿刺部位及全身状况,检查远端动脉搏动情况,比较两侧肢端的颜色、温度、感觉及运动功能情况。如穿刺部位渗血,要立即告知医生,重新进行压迫止血。

7. 经皮冠状动脉介入治疗术后患者要遵医嘱继续服用药物,不可自行调整药量;氯吡格雷至少服用 1 年,定期监测血小板、出凝血时间的变化。

二、动脉止血压迫器使用护理技术

（一）实训目的

1. 促进穿刺口止血愈合。

2. 减少穿刺术后局部并发症。

3. 提高患者舒适度。

（二）实训流程

1. 操作前准备

（1）评估：①动脉止血压迫器的固定情况，评估穿刺点有无渗血、血肿，以及指端皮肤、色泽、温度，毛细血管充盈度等情况。②向患者说明操作目的、方法，取得患者理解和配合。

（2）准备：①用物准备。碘伏、棉签、无菌纱布、胶布、减压注射器、心电监护、电极片、笔、手消毒液。②护士准备。衣帽整齐、洗手、戴口罩。③环境准备。宽敞明亮，适合操作。④患者准备。衣着宽松，理解配合。

2. 操作过程

（1）患者行介入术回病房后，立即协助其卧床休息，检查动脉止血压迫器的固定情况，观察穿刺点有无渗血、血肿，以及指端皮肤色泽、温度，毛细血管充盈情况及指腹张力等，发现异常，立即报告医生。

（2）连接心电监护，密切注意血压、心率、心律、血氧饱和度的变化。

（3）抬高患者术侧上肢，腕部制动，手指可稍活动，以避免出现手指酸胀麻木，告知患者术侧手腕避免做屈腕动作。

（4）协助患者多饮水，加速造影剂的排泄。

（5）观察穿刺处有无渗血及血肿，每间隔 2 h 抽出动脉止血压迫器内的气体 1 次，每次 2 mL，共 3 次，以免桡动脉突然减压导致出血，6 h 后撤去动脉止血压迫器。

（6）用听诊器听诊局部有无血管杂音。

（7）用碘伏消毒穿刺处，给予无菌纱布覆盖，用胶布固定。

（8）根据医嘱撤去心电监护。

（9）告知患者相关注意事项。

（10）洗手，及时准确记录。

（三）注意事项

1. 每次放气后应观察穿刺点有无渗血、局部有无血肿，以及指端色泽、温度，毛细血管充盈情况及指腹张力等。

2. 术侧肢体 3 d 内勿行静脉穿刺、测量血压等增加肢体压力的操作。

3. 告知患者 3 d 内，穿刺点未完全闭合前，保持局部清洁干燥，术侧上肢避免提重物。

4. 加强对局部血肿、假性动脉瘤、动静脉瘘等并发症的观察。

考核标准

见表2-13,表2-14。

表2-13　冠状动脉造影及介入治疗术护理配合操作考核标准

班级：　　　　　　　　姓名：　　　　　　　　学号：

项目	评分标准及细则	分值	扣分原因	扣分
准备质量 (10分)	1. 护士准备:衣帽整洁,洗手,戴口罩	2		
	2. 物品准备:肝素封管液的5 mL注射器、抗生素皮试液(按医嘱备)、碘造影剂皮试液,抗血小板聚集药物、安定针10 mg(备用)、过敏抢救盒(2 mL注射器2个,地塞米松针5 mg,0.1%肾上腺素针1支)、静脉注射用物1套、2 mL注射器数支、留置针1副、0.5%碘伏、75%酒精、棉签、快速手消毒剂、弯盘、备皮刀、弹性绷带、动脉止血压迫器、心电监护仪、电极片、吸氧装置	4		
	3. 环境准备:清洁、安全、光线充足	2		
	4. 患者准备:穿病号服,愿意配合	2		
术前护理质量 (50分)	1. 核对 (1)确认医嘱,了解介入治疗方式 (2)核对患者姓名、腕带信息	2		
	2. 评估解释 (1)评估患者对冠状动脉造影术检查目的、检查中有关事项的了解程度,患者的生理及心理状态、睡眠质量 (2)评估过敏史、近期严重出血史、用药史(服用华法林者,术前需停药3 d,凝血指标INR<1.5) (3)解释手术方法和意义、手术的必要性和安全性 (4)实验室检查是否完成:血常规、尿常规、血型、出凝血时间、电解质、肝肾功能、心肌标志物、胸片、超声心动图等(遵医嘱) (5)双侧足背动脉搏动情况并做标记(针对股动脉入路者)	8		
	3. Allen试验(针对桡动脉入路者) (1)用中间3个手指指腹在患者掌侧腕横纹上方摸到桡、尺动脉搏动点 (2)用双手拇指同时按压患者桡、尺动脉 (3)嘱患者伸屈五指5~7次使掌面苍白 (4)松开尺侧拇指,观察掌面颜色恢复所需时间 (5)判断:10 s内颜色恢复正常,适合手术	8		
	4. 术前用药:口服阿司匹林300 mg和氯吡格雷300 mg	4		

续表2-13

项目	评分标准及细则	分值	扣分原因	扣分
术前护理质量（50分）	5.术前训练 （1）吸气—屏气—咳嗽训练 （2）床上排尿训练（针对股动脉入路者）	6		
	6.皮试 （1）查对医嘱，准备皮试液 （2）核对患者，询问过敏史、用药史及家族过敏史 （3）注射皮试液，进针角度、部位、剂量和拔针正确 （4）告诉注意事项，按时观察结果	6		
	7.建立静脉通道 （1）向医生确认术侧肢体 （2）选择非术侧肢体粗直血管，使用留置针建好静脉通道	12		
	8.备皮（针对股动脉入路者） （1）备皮前评估皮肤情况 （2）备皮范围：双侧腹股沟及会阴部 （3）备皮后检查皮肤是否完整	4		
术中配合质量（5分）	1.监测心率、心律、呼吸、血压，发现异常立即通知医生	2		
	2.人文关怀 （1）关注患者感受，询问有无不适 （2）球囊扩张时，患者可有胸闷、胸痛，做好安慰、解释	3		
术后护理质量（25分）	1.交接患者 （1）将患者转移至病床 （2）查看输液是否在位、通畅 （3）伤口出血情况 （4）查看交接记录：术中有无异常，病变血管情况，有无植入支架，抗凝血药用量	8		
	2.病情监测 （1）描记12导联心电图 （2）心电监护 （3）观察及处理并发症：冠状动脉闭塞，穿刺处并发症，低血压，造影剂反应	8		
	3.伤口护理 （1）观察伤口压迫是否在位 （2）定期逐渐减小伤口压迫力度	4		
	4.宣教 （1）术侧腕部制动，勿弯曲（针对桡动脉入路者） （2）术肢出现肿胀、疼痛、麻木感及时告知 （3）其他肢体适当活动，预防血栓形成 （4）多喝水，多排尿 （5）饮食勿过饱，排便勿用力	5		

续表2-13

项目	评分标准及细则	分值	扣分原因	扣分
全程质量 （10分）	1.沟通流畅,态度亲切、自然	2		
	2.无菌观念强,侵入性操作遵循无菌技术原则	6		
	3.操作熟练,符合规范,动作轻柔	2		

考核教师：　　　　　　　　得分：　　　　　　　考核日期：

表2-14　动脉止血压迫器使用护理技术操作考核标准

班级：　　　　　　　　姓名：　　　　　　　学号：

项目	评分标准及细则	分值	扣分原因	扣分
准备质量 （15分）	1.护士准备:衣帽整洁,洗手,戴口罩	3		
	2.用物准备:碘伏、棉签、无菌纱布、胶布、减压注射器、心电监护、电极片、笔、手消毒液	4		
	3.环境准备:宽敞明亮、整洁安静,符合操作要求	2		
	4.患者准备:评估动脉止血压迫器的固定情况,评估穿刺点有无渗血、血肿,以及指端皮肤色泽、温度,毛细血管充盈度等情况;向患者说明操作目的、方法,取得患者理解和配合	6		
操作流程质量 （70分）	1.患者行介入术回病房后,立即协助其卧床休息,检查动脉止血压迫器的固定情况,观察穿刺点有无渗血、血肿,以及指端皮肤色泽、温度,毛细血管充盈情况及指腹张力等,发现异常,立即报告医生	10		
	2.连接心电监护,密切注意血压、心率、心律、血氧饱和度的变化	6		
	3.抬高患者术侧上肢,腕部制动,手指可稍活动,以避免出现手指酸胀麻木,告知患者术侧手腕避免做屈腕动作	10		
	4.协助患者多饮水,加速造影剂的排泄	4		
	5.观察穿刺处有无渗血及血肿,每间隔2 h抽出动脉止血压迫器内的气体1次,每次2 mL,共3次,以免桡动脉突然减压导致出血,6 h后撤去动脉止血压迫器	20		
	6.用听诊器听局部有无血管杂音	8		
	7.用碘伏消毒穿刺处,给予无菌纱布覆盖,用胶布固定	6		
	8.根据医嘱撤去心电监护	2		
	9.告知患者相关注意事项	2		
	10.洗手,及时准确记录	2		
全程质量 （15分）	1.仪表端庄,言行举止优雅,大方得体	2		
	2.操作熟练,符合原则,用后物品处置符合要求	5		
	3.保护患者隐私,动作轻快、有条不紊	2		
	4.回答操作注意事项和疾病健康教育	6		

考核教师：　　　　　　　　得分：　　　　　　　考核日期：

思考题

1. 冠状动脉造影及介入性治疗术的并发症有哪些？
2. 介入治疗术后的注意事项有哪些？

项目十一　高血压患者的护理

模拟情境案例

患者赵某,女性,78 岁,以"头晕、心悸 1 d"为主诉入院。入院查体:T 36.2 ℃,P 96 次/min,R 20 次/min,BP 167/100 mmHg。既往有高血压病史,平素不规律服药。诊断:高血压。医嘱:一级护理,低盐低脂饮食,硝苯地平缓释片 10 mg 口服,密切观察患者血压及病情变化。

思考:①患者高血压属于几级? ②高血压的危险因素有哪些? ③患者的主要护理诊断有哪些?

实训任务

一、高血压患者口服给药法

(一)实训目的

按医嘱准备口服药,用于预防、诊断和治疗疾病。

(二)实训流程

1. 操作前准备

(1)评估:①患者病情及症状,有无头痛、头晕、恶心、呕吐等;用药史、过敏史、有无直立性低血压发生。②患者口咽部是否有溃疡、糜烂等情况。

(2)准备:①用物准备。血压计、硝苯地平缓释片、口服药卡、手消毒剂、笔等。②护士准备。衣帽整洁,洗手,戴口罩。③环境准备。宽敞明亮,适合操作。④患者准备。情绪稳定,衣着宽松。

2. 操作过程

(1)口服给药

1)双人核对医嘱,确认无误双人签字,携用物至患者病房,核对患者身份。

2)向患者解释用硝苯地平缓释片的目的及必要性,协助患者取舒适卧位,测量卧立位血压。

3）再次核对医嘱及患者信息,告知服药的时间及方法,提供温开水,协助患者服药,并确认患者服下,用纱布擦净患者口唇。

4）发放之后协助患者取舒适卧位,再次核对医嘱单,测量血压,确认无误后让患者或家属签字,整理床单位,询问患者需要,人文关怀。

5）告知患者服药后要卧床休息30 min 复测血压后根据病情再下床活动。

6）再次核对患者信息,整理用物洗手,发药单签字。

（2）用药后观察

1）用药后密切监测生命体征,重点观察患者血压是否下降,根据医嘱按时给患者测量血压,有异常及时告知医生。

2）观察药物的不良反应。

3）监督患者药物服用是否及时,剂量是否准确,必要时按顿发放。

4）观察患者心理变化,药物妥善放置,防止药物不良事件发生。

（三）注意事项

1.严格执行查对制度,一次不能取出两位患者的药物,确保用药的安全,发药前需经两名护士核对发药医嘱,确认无误后签字方可发药。

2.严格遵医嘱给药,切不可随意增减药量。增加剂量前需监测患者血压,告知医生后遵医嘱用药。

3.发药时若患者提出疑问,应重新核对,无误后耐心解释。

4.依从性较差的患者应确认患者服药后再离开。

二、高血压急症处理流程

[情境导入]患者住院期间生气后,出现剧烈头痛、恶心、喷射性呕吐、神志模糊。测量生命体征:T 37.0 ℃,P 103 次/min,R 21 次/min,BP 183/120 mmHg,双侧瞳孔直径约1.5 mm,对光反射迟钝。考虑患者出现高血压急症,立即呼叫医生,配合急救处理。

（一）实训目的

积极防范和处理高血压患者并发症,及时防范、控制、消除高血压急症造成的危害,保护患者生命安全。

（二）实训流程

1.操作前准备

（1）评估:①判断高血压急症类型。②患者症状:剧烈头痛、呕吐、大汗、视力模糊、面色及意识状态改变、肢体运动障碍等症状,立即通知医生。

（2）准备:①用物准备。心电监护、吸氧装置、抢救车、微量泵、注射器、延长管、留置针、冲管液、硝普钠、医嘱执行单、笔、手消毒液等。②护士准备。衣帽整齐、洗手、戴口罩。③环境准备。宽敞明亮,适合操作。④患者准备。情绪稳定,衣着宽松。

2.操作过程

启动高血压急症处理流程,及时采取逐步控制性降压措施。

（1）绝对卧床休息,避免搬动,将床头抬高30°利于体位降压。

（2）保持呼吸道通畅，吸氧，一般 2～4 L/min。

（3）安抚患者情绪，必要时应用镇静药，连接心电监护，血压、心电、血氧监测。

（4）建立静脉通道，遵医嘱控制性降压（硝普钠微量泵应用）。用药过程中注意监测患者血压，及时遵医嘱调整用量。

（5）脑水肿患者降低颅内压：可使用呋塞米 20～40 mg 静脉注射，20% 甘露醇 125～250 mL 快速静脉滴注。

（6）抽搐患者镇静：地西泮 10 mg 静脉注射或者苯巴比妥 0.1 g 肌内注射等。

（7）记 24 h 出入量，昏迷患者留置导尿，维持水、电解质和酸碱平衡等。

（8）用药后密切监测生命体征，重点观察患者血压是否下降，按医嘱给患者测血压，若有异常及时告知医生；观察药物的不良反应；用药过程中保护患者隐私，密切观察微量泵的工作状态、接口处液体有无渗漏，防止药物外渗等不良事件发生。

（9）做好安全护理，防止导管脱落等；使用床挡，避免坠床；做好患者皮肤护理，防止压力性损伤。

（三）注意事项

1.扩血管药滴速不宜过快，从小剂量开始，根据血压反应，每 5～10 min 增加剂量，降压幅度不宜过大。

2.硝普钠须现用现配、避光使用，8 h 更换，用药过程中密切监测血压情况。

3.20% 甘露醇要快速静脉滴注，250 mL 在 30 min 内滴完。

4.注意患者安全，防止坠床。

考核标准

见表 2-15，表 2-16。

表 2-15　高血压患者口服给药操作考核标准

班级：　　　　　　姓名：　　　　　　学号：

项目	评分标准及细则	分值	扣分原因	扣分
准备质量 （15分）	1.护士准备：衣帽整洁，洗手，戴口罩	3		
	2.用物准备：血压计、口服药、服药卡、手消毒剂、笔、温水	6		
	3.环境准备：宽敞明亮、整洁安静，符合操作要求	2		
	4.患者准备：知晓操作目的，愿意配合	4		
操作流程质量 （70分）	1.双人核对医嘱，操作者至床边核对患者床号、姓名，评估患者，向患者解释用药的目的及方法，取得配合	8		
	2.协助患者取舒适卧位，取得合作，测卧立位血压	8		
	3.再次洗手，核对药品与口服药卡	6		
	4.提供温开水，协助患者服药，并确认患者咽下。若患者不在病房或者因故暂不能服药者，暂不发药，并做好交班	10		
	5.再次核对药物、口服药卡及患者信息	6		

续表2-15

项目	评分标准及细则	分值	扣分原因	扣分
操作流程质量 （70分）	6.协助患者取舒适卧位,告知患者卧床休息,交代注意事项	6		
	7.整理床单位,协助患者取舒适体位,询问患者需要	6		
	8.整理用物,洗手,执行单签字	6		
	9.指导患者,密切观察用药后的反应,30 min后复测血压	5		
	（1）用药后密切监测生命体征,重点观察血压是否下降	3		
	（2）告知患者所服的药物药名、剂量、服用方法	3		
	（3）观察药物的不良反应,有异常及时告知医生	3		
全程质量 （15分）	1.仪表端庄、言行举止优雅、大方得体	2		
	2.人文关怀,保护患者隐私	2		
	3.严格执行查对制度,操作熟练、符合规范	6		
	4.做好高血压健康指导	5		

考核教师:　　　　　　　　得分:　　　　　　　　考核日期:

表2-16　高血压急症处理流程操作考核标准

班级:　　　　　　　　姓名:　　　　　　　　学号:

项目	评分标准及细则	分值	扣分原因	扣分
准备质量 （15分）	1.护士准备:衣帽整洁,洗手,戴口罩	3		
	2.用物准备:心电监护、吸氧装置、微量泵、注射器、延长管、留置针、冲管液、硝普钠、医嘱执行单、笔、手消毒剂等	6		
	3.环境准备:宽敞明亮、整洁安静,符合操作要求	2		
	4.患者准备:知晓操作目的,愿意配合	4		
操作流程质量 （70分）	1.核对医嘱,携用物至床边核对患者床号、姓名,评估患者,向患者解释用药的目的及方法,取得配合	4		
	2.体位:绝对卧床休息,半卧位	2		
	3.保持呼吸道通畅,氧疗	4		
	4.安抚患者情绪,必要时给予镇静剂	2		
	5.连接心电监护	4		
	6.建立2条静脉通道,遵医嘱用药	6		
	7.硝普钠微量泵应用			
	（1）遵医嘱配制药液,注射卡注明药物名称及浓度	4		
	（2）连接延长管于注射器上,排尽注射器和延长管内的空气	2		
	（3）检查微量泵的性能,将注射器安装在微量泵上	2		
	（4）再次核对患者姓名,向患者解释用泵的目的	2		
	（5）固定支架,连接电源,打开微量泵开关,遵医嘱设定输注速度和输注液量	4		
	（6）静脉穿刺成功后延长管与输液器连接,按运行键（START）	4		
	（7）观察输注正常后,完整填写输液卡,粘贴于注射器上	4		
	（8）告知患者有关注意事项	4		

续表 2-16

项目	评分标准及细则	分值	扣分原因	扣分
操作流程质量（70分）	8. 降颅压应 20% 甘露醇 250 mL 快速静脉滴注	5		
	9. 抽搐患者给予地西泮 10 mg 静脉注射	4		
	10. 记 24 h 出入量,昏迷患者留置导尿,维持水、电解质和酸碱平衡等	4		
	11. 用药后密切监测生命体征,观察药物的不良反应;观察微量泵的工作状态、接口处液体有无渗漏,防止药物不良事件发生	4		
	12. 做好安全护理,使用床挡,避免坠床;做好患者皮肤护理,防止压疮的形成	3		
	13. 整理用物,洗手,记录	2		
全程质量（15分）	1. 仪表端庄、言行举止优雅、大方得体	2		
	2. 人文关怀,保护患者隐私	3		
	3. 严格执行查对制度,操作熟练、符合规范	4		
	4. 做好疾病健康指导	6		

考核教师: 　　　　　　得分: 　　　　　　考核日期:

思考题

1. 高血压降压药的种类有哪些?
2. 高血压生活干预的方式有哪些?

项目十二　肝硬化患者的护理

模拟情境案例

患者李某,男性,34 岁,发现乙型肝炎病毒感染 10 年,食欲减退半年,腹胀、尿黄、尿少、双下肢水肿 1 个月,加重 1 周。查体:T 36.4 ℃,P 79 次/min,R 20 次/min,BP 116/77 mmHg,SpO_2 98%。神志清,精神可,全身浅表淋巴结未及肿大。慢性肝病面容,查见肝掌,前胸壁可见数枚蜘蛛痣,全身皮肤黏膜轻度黄染,腹膨隆,无压痛、反跳痛,肝肋下未触及,脾肋下 5 cm,质硬,移动性浊音阳性,双下肢重度凹陷性水肿,扑翼样震颤阴性。辅助检查:乙型肝炎表面抗原(HBsAg)阳性;B 超提示肝硬化,腹水。诊断为:①慢性乙型病毒性肝炎;②肝硬化。请你配合医生进行腹腔穿刺术放腹水治疗。

思考:①肝硬化患者失代偿期的临床特征有哪些? ②如何做好腹腔穿刺术前、术后护理? ③肝硬化患者饮食方面应注意什么?

实训任务

腹腔穿刺术护理配合技术。

（一）实训目的

1. 明确腹水的性质,以寻找病因,协助临床诊断。

2. 适量抽放出腹水,减轻腹腔压力,减少静脉回流,改善血液循环,缓解腹胀、胸闷、气短等症状。

3. 腹腔内注射药物,以协助治疗疾病。

（二）实训流程

1. 操作前准备

（1）评估:①评估穿刺部位的皮肤情况,测血压、脉搏,量腹围,检查腹部体征。②患者对操作的目的和方法的理解和配合。

（2）准备:①用物准备。治疗车上层:腹穿包(穿刺针、5 mL 注射器、7 号针头、血管钳、镊子、纱布、洞巾、无菌小瓶 2 个、圆碗内盛棉球)、0.5% 碘伏、无菌手套、试管、2% 利多卡因、50 mL 注射器、胶布、腹带、皮尺、弯盘、生理盐水、腹腔内注射所需药品、引流袋,必要时备试管。治疗车下层:利器盒、医用垃圾桶、生活垃圾桶。②护士准备。护士衣帽整齐,洗手、戴口罩。③环境准备。清洁、安全,光线充足。

2. 操作过程

（1）核对并解释:护士携治疗卡到床边核对患者床号、姓名,评估穿刺部位的皮肤情况,测血压、脉搏,量腹围,检查腹部体征,并向患者说明操作的目的和方法,取得患者的理解和配合,协助患者排空膀胱。

（2）摆放体位:备齐用物,携用物至患者病房。再次确认患者身份,核对腕带和床头卡;用屏风遮挡患者。根据病情,协助患者坐在靠椅上,或平卧、半卧、稍左侧卧位,将护理垫、治疗巾垫于腰背部,暴露腹部。

（3）术中配合医师,严格无菌操作。

1）选择适宜穿刺点:常选择左下腹部脐与髂前上棘连线中外 1/3 交点处,也有取脐与耻骨联合中点上 1 cm,偏左或右 1.5 cm 处,或侧卧位脐水平线与腋前线或腋中线的交点。对少量或包裹性腹水,需在 B 超定位下穿刺。

2）协助医生消毒、铺巾、麻醉:医生戴无菌手套,铺消毒洞巾。护士核对局麻药名称及浓度,打开安瓿,撕开一次性注射器外包装。医生取出无菌注射器抽取局麻药 2 mL,自皮肤至腹膜壁层做局部麻醉,确定穿刺深度。

3）配合穿刺引流腹水:医生左手固定穿刺部皮肤,右手持针经麻醉处逐步刺入腹壁,待感到针尖抵抗突然消失时,表示针尖已穿过腹膜壁层,即可行抽取和引流腹水,并置腹水于消毒试管中以备检验用。诊断性穿刺可选用 7 号针头进行穿刺,直接用无菌的 20 mL 或 50 mL 注射器抽取腹水。大量放液时可用针尾连接橡皮管的 8 号或 9 号针头,在放液过程中,用血管钳固定针头并夹持橡皮管。

4）注意腹腔放液速度不宜过快,以防腹压骤然降低,内脏血管扩张而发生血压下降甚至休克等现象。肝硬化患者一次放腹水不超过 3000 mL,过多放液可诱发肝性脑病和电解质紊乱,但在输注大量白蛋白基础上可以大量放液。

5)穿刺完毕,协助医生以无菌纱布覆盖穿刺处,并压迫穿刺处片刻,用胶布固定。护士测量腹围、脉搏、血压、腹部体征,大量腹水时用腹带加压包扎。

6)术中观察:密切观察患者的脉搏、呼吸、面色等变化。在放液过程中,若患者突觉头晕、恶心、心悸、面色苍白等不适,应及时通知医生并配合抢救。

(4)术后协助患者取舒适卧位,交代注意事项。

1)密切观察 T、P、R、BP、神志、尿量、腹围、腹水消长情况。如有无腹痛、腹胀、心悸、憋气等不适,如有不适及时通知医生和护士。

2)密切观察穿刺部位有无渗液、渗血,有无腹部压痛、反跳痛和腹肌紧张等腹膜炎征象。保持穿刺部位无菌,局部敷料清洁、干燥。

3)留置引流袋者观察术后引流液的颜色、性状及量,防止出血;放腹水时速度不能过快、量不能过多,肝硬化放腹水一般一次不超过 3000 mL,过多放液可以诱发肝性脑病和电解质紊乱,放液过程中要注意腹水颜色的变化。

4)指导患者卧床休息 8~12 h,绝对平卧 1~2 h,以免引起穿刺伤口的腹水外渗。指导患者在床上大小便。当天不宜进行剧烈运动,需要卧床休息,第 2 天可以逐渐恢复正常体力活动,但要避免剧烈运动,尤其是有腹部损伤的患者要避免运动,以免导致损伤加重。

5)饮食指导。病情允许时,穿刺当天患者宜进食流质或半流质食物,同时注意补充水果、蔬菜、谷类、瘦肉、鱼肉等,多饮水,以补充液体,避免辛辣刺激性饮食。防止便秘,避免剧烈咳嗽,防止腹内压增高。

考核标准

见表 2-17。

表 2-17 腹腔穿刺术护理配合操作考核标准

班级: 姓名: 学号:

项目	评分标准及细则	分值	扣分原因	扣分
准备质量 (10分)	1. 护士准备:衣帽整洁,洗手,戴口罩	2		
	2. 物品准备:治疗车上层备腹穿包、0.5% 碘伏、无菌手套、试管、2% 利多卡因、50 mL 注射器、胶布、腹带、皮尺、弯盘、生理盐水、腹腔内注射所需药品、引流袋,必要时备试管。治疗车下层备利器盒、医用垃圾桶、生活垃圾桶	4		
	3. 环境准备:清洁、安全、光线充足	2		
	4. 患者准备:穿病号服,愿意配合	2		

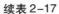

续表2-17

项目	评分标准及细则	分值	扣分原因	扣分
术前护理质量（30分）	1. 核对			
	(1)确认医嘱,了解腹腔穿刺方式,签订知情同意书	3		
	(2)核对患者姓名、腕带信息	2		
	2. 评估、解释			
	(1)评估患者对腹腔穿刺目的、方法、配合有关事项的了解程度,患者的生理及心理状态	2		
	(2)评估穿刺部位的皮肤无感染	2		
	(3)血压、脉搏、腹部体征	9		
	(4)排空膀胱	2		
	(5)测量腹围,协助患者取舒适卧位,用软尺(以厘米为单位)围绕脐部水平1周进行测量,读数记录	5		
	3. 备齐用物,携用物至床旁。再次确认患者身份,核对腕带和床头卡。用屏风遮挡患者	3		
	4. 根据病情,协助患者坐在靠椅上,或平卧、半卧、稍左侧卧位,暴露腹部	2		
术中配合质量（20分）	1. 选择适宜穿刺点	4		
	2. 协助消毒、铺巾、麻醉:医生戴无菌手套,铺消毒洞巾。护士核对局麻药名称及浓度,打开安瓿,撕开一次性注射器外包装,医生取出无菌注射器抽取局麻药2 mL,自皮肤至腹膜壁层做局部麻醉	6		
	3. 配合穿刺引流,严密监测心率、心律、呼吸、血压,发现异常立即通知医生	4		
	4. 穿刺完毕,协助医生以无菌纱布覆盖穿刺处,并压迫穿刺处片刻,用胶布固定	4		
	5. 人文关怀			
	(1)关注患者感受,询问有无不适	2		
	(2)麻醉过程中,患者可有疼痛感,做好安慰、解释			
术后护理质量（30分）	1. 穿刺后嘱患者卧床休息,监测病情			
	(1)腹围	2		
	(2)神志、脉搏、血压	3		
	(3)腹水的颜色、性质、量	3		
	(4)大量放腹水时用腹带加压包扎	2		
	2. 穿刺部位监测			
	(1)穿刺部位保持无菌,观察有无渗液、渗血	2		
	(2)保持敷料清洁干燥	2		
	(3)观察有无腹痛、腹胀等	2		

续表2-17

项目	评分标准及细则	分值	扣分原因	扣分
术后护理质量 （30分）	3.告知注意事项			
	（1）卧床休息8~12 h,绝对平卧1~2 h	2		
	（2）指导患者在床上大小便	2		
	（3）观察引流液的颜色、性状及量,防止出血	2		
	（4）避免穿刺部位污染	2		
	（5）适量补充蛋白质,多饮水,多吃水果,防止便秘	2		
	（6）避免剧烈咳嗽,防止腹内压增高	2		
	4.整理床单位,分类清理用物,洗手,记录	2		
全程质量 （10分）	1.沟通流畅,态度亲切,自然	2		
	2.无菌观念强,侵入性操作遵循无菌技术原则	6		
	3.操作熟练、符合规范,动作轻柔	2		

考核教师：　　　　　　　得分：　　　　　　　考核日期：

思考题

1.腹水患者饮食应注意什么?

2.肝硬化患者的并发症有哪些?

项目十三　肝性脑病患者的护理

模拟情境案例

患者丁某,男性,30岁,因"食欲减退,腹部胀痛"入院。诊断为"肝硬化腹水"。患者住院第2天在局麻下行"腹腔穿刺术"放腹水2000 mL,术中无不良反应。次日查房发现患者神志淡漠,经沟通发现患者焦虑不安,而且有健忘等异常情况。立即告知医生,给予血标本采集。结果:血氨40 μmol/L。考虑患者出现了肝性脑病。医嘱:乳果糖30 mL+白醋30 mL+生理盐水40 mL保留灌肠。

思考:①肝性脑病的常见诱因有哪些? ②为什么给患者灌肠用酸性溶液? ③在给患者灌肠时应注意什么?

实训任务

保留灌肠。

（一）实训目的

减少氨吸收，减轻肝性脑病的症状。

（二）实训流程

1. 操作前准备

（1）评估：①核对患者信息。②评估患者年龄、病情、意识、心理状态及配合程度。③评估患者的治疗情况、排便情况，肛周皮肤黏膜状况，有无痔疮。

（2）准备：①用物准备。肠道冲洗袋、治疗碗、20 mL 注射器、按医嘱备药、手套、弯盘、润肠剂、棉签、卫生纸、一次性垫巾、小垫枕、输液架、手消毒液。②护士准备。衣帽整齐，洗手，戴口罩。③环境准备。清洁安全，光线充足。④患者准备。排空大小便，取左侧卧位。

2. 操作过程

（1）洗手，备齐用物携至床边，核对患者并说明目的，嘱其先排空大小便。关闭门窗，必要时用屏风遮挡。

（2）配制灌肠液，将乳果糖30 mL+白醋30 mL+生理盐水40 mL混匀。关闭肠道冲洗液开关，将药液注入袋内。

（3）将灌肠液挂于输液架上，液面距肛门小于30 cm。

（4）协助患者取左侧卧位，双腿屈曲脱裤至膝部，移臀部至床沿，盖好盖被，勿暴露患者肢体，将垫枕、垫巾铺于臀下，抬高臀部10 cm，弯盘置臀边。

（5）戴手套，润滑肛管前端，排尽管内气体，夹紧橡胶管。

（6）左手垫卫生纸分开肛门，嘱患者张口深呼吸，右手将肛管轻轻插入直肠内15～20 cm，固定肛管，打开冲洗袋开关，使溶液缓慢流入。

（7）注入完毕，抬高肛管尾端。

（8）拔出肛管，擦净肛门，取下手套包裹肛管，取下冲洗袋，放入医疗垃圾桶。

（9）协助患者整理衣服，保持床单位整洁，安置患者于舒适体位。嘱患者保留药液1 h以上。

（10）清理用物，终末处理。

（11）洗手，记录。

（三）注意事项

1. 肝性脑病患者宜选用温水或弱酸性溶液，禁用肥皂水灌肠；心力衰竭者，禁用生理盐水灌肠。

2. 灌肠时选稍细肛管（<20号），插入要深（15～20 cm），液量≤200 mL，温度38 ℃，压力不宜过高，液面距肛门30 cm，速度缓慢，以减少刺激；保留1 h以上利于肠黏膜吸收。

3. 插管动作轻柔，在灌肠过程中密切观察患者反应。如患者感觉腹胀或有便意时，指导患者张口呼吸，适当减慢流速；如液面下降过慢或停止，考虑粪块阻塞，可移动、旋转或轻轻挤压肛管；如出现脉速、面色苍白、出冷汗、剧烈腹痛、心慌气促，应立即停止灌肠，通知医生，积极处理。

考核标准

见表2-18。

表2-18　保留灌肠护理技术操作考核标准

班级：　　　　　　　　姓名：　　　　　　　　学号：

项目	评分标准及细则	分值	扣分原因	扣分
准备质量 （15分）	1. 护士准备：衣帽整齐,洗手,戴口罩	3		
	2. 用物准备：一肠道冲洗袋、治疗碗、20 mL注射器、按医嘱备药、手套、弯盘、润肠剂、棉签、卫生纸、一次性垫巾、小垫枕、输液架、手消毒液	8		
	3. 环境准备：清洁安全、光线充足,必要时围帘遮挡	2		
	4. 患者准备：排空大小便,取左侧卧位	2		
操作流程质量 （70分）	1. 双人核对医嘱与治疗单	4		
	2. 核对床号、姓名,评估患者的病情及皮肤,介绍操作目的、方法及配合要点,询问患者需求,排空大小便	5		
	3. 备齐用物,洗手,推车携用物至床旁,再次核对确认患者信息,说明目的、配合方法,关闭门窗,屏风遮挡患者	7		
	4. 配制灌肠液,将乳果糖30 mL+白醋30 mL+生理盐水40 mL混匀。关闭肠道冲洗液开关,将药液注入袋内。将灌肠液挂于输液架上,液面距肛门小于30 cm	7		
	5. 松开床尾盖被,协助患者取左侧卧位,双膝弯曲,褪裤至膝部,臀部移至床沿,将垫枕、垫巾置于患者臀下,抬高臀部10 cm,放置弯盘	9		
	6. 戴手套,润滑肛管前端,排尽管内气体,夹紧橡胶管	8		
	7. 左手垫卫生纸分开肛门,嘱患者张口深呼吸,右手将肛管轻轻插入直肠内15～20 cm,固定肛管,打开冲洗袋开关,使溶液缓慢流入	7		
	8. 注入完毕,抬高肛管尾端。拔出肛管,擦净肛门。脱下手套,包裹肛管,取下冲洗袋,放入医疗垃圾桶	9		
	9. 协助穿衣,整理床单位,嘱患者保留药液1 h以上	6		
	10. 清理用物,终末处理	4		
	11. 洗手,记录	4		
全程质量 （15分）	1. 仪表端庄,言行举止优雅,大方得体	2		
	2. 操作熟练,符合原则,用后物品处置符合要求	4		
	3. 保护患者隐私,动作轻快,有条不紊	3		
	4. 做好疾病健康指导	6		

考核教师：　　　　　　　　得分：　　　　　　　　考核日期：

思考题

1. 肝性脑病患者饮食护理有哪些?
2. 肝性脑病患者可用哪些灌肠液和导泻液?

项目十四　急性胰腺炎患者的护理

模拟情境案例

患者赵某,男性,35 岁。既往有胆结石,中秋节晚餐后突然出现中上腹疼痛。辅助检查:血淀粉酶 2500 U/L,血糖 11.2 mmol/L,血钙 1.6 mmol/L。诊断为急性胰腺炎。给予禁食、胃肠减压、静脉输液、监测血糖、吸氧、止痛等对症治疗。

思考:①急性胰腺炎的病因有哪些? ②患者的主要护理诊断有哪些? ③患者饮食应注意哪些?

实训任务

一、胃肠减压

(一)实训目的

留置胃管,引出胃内容物;减少胰液分泌,缓解疼痛;降低腹压,缓解腹胀。

(二)实训流程

1. 操作前准备

(1)评估:①告知患者及家属留置胃管的目的、注意事项,指导患者配合方法。②评估患者病情、意识状态、合作程度、鼻腔是否通畅、有无活动性义齿、有无消化道狭窄或食道静脉曲张等,患者是否有插管的经验,根据评估结果选择合适的胃管。持手电筒查看鼻腔情况并试通气。

(2)准备:①用物准备。治疗车上层:一次性胃管包(内含治疗巾、胃管、润滑油、纱布、镊子、别针)、听诊器、棉签、手套、胶布、负压吸引器装置、注射器、小药杯(盛温开水)、弯盘、快速手消毒液。治疗车下层:利器盒、黄色医疗垃圾桶、黑色生活垃圾桶。②护士准备。着装整洁,洗手、戴口罩。③环境准备。清洁安静、安全舒适。④患者准备。半坐卧位。

2. 操作过程

(1)遵循查对制度,符合无菌技术、标准预防原则。

（2）告知患者及家属留置胃管的目的、注意事项,指导患者配合技巧,做好准备。

（3）评估患者病情、意识状态、合作程度、鼻腔是否通畅、有无活动性义齿、有无消化道狭窄或食道静脉曲张等,患者是否有插管的经验,根据评估结果选择合适的胃管。

（4）核对医嘱,戴好听诊器,备齐用物携至床旁。核查腕带,查对床号、姓名,确认执行项目,备胶布。向患者说明目的,取得患者的配合。

（5）有活动义齿者取下义齿,取半坐卧位（或仰卧位）,颌下铺治疗巾,清洁鼻孔。

（6）置弯盘于口角旁,左手戴一次性手套,测量插管长度（前额发际至剑突下或自耳垂至鼻尖再至剑突下的长度）,必要时以胶布粘贴作标记,相当于 45～55 cm。

（7）润滑胃管前端,左手托住胃管,右手持胃管前端,沿一侧鼻孔缓缓插入,到咽喉部时（约 15 cm）,嘱患者做吞咽动作,同时将胃管送下至所需长度,暂用胶布固定于鼻翼。

（8）昏迷患者应先将其头向后仰,插至咽喉部（约 15 cm）,再用一手托起头部,使下颌靠近胸骨柄,插至需要的长度。如插入不畅,应检查胃管是否盘曲在口腔中。插管过程中如发现剧烈呛咳、呼吸困难、发绀等情况,应立即拔出,休息片刻后重插。

（9）3 种方法验证胃管是否在胃中:①注射器抽吸胃内容物;②用听诊器听气过水声;③胃管末端置于盛水容器中,无气泡溢出。证实在胃中后将胃管用胶布固定于面颊部。

（10）调整减压装置,将胃管与负压装置连接,妥善固定于床旁。

（11）贴上胃管标识,注明插管时间、深度、操作者。

（12）询问患者感受,告知患者注意事项:插管期间不要经口进食、进水,保持口腔清洁,活动时幅度不要太大以免胃管脱出。

（13）观察引流物的颜色、性质、量,并记录 24 h 引流总量。

（14）拔管时,先将吸引装置与胃管分离,捏紧胃管末端。嘱患者吸气后屏气,用纱布包裹鼻孔处的胃管,边拔边擦拭,胃管尖端至咽喉处时迅速拔出。清洁患者鼻腔、面部。

（15）整理用物,协助患者取舒适体位,洗手、记录。

（三）注意事项

1. 插管过程中如患者出现恶心,应暂停片刻,嘱患者深呼吸后缓慢插入。如出现呛咳、呼吸困难、发绀等情况,应立即拔出,休息后重新插入。

2. 证实胃管位置正确的方法中胸部 X 射线检查的准确性最高,不宜单独采用回抽胃液、听气过水声或检测引流液酸碱度的方法确定胃管位置。

3. 胃肠减压期间应当加强患者的口腔护理,注意观察患者水、电解质平衡及胃肠功能恢复情况。积极预防并及时发现和处理与引流相关的问题。

二、快速血糖监测

（一）实训目的

1. 监测患者血糖水平,为临床治疗提供依据。
2. 监测患者血糖水平,评价治疗效果。

（二）实训流程

1. 操作前准备

（1）评估：①病情、进食时间；②局部皮肤情况。

（2）准备：①用物准备。治疗车上层：血糖仪、采血针、试纸、75%酒精、棉签、弯盘、快速手消毒液。治疗车下层：利器盒、黄色医疗垃圾桶、黑色生活垃圾桶。②护士准备。衣帽整齐，洗手、戴口罩。③环境准备。清洁明亮，适合操作。④患者准备。体位舒适，采血部位清洁。

2. 操作过程

（1）护士着装规范，洗手、戴口罩，核对医嘱执行单。床旁核对患者信息，评估采血部位及进餐时间，解释操作目的、方法，取得患者配合。

（2）检查血糖仪性能，电量充足，功能正常；试纸插入血糖仪，检查与血糖仪是否匹配；血糖仪自动开机，显示屏上会显示一个闪烁的"血滴"图案。

（3）洗手，备齐用物，携至患者床旁，再次核对患者信息，确认患者做好准备。

（4）选择患者手指腹侧面，75%酒精消毒2次待干。

（5）取出试纸条，将接触条朝上，将试纸轻轻插入仪器插入口。血糖仪显示"滴血"处于备用状态。

（6）将采血针固定在指腹侧，快速按下采血针。采血擦去第一滴血，再将试纸血样端与血液接触，血液充满测试区，等待结果。采血针丢入利器盒，干棉签按压采血点片刻。

（7）测试结束，准确读数，弃去血糖试纸于医疗垃圾桶，告知患者所测血糖值。

（8）再次核对患者信息，协助患者舒适卧位，整理床单位，交代注意事项。

（9）整理用物，仪器处于备用状态，洗手、记录。

（三）注意事项

1. 测试前确保采血部位清洁、干燥，检查血糖仪与血糖试纸是否匹配。

2. 使用75%的乙醇消毒，不宜使用碘酒、碘伏等消毒液。乙醇消毒待干后再采血，以免造成血糖值不准确。

3. 采血时，建议一次性吸取足量的血样量；采血量必须能够完全覆盖试纸的整个测试区。血量不足会导致血糖监测失败或测量值偏低。如果测试结果可疑，建议重新测试一次。

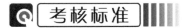 考核标准

见表2-19，表2-20。

表2-19　胃肠减压操作考核标准

班级：　　　　　　　姓名：　　　　　　　学号：

项目	评分标准及细则	分值	扣分原因	扣分
准备质量 （15分）	1. 护士准备：着装整洁，口罩、戴口罩	3		
	2. 用物准备：一次性胃管包（内含治疗巾、胃管、润滑油、纱布、镊子、别针）、听诊器、棉签、手套、胶布、负压引流器、注射器、小药杯（盛温开水）、弯盘、手电筒、快速手消毒液	8		
	3. 环境准备：清洁安静、安全舒适	2		
	4. 患者准备：半卧位，取得配合	2		
操作流程质量 （70分）	1. 核对医嘱，核对腕带，查对床号、姓名。向患者说明目的、配合方法。评估患者病情、意识状态、合作程度，持手电筒查看鼻腔情况并试通气；取下活动性义齿	7		
	2. 戴好听诊器，备齐用物，携至床旁，再次核对床号、姓名、医嘱单，取得患者的配合，备胶布	5		
	3. 患者取半坐卧位，昏迷患者头稍后仰，标记剑突部位	5		
	4. 颌下铺治疗巾，清洁鼻孔。置弯盘于口角旁，戴一次性手套，检查胃管是否通畅，测量插管长度（前额发际至剑突下或自耳垂至鼻尖再至剑突下的长度），必要时以胶布粘贴作标记，相当于45~55 cm	6		
	5. 润滑胃管前端，左手托住胃管，右手持胃管沿一侧鼻孔缓缓插入，到咽喉部时（约15 cm），嘱患者做吞咽动作，同时将胃管送下至所需长度，暂用胶布固定于鼻翼	9		
	6. 昏迷患者应先将其头向后仰，插至咽喉部（约15 cm），再用一手托起头部，使下颌靠近胸骨柄，插至需要的长度。如插入不畅，应检查胃管是否盘曲在口腔中。插管过程中如出现剧烈呛咳、呼吸困难、发绀等情况，应立即拔出，休息片刻后重插	4		
	7. 用3种方法验证胃管是否在胃中：①注射器抽吸胃内容物；②用听诊器听气过水声；③胃管末端置于盛水容器中，无气泡溢出。证实在胃中后将胃管用胶布固定于面颊部	6		
	8. 调整减压装置，将胃管与负压装置连接，妥善固定于床旁。贴上胃管标识，注明插管时间、深度、操作者	6		
	9. 协助患者取舒适体位，整理床单位；向患者告知注意事项	6		
	10. 观察引流物的颜色、性质、量，并记录24 h引流总量	6		
	11. 拔管时，先将吸引装置与胃管分离，捏紧胃管末端。嘱患者吸气后屏气，用纱布包裹鼻孔处的胃管，边拔边擦拭，胃管尖端至咽喉处时迅速拔出。清洁患者鼻腔、面部	5		
	12. 整理用物，脱手套，洗手，记录；医用物品处置规范	5		

续表2-19

项目	评分标准及细则	分值	扣分原因	扣分
全程质量 (15分)	1.仪表端庄,言行举止优雅,大方得体	2		
	2.操作规范,动作娴熟,无菌观念强	4		
	3.关注患者,与患者交流自然、用语规范	3		
	4.做好疾病健康指导	6		

考核教师:　　　　　　　　得分:　　　　　　　　考核日期:

表2-20　快速血糖监测操作考核标准

班级:　　　　　　　　姓名:　　　　　　　　学号:

项目	评分标准及细则	分值	扣分原因	扣分
准备质量 (15分)	1.护士准备:着装整洁,洗手、戴口罩	3		
	2.用物准备:血糖仪、血糖试纸、采血针、75%酒精、棉签、弯盘、快速手消毒液、利器盒、医疗垃圾桶、生活垃圾桶	8		
	3.环境准备:清洁明亮,适合操作	2		
	4.患者准备:体位舒适,采血部位清洁	2		
操作流程质量 (70分)	1.双人核对医嘱执行单后到床旁核对患者信息,评估采血部位及进餐时间,解释操作目的、方法,取得患者配合	8		
	2.检查血糖仪性能,电量充足;试纸插入血糖仪检查与血糖仪是否匹配;血糖仪自动开机,显示屏上会显示一个闪烁的"血滴"图案	9		
	3.洗手,备齐用物,推车携用物至床旁,再次核对确认患者信息,确认患者做好准备	8		
	4.选择手指腹侧面,75%酒精消毒2次待干	6		
	5.取出试纸条,将接触条朝上,将试纸轻轻插入仪器插入口,血糖仪显示"滴血"处于备用状态	6		
	6.将采血针固定在指腹侧,快速按下采血针。擦去第一滴血,再将试纸血样端与血液接触,血液充满测试区,等待结果。采血针丢入利器盒。干棉签按压采血点片刻	18		
	7.测试结束,准确读数,弃去血糖试纸于医疗垃圾桶,告知患者所测血糖值	7		
	8.再次核对患者信息,协助患者舒适卧位,整理床单位,交代注意事项	4		
	9.整理用物,仪器处于备用状态,洗手、记录	4		
全程质量 (15分)	1.仪表端庄,言行举止优雅,大方得体	2		
	2.操作熟练,符合原则,用后物品处置符合要求	4		
	3.人文关怀,动作轻快,有条不紊	3		
	4.做好疾病健康指导	6		

考核教师:　　　　　　　　得分:　　　　　　　　考核日期:

思考题

1. 急性胰腺炎患者的饮食需要注意什么？
2. 急性胰腺炎患者哪些指标异常提示预后不良？

项目十五　上消化道大出血患者的护理

模拟情境案例

患者李某,男性,36 岁,4 h 前食用凉粽子后突发呕鲜红色血,共 3 次,量约 1000 mL,同时出现面色苍白、呼吸急促、烦躁不安,急送入院。生命体征:T 35.8 ℃,P 108 次/min,R 22 次/min,BP 77/57 mmHg,SpO_2 94%。既往史:消化性溃疡。家族史:胃癌,高血压,糖尿病。诊断:上消化道出血。医嘱:补充血容量,纠正水、电解质失衡,给予止血药物治疗,内镜直视下止血(食管-胃底静脉曲张破裂出血),密切观察病情变化。

思考:①上消化道出血量评估有哪些？②上消化道大出血的抢救程序有哪些？③上消化道出血的饮食护理应注意什么？

实训任务

一、上消化道内镜检查配合和护理

（一）实训目的

1. 完善患者检查前各项准备。
2. 协助医生完成上消化道内镜检查和治疗。
3. 检查后做好病情观察和健康宣教。
4. 减少术中和术后并发症的发生。

（二）实训用物

胃镜、牙垫、弯盘、消毒用物、咽部麻醉药、监护装置(必要时)、吸引装置、吸氧装置、活检钳、急救药物等。

（三）实训流程

1. 术前护理

（1）向患者详细介绍检查的目的、方法,如何配合及可能出现的不适,使患者消除紧张情绪,检查时放松并主动配合。

（2）仔细询问病史,如有无青光眼、高血压,是否装有心脏起搏器、有无胃肠道传染病

108

等,以排除检查禁忌证。

（3）检查前禁食6～8 h,胃排空延迟者应延长禁食时间。伴有幽门梗阻者,在检查前2～3 d进食流质饮食,必要时行经胃管负压引流术。有X射线胃肠钡餐造影检查史者,3～5 d内不宜做胃镜检查。

（4）如患者紧张过度,可遵医嘱给予地西泮5～10 mg肌内注射或静脉注射;为减少胃蠕动和胃液分泌,可于术前半小时遵医嘱给予山莨菪碱10 mg,或阿托品0.5 mg静脉注射。

2.术中配合

（1）检查前5～10 min口服咽部局麻药及消泡剂,取下活动义齿、眼镜等。

（2）协助患者取左侧卧位,双腿屈曲,头垫低枕,使颈部松弛,松开领口及腰带。患者口边铺一次性防渗透治疗单或弯盘,嘱其咬紧口垫。

（3）胃镜插入时,医生左手持操作部,右手执镜端约20 cm处,将镜端插入患者口腔,缓缓沿舌背、咽后壁向下推进至环状软骨水平时,可见食管上口,并将胃镜轻轻插入。当胃镜进入胃腔内时,要适量注气,使胃腔张开至视野清晰为止。

（4）检查中护士应协助医生将内镜从患者口腔缓缓插入。插镜过程中,应密切观察患者的反应,保持患者头部位置不动,当胃镜插入15 cm到达咽喉部时,嘱患者做吞咽动作,但不可咽下唾液以免呛咳,让唾液流入弯盘。如患者出现恶心不适,护士应嘱患者深呼吸,放松肌肉。检查过程中应随时观察患者面色、脉搏、呼吸等改变。由于插镜刺激迷走神经及患者憋气引发低氧血症时,患者可能发生心搏骤停、心肌梗死等,一旦发生应立即停止检查并积极抢救。

（5）配合医生处理插镜中可能遇到的问题。①如将镜头送入气管,医生可看到环形气管壁,患者有明显呛咳,应立即将内镜退出,重新进镜;②如镜头在咽喉部打弯,患者会出现明显疼痛不适,术者应还原内镜角度,慢慢将内镜退出重新插入;③插镜困难的原因可能是食管入口未对准或食管入口处的环咽肌痉挛、有器质性病变,应查明原因,切不可暴力操作,必要时在全身麻醉辅助下再次插镜;④当镜面被黏液、血迹、食物遮挡时,应注水冲洗。

（6）检查完毕退出内镜时尽量抽气,以防止患者腹胀。

3.术后护理

（1）术后因患者咽喉部麻醉作用尚未消退,嘱其不要吞咽唾液,以免呛咳。麻醉作用消失后,可先少量饮水,如无呛咳可进饮食。当天饮食以流质、半流质为宜,行活检的患者应禁食4 h后,进食温凉饮食。

（2）检查后少数患者出现咽痛、咽喉部异物感,嘱患者不要用力咳嗽,以免损伤咽喉部黏膜。若患者出现腹痛、腹胀,可进行按摩,促进排气。检查后数天内应密切观察患者有无消化道穿孔、出血、感染等并发症,一旦发现及时协助医生进行对症处理。

（四）注意事项

1.术前严格评估患者病情,确认患者无禁忌证。

2.检查应在患者生命体征平稳后,并尽量选择出血的间歇期。

3.检查过程中应随时观察患者面色、脉搏、呼吸等改变,由于插镜刺激迷走神经,患者可能发生心搏骤停。如患者出现恶心不适,护士应适时做些解释工作,并嘱患者深呼吸,肌肉放松,如恶心较重,可能是麻醉不足,应重新麻醉。

4.术后彻底清洁、消毒内镜及有关器械,避免感染。

二、上消化道出血虚拟仿真练习

(一)实训目的

通过上消化道出血虚拟仿真练习,训练护生护理思维,掌握上消化道出血抢救流程,提高患者生命质量。

(二)实训流程

1.操作前准备

(1)护士准备:衣帽整齐,七步洗手,戴口罩。

(2)用物准备:电脑、记录笔、手表。教师提前将学生信息导入思维软件程序。教师端电脑打开,启动虚拟仿真思维系统软件程序。

(3)环境准备:清洁,安静,安全,宽敞,光线、温湿度适宜(22～24 ℃、50%～60%),电脑性能良好。

2.操作过程

(1)打开学生端电脑,登录学号和密码。

(2)按照电脑系统提示依次完成消化道出血虚拟仿真操作过程。

入院护理评估→生命体征测量→氧气吸入→心电监护→静脉输液→静脉输血→三腔两囊管压迫止血。

(三)注意事项

1.与"患者"沟通时,语气要温和,用词要恰当。

2.体现整体护理中以"患者为中心"的原则。

3.爱护实验室设备,顺利完成电脑操作。

考核标准

见表2-21。

表2-21　上消化道内镜检查配合和护理操作考核标准

班级：　　　　　　　　　　姓名：　　　　　　　　　　学号：

项目	评分标准及细则	分值	扣分原因	扣分
准备质量 （15分）	1. 护士准备：衣帽整洁,洗手,戴口罩	2		
	2. 物品准备：胃镜,牙垫,弯盘,消毒用物,咽部麻醉药,监护装置（必要时）,吸引装置,吸氧装置,活检钳,急救药物等	5		
	3. 环境准备：清洁,安全,光线充足	2		
	4. 患者准备 （1）评估患者病情、心理状况及配合程度,签知情同意书。 （2）检查前8 h禁食、禁饮,检查前取下活动义齿 （3）检查前10 min含服利多卡因胶浆,行咽喉部喷雾麻醉	6		
操作流程质量 （70分）	1. 核对患者姓名、床号,解释操作目的、方法和注意事项	5		
	2. 体位摆放：协助患者左侧卧位,双腿屈曲,头垫低枕,松解衣领和腰带,下颌下放置弯盘,嘱患者咬紧牙垫	6		
	3. 协助医生经口插镜,严密观察患者反应、生命体征	4		
	4. 插至咽喉部时,嘱患者吞咽,勿将唾液咽下,让唾液流入弯盘或吸引出,指导其用鼻吸气,嘴呼气调整呼吸	10		
	5. 配合医生处理插镜和镜检中遇到的问题	5		
	6. 如需镜面冲洗、活检或治疗,予以配合	5		
	7. 协助退镜时尽量抽气,以防腹胀	6		
	8. 擦拭镜身,清洁患者面部	5		
	9. 宣教,嘱患者避免吞咽唾液和用力咳嗽,术后禁食2 h后视情况给予适宜的饮食	10		
	10. 用物消毒,妥善保管,洗手,记录,送检标本	8		
	11. 观察有无腹痛、腹胀,粪便颜色、性状及量,如有异常及时告知医生并处理	6		
全程质量 （15分）	1. 仪表端庄,言行举止优雅,大方得体	2		
	2. 操作规范,动作娴熟,无菌观念强	4		
	3. 关注患者,与患者交流自然、用语专业规范	3		
	4. 做好疾病健康指导	6		

考核教师：　　　　　　　　得分：　　　　　　　　考核日期：

思 考 题

1. 消化道大出血时最重要的抢救措施是什么?
2. 如何判断上消化道出血患者有活动性出血或再出血?

项目十六　肾病综合征患者的护理

模拟情境案例

　　患者李某,男性,66岁,因"发现尿检异常4年余,双下肢水肿伴泡沫尿1个月"入院。近期体重增加5 kg。既往史:高血压病史3年余,最高150/100 mmHg,口服"贝那普利10 mg",血压控制尚可。查体:T 36.9 ℃,P 71次/min,R 20次/min,BP 147/84 mmHg。神清语利,查体合作,双下肢水肿指凹性,双眼睑水肿。辅助检查:24 h尿蛋白3.8 g,血总蛋白62.1 g/L,白蛋白22 g/L,甘油三酯1.85 mmol/L,肌酐57.2 μmol/L。入院诊断:①肾病综合征;②高血压2级(很高危)。

　　思考:①肾病综合征患者临床特征有哪些?②患者的主要护理诊断有哪些?③患者饮食应注意哪些内容?

实训任务

一、导尿术

　　[情境导入]患者入院后完善相关检查及对症支持治疗,症状未见明显改善,为明确患者肾病类型,医生为其行肾活检术。术后患者绝对卧床,8 h后患者诉腹胀,排尿困难,膀胱高度充盈,诱导排尿无效,遵医嘱给予留置导尿。

(一)实训目的

1. 解除尿潴留,减轻痛苦。

2. 采集尿标本协助诊断。

3. 治疗膀胱疾患。

(二)实训流程

1. 操作前准备

(1)评估:①病情、年龄、意识、合作程度、心理反应及自理能力。②排尿及治疗情况。③患者膀胱充盈度及会阴部清洁情况。④尿道口周围情况,有无破溃。⑤告知操作方法、目的,指导患者配合。

(2)准备:①用物准备。治疗车、导尿包、护理垫、屏风、手消毒液、胶布、弯盘、医疗垃圾桶、生活垃圾桶。②护士准备。衣帽整洁,洗手、戴口罩。③环境准备。安静整洁,光线适宜,注意保护患者隐私。④患者准备。患者取仰卧屈膝位。

2.操作过程

（1）男性导尿术

1）携用物至患者床旁。

2）核对、解释：再次核对患者姓名及床号，并再次向患者解释和交代。

3）操作者站在患者右侧，松开床尾盖被，协助患者脱掉对侧裤子，盖在近侧腿部，对侧腿用盖被遮盖。

4）准备体位：患者取屈膝仰卧位，两腿充分外展外旋，暴露局部区域。如患者因病情不能配合时，可协助患者维持适当的姿势。

5）铺垫巾于患者臀下。

6）消毒双手。

7）初步消毒外阴区：在治疗车上打开无菌导尿包的外包装，并将外包装袋置于床尾。取出初步消毒用物，弯盘（内放镊子及碘伏棉球）置于患者两腿间。操作者左手戴手套，右手持镊子夹取碘伏棉球，依次消毒阴阜、大腿内侧上 1/3、阴茎、阴囊。左手提起阴茎将包皮向后推，暴露尿道口，自尿道口向外、向后旋转擦拭尿道口、龟头至冠状沟。污棉球、镊子置外包装袋内。消毒完毕，将弯盘移至床尾，脱下手套置外包装袋内。将外包装袋移至治疗车下层。

8）再次消毒双手。

9）将导尿包放在患者两腿之间，按无菌操作原则打开治疗巾。戴好无菌手套后，取出洞巾，铺在患者的外阴处并暴露阴茎。

10）按操作顺序整理用物，取出导尿管并向气囊注水后抽空，检查是否渗漏。润滑导尿管。根据需要连接导尿管和集尿袋的引流管，将消毒液棉球置于弯盘内。

11）再次消毒：左手用纱布包住阴茎，将包皮向后推，暴露尿道口。右手持镊子夹消毒液棉球，再次消毒尿道口、龟头及冠状沟数次，最后一个棉球在尿道口加强消毒。

12）导尿：根据导尿的目的完成导尿操作。

• 一次性导尿：左手继续用无菌纱布固定阴茎并向上提起，与腹壁呈 60°角，将弯盘置于洞巾口旁，嘱患者张口呼吸。用另一把镊子夹持导尿管，对准尿道口轻轻插入 20～22 cm，见尿液流出后再插入 2～3 cm。松开左手下移固定导尿管，将尿液引流到集尿袋内至合适量。如需做尿培养，弃去前段尿液，用无菌标本瓶接取中段尿液 5 mL，盖好瓶盖，放至稳妥处（操作结束后尿标本贴标签送检）。导尿完毕，轻轻拔出导尿管，撤下洞巾，擦净外阴。

• 留置导尿：左手继续用无菌纱布固定阴茎并向上提起，与腹壁呈 60°角，将弯盘置于洞巾口旁，嘱患者张口呼吸。用另一把镊子夹持导尿管，对准尿道口轻轻插入 20～22 cm，见尿液流出后再插入 5～7 cm，将尿液引流至集尿袋内。夹闭导尿管，连接注射器，根据导尿管上注明的气囊容积向气囊注入等量的无菌溶液，轻拉导尿管有阻力感，即证明导尿管固定于膀胱内。导尿成功后将包皮复位，撤下洞巾，擦净外阴。集尿袋固定于床旁，安置妥当后放开夹闭的导尿管，保持引流通畅。

13）整理用物：撤下一次性垫巾，脱去手套。导尿用物按医疗废弃物分类处理。

14）安置患者：协助患者穿好裤子，安置舒适体位并告知患者操作完毕。

15）消毒双手，观察并记录。询问患者感觉，观察患者反应及排尿等情况，并记录导尿时间、尿量、尿液颜色及性质等情况。

（2）女性导尿术

1）携用物至患者床旁。

2）核对、解释：再次核对患者姓名及床号，并再次向患者解释和交代。

3）操作者站在患者右侧，松开床尾盖被，协助患者脱去对侧裤子，盖在近侧腿部，对侧腿用盖被遮盖。

4）准备体位：患者取仰卧屈膝位，两腿充分外展外旋，暴露局部区域。如患者因病情不能配合时，可协助患者维持适当的姿势。

5）铺垫巾于患者臀下。

6）消毒双手。

7）初步消毒外阴区：在治疗车上打开无菌导尿包的外包装，并将外包装袋置于床尾。取出初步消毒用物，弯盘（内放镊子及碘伏棉球）置于患者两腿间。操作者左手戴手套，右手持镊子夹取碘伏棉球，依次消毒阴阜、大腿内侧上 1/3、大阴唇。左手分开阴唇，消毒小阴唇、尿道口至会阴部。污棉球、纱布、镊子置外包装袋内。消毒完毕，将弯盘移至床尾，脱下手套放于外包装袋内。将外包装袋移至治疗车下层。

8）再次消毒双手。

9）将导尿包放在患者两腿之间，按无菌操作原则打开治疗巾。戴好无菌手套后，取出洞巾，铺在患者的外阴处并暴露会阴部。

10）按操作顺序整理用物，取出导尿管并向气囊注水后抽空，检查是否渗漏。润滑导尿管。根据需要连接导尿管和集尿袋的引流管，将消毒液棉球置于弯盘内。

11）再次消毒：左手用纱布分开并固定小阴唇，暴露尿道口。右手持镊子夹消毒液棉球，再次消毒尿道口、两侧小阴唇，最后一个棉球在尿道口加强消毒。

12）导尿：根据导尿的目的完成导尿操作。

• 一次性导尿：左手继续用无菌纱布分开并固定小阴唇，将弯盘置于洞巾口旁，嘱患者张口呼吸。用另一把镊子夹持导尿管，对准尿道口轻轻插入 4～6 cm，见尿液流后再插入 2～3 cm。松开左手下移固定导尿道，将尿液引流到集尿袋内至合适量。如需做尿培养，弃去前段尿液，用无菌标本瓶接取中段尿液 5 mL，盖好瓶盖，放至稳妥处（操作结束后尿标本贴标签送检）。导尿完毕，轻轻拔出导尿管，撤下洞巾，擦净外阴。

• 留置导尿：左手继续用无菌纱布分开并固定小阴唇，将弯盘置于洞巾口旁，嘱患者张口呼吸。用另一把镊子夹持导尿管，对准尿道口轻轻插入 4～6 cm，见尿液流出后再插入 5～7 cm，将尿液引流至集尿袋内。夹闭导尿管，连接注射器，根据导尿管上注明的气囊容积向气囊注入等量的无菌溶液，轻拉导尿管有阻力感，即证明导尿管固定于膀胱内。导尿成功后，撤下洞巾，擦净外阴。集尿袋固定床旁，安置妥当后放开夹闭的导尿管，保持引流通畅。

13）整理用物：撤下一次性垫巾，脱去手套。导尿用物按医疗废弃物分类处理。

14）安置患者：协助患者穿好裤子，安置舒适体位并告知患者操作完毕。整理床单位，保持病室整洁。

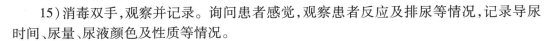

15)消毒双手,观察并记录。询问患者感觉,观察患者反应及排尿等情况,记录导尿时间、尿量、尿液颜色及性质等情况。

(三)注意事项

1.严格执行查对制度和无菌操作技术原则,注意保护患者隐私。

2.选择光滑和粗细适宜的导尿管,插管动作应轻慢,以免损伤尿道黏膜。

3.老年女性尿道口回缩,插管时应仔细观察、辨认,避免误入阴道。如误入阴道,应另换无菌导尿管重新插管。

4.对膀胱高度膨胀且极度虚弱的患者,第一次放尿不应超过 1000 mL。因大量放尿,可导致腹腔内压力突然降低,大量血液滞留于腹腔血管内,引起血压突然下降,产生虚脱。此外,膀胱突然减压,可引起膀胱黏膜急剧充血和出血,发生血尿。

二、24 h 尿标本采集

[情境导入]患者入院治疗 1 周后,症状明显改善,为进一步明确治疗效果,做好出院准备,遵医嘱为患者留取 24 h 尿标本。

(一)实训目的

24 h 尿标本用于检查尿蛋白定量,协助临床诊断,为治疗提供依据。

(二)实训流程

1.操作前准备

(1)评估:病情、意识、排尿情况及合作程度,女性患者是否在月经期。

(2)准备:①用物准备。治疗车、尿标本收集容器、甲苯、化验单条码、洗手液。②护士准备。衣帽整洁,洗手、戴口罩。③环境准备。安静整洁,光线适宜,注意保护患者隐私。④患者准备。了解采集目的、方法、注意事项、配合要点。

2.操作过程

(1)携用物至床旁,核对患者信息,向患者和家属解释操作目的、方法、注意事项、配合要点,取得配合。

(2)核对检验单,选择合适容器,容器外贴好标签,注明患者信息及留取尿液的起止时间。

(3)交代采集方法。

1)嘱患者早 7 时排空膀胱后,再开始留尿。全部尿液均留于收集容器,次日晨 7 时收集最后一次尿,共 24 h。

2)集尿瓶应放于阴凉处,集尿瓶内留第一次尿液后,根据检验目的,添加相应防腐剂(甲苯 5 ~ 10 mL)。

3)留取最后一次尿液后,测量总量并记录,充分混匀后,取适量(一般为 10 mL)送检。

(4)整理床单位及用物,洗手,记录。

(三)注意事项

1.采集尿标本时,不可将粪便混入,因粪便中的微生物可使尿液变质,影响检验结果。阴道分泌物较多时,应先清洁或冲洗会阴,再收集尿标本。

2. 女患者在月经期不宜留取尿标本。留取尿培养标本时,应留取清洁中段尿,防止标本污染,影响检验结果。

3. 采集 12 h 或 24 h 尿标本时,应妥善放置容器,做好交接班,以确保正确留取尿标本,如选用防腐剂为甲苯,应在第一次尿液倒入之后再加入,使之形成薄膜覆盖在尿液表面。

考核标准

见表 2-22。

表 2-22　女性导尿术操作考核标准

班级:　　　　　　姓名:　　　　　　学号:

项目	评分标准及细则	分值	扣分原因	扣分
准备质量 (15 分)	1. 护士准备:衣帽整齐,规范洗手、戴口罩	3		
	2. 用物准备:治疗盘、一次性无菌导尿包、一次性治疗巾、弯盘、浴巾、治疗卡、治疗车。必要时备屏风、便盆及便盆巾	6		
	3. 环境准备:安静整洁,光线适宜,屏风遮挡	2		
	4. 患者评估:病情、排尿及治疗情况、膀胱充盈度及会阴部清洁情况,了解操作目的,愿意配合	4		
操作流程质量 (70 分)	1. 核对医嘱,双人核对无误	2		
	2. 核对床号、姓名。三核对:患者、床头卡、腕带。评估患者病情及膀胱充盈情况,解释导尿的目的并取得配合,嘱患者自行清洗外阴或协助患者清洗外阴	6		
	3. 洗手(按七步洗手法),检查无菌导尿包是否在有效期内,有无漏气、破口,戴口罩	4		
	4. 根据医嘱,备齐用物携至患者床旁。再次三核对:患者、床头卡、腕带。根据季节关门窗,用屏风遮挡	5		
	5. 再次向患者说明以取得合作,松开床尾盖被	2		
	6. 协助患者脱对侧裤腿盖在近侧腿上,盖上浴巾,将盖被斜盖在对侧腿上保暖	2		
	7. 嘱患者仰卧屈膝,双腿外展,充分暴露出外阴	2		
	8. 将一次性治疗巾垫于臀下,放弯盘于会阴处	2		
	9. 再次检查无菌导尿包,打开无菌导尿包外层,将第一个治疗碗(内有 0.5% 活力碘棉球 1 袋、手套 1 双、镊子 1 把)置于两腿之间	3		
	10. 将 0.5% 活力碘棉球倒入碗内,左手戴手套。右手用镊子取棉球擦洗阴阜、对侧大腿内上 1/3 处、近侧大腿内上 1/3 处、对侧大阴唇、近侧大阴唇、对侧大小阴唇之间、近侧大小阴唇之间	5		

续表 2-22

项目	评分标准及细则	分值	扣分原因	扣分
操作流程质量 （70 分）	11. 左手拇、示指分开小阴唇，擦洗对侧小阴唇、近侧小阴唇、尿道口至肛门。污棉球放在弯盘内	4		
	12. 脱手套放入弯盘内与治疗碗一并移至床尾	2		
	13. 洗手，按无菌操作技术打开无菌导尿包	2		
	14. 戴无菌手套，铺好洞巾，置弯盘于会阴部	2		
	15. 打开液状石蜡棉球袋，润滑导尿管前端，检查气囊有无漏气，连接集尿袋	3		
	16. 将 0.5% 活力碘棉球置于小药杯内，按操作顺序摆放用物	2		
	17. 左手拇、示指分开小阴唇，右手用镊子取棉球分别消毒尿道口、对侧小阴唇、近侧小阴唇、尿道口	4		
	18. 嘱患者放松，做深呼吸	1		
	19. 移近治疗碗，右手用止血钳持导尿管对准尿道口轻轻插入尿道 4～6 cm，见尿液流出后再插入 5～7 cm。松开固定小阴唇的手，固定导尿管前段，打入气囊 10～15 mL 生理盐水，固定集尿袋，用无菌标本瓶留取中段尿 5 mL，盖好瓶盖，放置于合适处	8		
	20. 整理用物，协助患者穿好裤子，取舒适卧位，整理床单位	4		
	21. 询问患者需要，交代注意事项，酌情开窗通风，撤去屏风	2		
	22. 洗手，记录尿量、颜色，标本及时送检	3		
全程质量 （15 分）	1. 仪表端庄，言行举止优雅，大方得体	2		
	2. 操作规范，动作娴熟，无菌观念强	5		
	3. 关注患者，与患者交流自然、用语规范	4		
	4. 做好疾病健康指导	4		

考核教师：　　　　　　　得分：　　　　　　　考核日期：

思 考 题

1. 肾病综合征的并发症有哪些？

2. 肾病综合征患者使用糖皮质激素的原则有哪些？

项目十七　慢性肾衰竭患者的护理

模拟情境案例

患者赵某,男性,68岁,以"心悸、头晕、恶心10 d"为主诉入院。有高血压病史9年,未规律服用降压药。查体:体温36.5 ℃,脉搏103次/min,呼吸20次/min,血压176/105 mmHg。双肺呼吸音清,未闻及干、湿啰音。心尖搏动位于第6肋间左锁骨中线外侧0.5 cm处,心率103次/min,心律齐,各瓣膜听诊区未闻及杂音。辅助检查:血肌酐782 μmol/L,尿素氮30.02 mmol/L。B超示双肾萎缩。诊断为高血压伴肾小动脉硬化,慢性肾衰竭(尿毒症期)。

思考:①尿毒症的临床表现有哪些?②该患者主要的护理诊断有哪些?③该患者饮食应注意哪些?

实训任务

一、动静脉内瘘的护理

自体动静脉内瘘是血液透析患者最常用的永久性血管通路。内瘘成形术指经外科手术将表浅毗邻的动静脉做直接吻合,使静脉血管血流量增加、管壁动脉化,形成皮下动静脉内瘘。术中常选择桡动脉或肱动脉与头静脉或贵要静脉吻合。内瘘成熟至少需要1个月,一般在术后2~3个月开始使用。内瘘的优点是感染的发生率低,使用时间长。缺点是手术后不能立即使用,等待内瘘成熟时间长,而且每次透析均需穿刺血管(图2-1)。

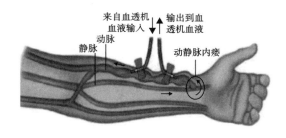

来自血透机
血液输入

输出到血
透机血液

动脉

静脉

动静脉内瘘

图2-1　自体动静脉内瘘

1.内瘘成形术前护理

慢性肾衰竭的患者在保守治疗期间,就应有意识地保护一侧上肢(多选择非惯用侧

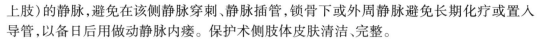

上肢)的静脉,避免在该侧静脉穿刺、静脉插管,锁骨下或外周静脉避免长期化疗或置入导管,以备日后用做动静脉内瘘。保护术侧肢体皮肤清洁、完整。

2. 内瘘成形术后护理

抬高术侧上肢至30°以上,以促进静脉回流,减轻肢体肿胀。观察手术部位有无渗血或血肿,吻合口远端的肢端有无苍白、发凉、麻木、疼痛以及全身情况。

3. 内瘘早期功能锻炼

目的是促进内瘘早日成熟。具体方法:内瘘术后1周,每天做握拳运动或手握橡皮握力圈,每天3~4次,每次10~15 min。术后2周,进行束臂握拳运动,即在吻合口上方近心端(如上臂),轻轻加压至内瘘血管适度扩张充盈,同时进行握拳或握橡皮握力圈,1 min后解除压力,然后再次加压,如此循环练习,每次10~15 min,每天2~3次。

4. 内瘘成熟及通畅的评估

①吻合口血管震颤良好、血管明显增粗、血管壁明显增厚且弹性良好,血管走行平直、表浅、粗细均匀且易穿刺;②内瘘可触及连续震颤,听诊闻及连续性低调血管杂音;③B超测定内瘘自然血流量≥500 mL/min,穿刺段血管内径≥5 mm,距皮下深度<6 mm。

5. 内瘘穿刺及使用

使用内瘘透析时,每次用两支穿刺针穿刺内瘘血管,近内瘘吻合口一侧(距离吻合口>3 cm)的穿刺针(动脉端)将血液引入透析器,远离内瘘吻合口一侧的穿刺针(静脉端)将血液输回患者体内,动脉端与静脉端的两支穿刺针距离≥5 cm。每次使用时,护士均应评估内瘘血管的相关情况,包括观察内瘘侧肢体有无发生皮下血肿、血栓、感染、动脉瘤和假性动脉瘤、瘘管远端肢体缺血,内瘘侧手部有无因静脉压增高致静脉回流障碍发生肿胀,有无发生充血性心力衰竭等并发症。

6. 内瘘的保护

禁止在内瘘侧肢体测血压、抽血、静脉注射、输血或输液。透析结束后按压内瘘穿刺部位10 min以上,压力以既能止血又可触及震颤为宜。指导患者在透析期间保护好内瘘。①教会自体动静脉内瘘的患者每天自行检查内瘘,判断内瘘是否通畅。②保持内瘘局部皮肤清洁,每次透析前清洁手臂。③透析结束当天保持穿刺部位清洁干燥,避免潮湿。④避免内瘘侧肢体受压、负重、戴手表,勿穿紧袖衣服;注意睡姿,避免压迫内瘘侧肢体;避免肢体暴露于过冷或过热的环境。⑤注意保护内瘘,避免碰撞等外伤,以延长其使用期。

二、血液透析护理技术

(一)实训目的

净化血液,纠正水、电解质及酸碱平衡。

(二)实训流程

物品准备→开机自检→安装管路及透析器→密闭式管路预冲→建立体外循环→血液透析→密闭式回血。

1.操作前准备

（1）护士评估

1）原则：①每次穿刺前进行患者血管通路评估；②不熟悉患者通路时，核查患者的病历资料；③体格检查时，评估通路功能，及时发现并发症。

2）动静脉内瘘穿刺前评估：①询问患者透析期间内瘘出血、渗血、局部疼痛、药物使用、内瘘护理等情况；②常规检查内瘘，详细评估上次的穿刺部位和瘘体的一般状况；③一旦发现活动性动脉瘤、新发动脉瘤、皮肤完整性受损及感染的征象，立即汇报上级血管通路护士或血管通路团队。

3）中心静脉导管上机前评估：①导管既往问题；②患者佩戴口罩，头偏向导管对侧；③查看敷料是否清洁，导管处皮肤是否完整、有无感染征象，带隧道的中心静脉导管有无脱出，临时导管缝线有无脱落。

（2）用物准备：血液透析器、血液透析管路、内瘘患者备穿刺针、无菌治疗巾、生理盐水、碘伏和棉签等消毒物品、止血带、一次性使用手套、透析液；10 mL注射器2个、生理盐水500 mL、药品（低分子量肝素、50%葡萄糖、10%葡萄糖酸钙、地塞米松及急救药）、手消毒剂等。

（3）护士准备：衣帽整洁，洗手，戴口罩等防护装置。人员资质要求：①具备血管通路的理论知识；②有充分的临床实践经验；③在独立执行穿刺技术前，科室应对护士进行动静脉内瘘穿刺能力的评估；④新护士独立上岗后应每年评估穿刺技能，独立工作3年后，每3年重新评估1次。

（4）环境准备：整洁安全，光线适宜，符合操作规范。环境要求：①房间安静、清洁，关闭门窗，透析单元处于清洁备用状态；②每个分隔透析治疗区域均应设置洗手设施、速干手消毒剂，手卫生设备的位置和数量应满足位置和感染控制的需要；③在穿刺过程中提供足够的灯光照明。

（5）患者准备：了解操作目的、方法、注意事项，取得患者理解和配合。患者取舒适体位，仰卧位或半卧位。

2.操作过程

操作前，检查并保持透析治疗区干净整洁，患者及陪护人员在候诊区等候，操作护士应洗手、戴口罩，必要时穿戴防护装置。

（1）核对、解释，用物备齐，携至床旁。护士治疗前核对透析机、透析器及管路型号、质量，A、B浓缩透析液浓度及有效期，检查A、B透析液管路连接是否正常。

（2）开机自检：①检查透析机电源线连接是否正常；②打开机器电源总开关；③按照要求进行机器自检。

（3）血液透析器和管路的安装：①检查血液透析器及透析管路有无破损，外包装是否完好；②查看有效日期、型号；③按照无菌原则进行操作；④安装管路时按照体外循环的血流方向依次安装。

（4）密闭式预冲

1）普通单人用血液透析机：①启动透析机血泵80～100 mL/min，用生理盐水先排净透析管路和透析器血室（膜内）气体。生理盐水流向为动脉端→透析器→静脉端，不得逆向预冲。②将泵速调至200~300 mL/min,连接透析液接头与透析器旁路,排净透析器透析液室(膜外)气体。③生理盐水预冲量应严格按照透析器说明书中的要求;若需要进行闭式循环或肝素生理盐水预冲,应在生理盐水预冲量达到后再进行。④推荐预冲生理盐水直接流入废液收集袋中,并且废液收集袋放于机器液体架上,不得低于操作者腰部以下;不建议预冲生理盐水直接流入开放式废液桶中。⑤冲洗完毕后根据医嘱设置治疗参数。

2)集中供透析液自动透析系统:透析液在线预冲量≥4000 mL,透析监视装置(血液透析机)自动采用逆超滤,膜外、膜内、动脉端、静脉端分别预冲。

(5)建立体外循环(上机):透析器及管路预冲完毕,安排患者有序进入透析治疗区。

1)操作流程:查对姓名、床号→血管通路准备→设置血泵流速50~100 mL/min→连接动脉端→打开血泵→连接静脉端→开始透析治疗→测量生命体征→记录透析机参数。

2)血管通路准备

● 动静脉内瘘穿刺:①检查血管通路,有无红肿、渗血、硬结;并摸清血管走向和搏动。②选择穿刺点后,用碘伏消毒穿刺部位。③根据血管的粗细和血流量要求等选择穿刺针。④采用阶梯式、纽扣式等方法,以合适的角度穿刺血管。先穿刺静脉,再穿刺动脉,动脉端穿刺点距动静脉内瘘口3 cm以上,动静脉穿刺点的距离10 cm以上为宜,固定穿刺针。根据医嘱推注首剂量肝素(使用低分子量肝素作为抗凝剂,应根据医嘱上机前静脉一次性注射)。

● 中心静脉留置导管连接:①准备碘伏消毒棉签和医用垃圾袋。②打开静脉导管外层敷料。③患者头偏向对侧,将无菌治疗巾垫于静脉导管下。④取下静脉导管内层敷料,将导管放于无菌治疗巾上。⑤分别消毒导管和导管夹子,放于无菌治疗巾内。⑥先检查导管夹子处于夹闭状态,再取下导管肝素帽。⑦分别消毒导管接头。⑧用注射器回抽导管内封管肝素,推注在纱布上检查是否有凝血块,回抽量为动、静脉管各2 mL左右。如果导管回血不畅时,认真查找原因,严禁使用注射器用力推注导管腔。⑨根据医嘱从导管静脉端推注首剂量肝素(使用低分子量肝素作为抗凝剂,应根据医嘱上机前静脉一次性注射),连接体外循环。⑩医疗污物放于医疗垃圾桶中。

● 移植物血管内瘘穿刺:①患者上机前清洗穿刺侧手臂,保持手臂清洁干燥。②检查血管通路:有无红肿、渗血、硬结,并摸清血管走向和搏动,判断血流方向。③使用碘伏、酒精、氯己定(洗必泰)纱布等,采用揉搓摩擦式消毒移植血管内瘘U形袢皮肤,消毒面积不小于手臂2/3。④选择穿刺点后,以穿刺点为中心,用消毒剂由内至外螺旋式消毒至10 cm直径的范围,消毒2遍。⑤戴无菌手套,铺无菌治疗巾。⑥操作者戴护目镜/防护面罩进行穿刺,阳性治疗区应穿隔离衣。⑦准确判断血流方向,穿刺点距离吻合口3 cm以上,动静脉穿刺点间距5 cm以上,避免在血管袢的转角处穿刺。采用象限交叉阶梯式穿刺,交替更换穿刺部位,严禁扣眼式穿刺方法及同一穿刺点多次反复穿刺。以合适的角度穿刺血管,固定穿刺针。根据医嘱推注首剂量抗凝剂。

3)血液透析中的监测

● 体外循环建立后,立即测量患者的血压、脉搏,询问患者的自我感觉,详细记录在血液透析记录单上。

● 二次自我查对:① 按照体外循环管路走向的顺序,依次查对体外循环管路系统各连接处和管路开口处,未使用的管路开口应处于加帽密封和夹闭管夹的双保险状态。②根据医嘱查对机器治疗参数。③治疗开始后,应对机器控制面板和按键部位等高频接触部位进行消毒擦拭。

● 双人查对:由其他护士同时再次查对上述内容,并在治疗记录单上签字。

● 血液透析治疗过程中,每小时 1 次仔细询问患者自我感觉,测量血压、脉搏,观察穿刺部位有无渗血、穿刺针有无脱出移位,并准确记录。

● 如果患者血压、脉搏等生命体征出现明显变化,应随时监测,必要时给予心电监护。

(6)回血(下机)

1)密闭式回血

● 调整血液流量至 50 ~ 100 mL/min。

● 打开动脉端预冲侧管,使用生理盐水将存留在动脉侧管内的血液回输 20 ~ 30 s。

● 关闭血泵,靠重力将动脉端近心侧管路的血液回输入患者体内。

● 夹闭动脉管路夹子和动脉穿刺针处夹子。

● 打开血泵,用生理盐水全程回血。回血过程中,可使用双手左右转动滤器,但不得用手挤压静脉端管路。当生理盐水回输至静脉壶、安全夹自动关闭后,停止继续回血。回血过程中禁止管路从安全夹中强制取出。

● 夹闭静脉管路夹子和静脉穿刺针处夹子。

● 先拔出动脉端穿刺针,再拔出静脉端穿刺针,放入透析专用利器盒或大容量利器盒中,注意避免针刺伤和血、液体滴洒。压迫穿刺部位 2 ~ 3 min,用弹力绷带或胶布加压包扎动、静脉穿刺部位。

采用中心静脉导管作为血管通路时:①颈部静脉置管的患者头偏向对侧,戴口罩。②准备冲管生理盐水或预充式导管冲洗装置。③辅助人员分别消毒导管、导管夹和管路接头,并固定透析动静脉管路。④操作者戴无菌手套,将已开包装导管保护帽,放至无菌敷料上;断开中心静脉导管动脉端与管路连接,固定导管动脉端。⑤辅助人员协助连接已抽吸生理盐水注射器;操作者打开导管夹,辅助人员脉冲式推注生理盐水或预充式导管冲洗液,弹丸式推注封管液;操作者关闭导管夹,连接导管保护帽。推荐使用预充式导管冲洗装置,减少污染及感染风险。如导管使用分隔膜接头,则螺旋断开与透析机管路连接,按规范进行分隔膜接头表面消毒后连接注射器或预充式导管冲洗装置,进行冲管封管操作。⑥回血完毕后辅助人员停止血泵,关闭管路导管夹;操作者关闭中心静脉导管静脉端导管夹,断开中心静脉导管静脉端与管路连接;进而固定导管静脉端,打开导管夹;辅助人员协助注射封管液;操作者关闭导管夹,连接导管保护帽。⑦操作者用无菌敷料包扎中心静脉导管,辅助人员协助胶布固定。⑧辅助人员再次消毒导管皮肤入口周围皮肤,操作者更换无菌敷料覆盖,辅助人员协助胶布固定,并注明更换时间。

● 操作者通过机器的污水管道排空血液透析器膜内、膜外及其管路内的液体(机器具有自动废液排放功能,按照机器要求进行排空;没有自动排放功能的机器应通过透析器膜内外压力差的方式,进行人工密闭式排放),排放完毕后,将体外循环管路、滤器取下,就近放入医疗废弃物容器内,封闭转运。

- 擦拭机器完毕后,脱手套,洗手。
- 嘱患者平卧 10～20 min 后:①检查动、静脉穿刺针部位无出血或渗血后松开包扎带;②测量生命体征;③听诊内瘘杂音。
- 整理用物,记录治疗单,签名。
- 如患者生命体征平稳,穿刺部位无出血,内瘘杂音良好,则向患者交代注意事项,测量体重,送患者离开血液净化中心。

2)特殊回血法:对于少部分内瘘压力过高、凝血异常、进行无抗凝剂透析等情况,可采用特殊回血方法。

- 消毒用于回血的生理盐水的瓶塞和瓶口。
- 插入无菌大针头,放置在机器顶部。
- 调整血液流量至 50～100 mL/min。
- 关闭血泵。
- 夹闭动脉穿刺针夹子,拔出动脉针,按压穿刺部位 2～3 min,用弹力绷带或胶布加压包扎。
- 拔出穿刺针,放入透析专用利器盒或大容量利器盒中,注意避免针刺伤和血液滴洒。
- 将动脉管路与生理盐水上的无菌大针头连接,悬挂于输液架上。
- 打开血泵,用生理盐水全程回血。回血过程中,可使用双手揉搓透析器,但不得用手挤压静脉端管路;当生理盐水回输至静脉壶、安全夹自动关闭后,停止继续回血;不宜将管路从安全夹中强制取出,将管路液体完全回输至患者体内(否则易发生凝血块入血或空气栓塞)。
- 夹闭静脉管路夹子和静脉穿刺针处夹子,拔出静脉针,放入透析专用利器盒或大容量利器盒中,注意避免针刺伤和血、液体滴洒,压迫穿刺部位 2～3 min,用弹力绷带或胶布加压包扎。
- 嘱患者平卧 10～20 min 后:①检查动、静脉穿刺针部位无出血或渗血后松开包扎带;②测量生命体征;③听诊内瘘杂音。
- 整理用物,记录治疗单,签名。
- 如患者生命体征平稳,穿刺部位无出血,内瘘杂音良好,则向患者交代注意事项,测量体重,送患者离开血液净化中心。

3)透析机自动回血:具有自动回血功能的透析机,参照透析机使用说明书操作。断开血管通路与透析管路的操作同密闭式回血。

(7)透析机消毒

1)每班次透析结束后,机器表面采用 500 mg/L 含氯消毒剂擦拭或中高效消毒剂擦拭。

2)机器表面若有肉眼可见污染时应立即用可吸附的材料清除污染物(血液、透析废液等),再用 500 mg/L 含氯消毒剂擦拭机器表面或中高效消毒剂擦拭。遵循《医疗机构环境表面清洁与消毒管理规范》(WS/T 512—2016)中要求的先清洁再消毒的原则。

3）每班次透析结束后应进行机器内部消毒,消毒方法按照说明书要求进行。

4）发生透析器破膜、传感器保护罩被血迹或液体污染时,立即更换透析器和传感器保护罩;若发生传感器保护罩破损,立即更换传感器保护罩,待此次治疗结束后请工程专业人员处理。

（三）注意事项

1.严格无菌操作,各管道连接紧密,防止空气进入及漏血。

2.透析期间密切观察患者病情和生命体征变化,如有头晕、乏力、冷汗、头痛、呕吐、畏寒、发抖等不适,及时通知医师。透析期间告知患者穿刺侧肢体避免活动,密切观察透析器及管路有无凝血、漏血,穿刺部位有无疼痛、肿胀、渗血,穿刺针有无移位、脱落等情况。

3.透析后穿刺部位压迫止血 15～20 min,力度适中,再用弹力绷带包扎 2 h,并观察有无渗血。保持穿刺部位清洁干燥,不可负重,穿刺点敷料 24 h 后方可去除。

考核标准

见表2-23。

表2-23　中心静脉导管透析操作考核标准

班级：　　　　　　姓名：　　　　　　学号：

项目	评分标准及细则	分值	扣分原因	扣分
准备质量 （15分）	1.着装:衣帽整齐,洗手,戴口罩	2		
	2.核对医嘱单、执行单、患者排班本	2		
	3.环境准备:宽敞明亮,光线充足,减少人员走动	2		
	4.患者准备:患者取舒适卧位。戴口罩,必要时遮挡	2		
	5.用物准备:生理盐水 1000 mL 1 袋、透析器、透析管路、上机包、胶布、无菌手套、5 mL 注射器 2 个、利器盒、污物桶,以及 A、B 浓缩液	5		
	6.仪器准备:电源、水处理机器处于备用状态,透析机处于备用良好状态	2		
操作流程质量 （75分）	1.备齐用物推至床旁,查对患者机器号、姓名、透析器型号	2		
	2.向患者做好解释,评估患者病情,透析间期体重增长、出凝血状况,评估生命体征以及合作程度	3		
	3.开透析机,连接A、B浓缩液自检,自检通过	2		
	4.按一次性使用透析器预充操作规程预充结束,根据医嘱设定各治疗参数	5		
	5.协助患者取仰卧位（导管患者戴口罩）。如为股静脉置管,脱裤子于膝下,观察两腿有无肿胀	2		
	6.卫生手消毒,检查上机包包装有无破损、潮湿及有效期,并打开上机包	5		
	7.取出黄色垃圾袋	2		

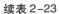

续表2-23

项目	评分标准及细则	分值	扣分原因	扣分
操作流程质量 (75分)	8. 手消毒,戴无菌手套,将中心静脉导管双腔导管放于无菌治疗巾上	5		
	9. 分别螺旋式消毒导管保护帽及导管管夹、导管管口,将消毒后的导管置于治疗巾中层无菌面	5		
	10. 检查导管夹子处于夹闭状态,取下肝素帽,弃掉黄色垃圾袋	2		
	11. 消毒管口2遍,并分别连接5 mL注射器,放于治疗巾内层无菌面	3		
	12. 垫无菌纱布于注射器下方,分别回抽2 mL导管内封管肝素液,推注在黄色垃圾袋内纱布上。检查是否有凝血块,如有血凝块,再次回抽1~2 mL,推注。推注时与纱布距离大于10 cm	5		
	13. 判断导管通畅后,根据医嘱从静脉导管端推注首剂肝素,如使用低分子量肝素,应根据医嘱上机前一次性注射	4		
	14. 连接体外循环的动、静脉管路,建立体外循环。将透析管路妥善固定,开始透析	3		
	15. 连接完毕更换无菌纱布包裹导管连接处,无菌治疗巾覆盖导管	2		
	16. 更换戴手套。解开敷料,检查置管处有无渗血、渗液,有无红肿,皮肤有无破损,缝线有无脱落	3		
	17. 取碘伏棉签,以置管处为中心顺时针旋转消毒,消毒范围直径8~10 cm,重复消毒至少3遍	5		
	18. 伤口敷料贴于置管处皮肤上,并注明换药时间	3		
	19. 卫生手消毒。再次核对机器各参数,检查管路各连接处,夹子开关状态,双核对签字	5		
	20. 整理用物,观察患者有无不适反应,擦拭机器	4		
	21. 嘱患者养成良好的卫生习惯,保持局部干燥清洁;加强对患者的宣教工作,使其了解置管的重要性,股静脉置管者尽量减少下肢活动范围,透析时不要拉扯导管,以防脱管;告知患者中心静脉置管为透析专用,不可从置管处抽血、输血、输液	5		
全程质量 (10分)	1. 目的:使用无菌技术将中心静脉导管与血液透析体外循环连接,为血液透析提供足够的血流量和允许的静脉压,为患者达到充分透析提供保障	1		

续表2-23

项目	评分标准及细则	分值	扣分原因	扣分
全程质量 (10分)	2. 注意事项 (1)护士严格无菌操作,换药时要注意观察导管有无脱落、开线,置管处有无红肿、渗液及周围皮肤有无过敏现象。如为股静脉置管,检查两侧大腿是否有肿胀现象	2		
	(2)透析结束后,消毒动静脉端口,用20 mL生理盐水脉冲式注入,再用肝素盐水按容积封管,夹闭导管紧闭,防止空气进入导管。每次更换肝素帽,不得重复使用。用双层无菌纱布包裹固定	2		
	(3)做好患者的健康指导工作。避免剧烈活动,拔管前禁淋浴以防感染,保持局部干燥	1		
	(4)告知患者经常观察插管处有无渗血,敷料是否脱落,穿脱衣服时小心,防止将导管拽出,如有异常及时来院就诊	2		
	3. 应急处理:如导管扯出脱落,应立即局部压迫止血,通知医生给予处理	2		

考核教师:　　　　　　　　得分:　　　　　　　　考核日期:

思考题

1. 简述慢性肾衰竭患者饮食指导的原则与要点。
2. 简述血液透析患者发生低血压的主要原因及处理措施。

项目十八　缺铁性贫血患者的护理

模拟情境案例

患者徐某,女性,32岁,职员。因"头晕、乏力3月余,加重2周"入院。身体评估:体温36.7 ℃,脉搏90 次/min,呼吸20 次/min,血压124/71 mmHg。神志清楚,精神尚可,眼睑及面色苍白。全身浅表淋巴结无肿大。心率90 次/min,未闻及心脏杂音。实验室检查:血象呈小细胞低色素性贫血,红细胞计数2.02×10^{12}/L,血红蛋白50 g/L,平均红细胞血红蛋白量16.20 pg,平均红细胞容积63.20 fl。诊断:缺铁性贫血。

思考:①该患者的护理评估内容有哪些?②缺铁性贫血的原因有哪些?③口服铁剂的注意事项有哪些?

实训任务

Z路径肌内注射。

(一)实训目的

注射刺激性铁剂,纠正贫血。

(二)实训流程

1.操作前准备

(1)评估:①病情、意识、用药史、过敏史、合作程度。②注射部位皮肤有无破溃。③告知操作方法、目的,指导患者配合。

(2)准备:①用物准备。治疗盘、弯盘、碘伏、无菌棉签、砂轮、2 mL注射器3支、备用针头、无菌纱布、手消毒剂、注射执行单。②护士准备。衣帽整洁,洗手、戴口罩。③环境准备。安静整洁,光线适宜,注意保护患者隐私。④患者准备。了解注射目的,配合治疗。

2.操作过程

(1)治疗室准备药物

1)洗手,戴口罩,铺无菌盘。

2)双人核对医嘱及注射单,根据医嘱取药,双人核对药品。

3)锯安瓿,开瓶,打开注射器并检查质量。

4)核对药名,抽药(不余、不漏、不污染),再次核对,排气,放入无菌盘。

5)垃圾分类处理,洗手,推车至病房。

(2)床旁操作

1)携用物至床旁,确认身份,反问式查对姓名、床号,核对腕带信息,向患者解释,取得合作,拉围帘,保护患者隐私。

2)协助患者取左侧卧位,上腿伸直,下腿稍弯曲,暴露注射部位,用十字法或连线法选择注射部位,注意保暖遮挡。

3)洗手,消毒注射部位皮肤,直径5 cm以上,螺旋式由内至外,消毒2次,要求第2次消毒范围小于第1次,待干。

4)再次核对,更换针头,排气,备干棉签。

5)左手示指、中指和无名指(小鱼际)置于注射部位皮肤朝同一方向牵拉1~2 cm(将皮下层与肌肉组织轻轻拉开),绷紧固定局部皮肤呈Z形,右手持针如握笔姿势,中指固定针拴,针尖与皮肤呈90°迅速刺入针梗2/3~3/4(正常为1/2~2/3)。左手固定,右手回抽无回血,缓慢注射药液,询问患者感受。

6)注射后迅速拔出针头,并松开左手对组织的牵引——此时侧移的皮肤和皮下组织复原,原先垂直的针刺通道即变为Z形。干棉签按压,针眼无渗血、渗液。

7)再次核对患者,协助患者取舒适体位,整理床单位,告知注意事项。

8)洗手,记录,正确分类处置废弃物。注意观察注射后的反应。

（三）注意事项

1. 深部肌内注射,可促进吸收,减轻疼痛。

2. 强调注射技术,不在皮肤暴露部位注射;抽取药液后,更换针头注射;可采用 Z 形注射法或留空气注射法。

3. 注意不良反应,局部疼痛、面部潮红、恶心呕吐、头痛等,严重者可出现过敏性休克,应备好肾上腺素。

考核标准

见表2-24。

表2-24　Z路径肌内注射法考核标准

班级:　　　　　　　　姓名:　　　　　　　　学号:

项目	评分标准及细则	分值	扣分原因	扣分
准备质量 （15分）	1. 护士准备:衣帽整洁,洗手、戴口罩	3		
	2. 用物准备:治疗车上层备弯盘、碘伏、无菌棉签、无菌纱布、砂轮、5 mL 注射器,快速手消毒液、注射执行单。治疗车下层备黄色医疗垃圾桶、黑色生活垃圾桶、利器盒	6		
	3. 环境准备:整洁安全,光线适宜,屏风遮挡	2		
	4. 患者准备:无过敏史,注射部位皮肤正常	4		
操作流程质量 （70分）	1. 转抄医嘱,双人核对。操作者到床边核对患者信息,说明Z路径肌内注射目的、方法、注意事项,取得患者理解和配合,评估注射部位的皮肤情况,询问需求	10		
	2. 操作者衣帽整洁,洗手、戴口罩后携用物至床边,再次核对患者信息,确认患者是否做好准备,协助患者取舒适体位,侧卧或俯卧背向护士	6		
	3. 洗手,选择注射部位,常规消毒 2 次皮肤,待干	8		
	4. 再次核对,抽药排气,取棉签,更换针头	8		
	5. 左手牵拉绷紧皮肤固定,90°进针,刺入针梗 2/3～3/4,回抽无回血,缓慢注药	10		
	6. 边推注边观察注射部位及全身反应,询问患者感受	6		
	7. 注射后迅速拔出针头,并松开左手对组织的牵引,此时侧移的皮肤和皮下组织复原,原先垂直的针刺通道即变为 Z 形。干棉签按压,针眼无渗血、渗液	6		
	8. 再次核对患者,协助患者取舒适体位,整理床单位,告知注意事项	8		
	9. 洗手,记录,正确分类处置废弃物。注意观察注射后的反应	8		

续表2-24

项目	评分标准及细则	分值	扣分原因	扣分
全程质量 (15分)	1. 沟通流畅,态度亲切、自然	2		
	2. 无菌观念强,严格执行查对制度	6		
	3. 操作熟练、符合规范,动作轻柔	2		
	4. 做好疾病健康指导	5		

考核教师:　　　　　　　得分:　　　　　　考核日期:

思考题

1. 铁剂注射的注意事项有哪些?
2. 铁剂口服的注意事项有哪些?

项目十九　糖尿病患者的护理

模拟情境案例

患者王某,女性,66岁,因"口渴、多饮8年余,恶心、呕吐1 d"入院。8年前无明显诱因出现口渴、多饮、多尿,体重下降约10 kg,诊断为2型糖尿病,应用胰岛素降血糖治疗,病程中未正规监测血糖。近1年来患者自行停药,渐出现视力下降,下肢肢端麻木、疼痛,无腹泻、便秘交替。既往有高血压病史3年。查体:神志清楚,呼吸快,四肢无力,恶心呕吐,呕吐物为胃内容物。入院后体温37 ℃,呼吸20次/min,脉搏96次/min,血压160/100 mmHg。查血糖21.9 mmol/L,尿糖(+++),尿酮体(++),二氧化碳结合力低,二氧化碳分压降低,血pH 7.25。诊断:①糖尿病,糖尿病酮症酸中毒,糖尿病神经病变;②高血压。

思考:①糖尿病酮症酸中毒的临床表现有哪些? ②糖尿病酮症酸中毒的护理措施有哪些? ③胰岛素使用的注意事项有哪些?

实训任务

一、胰岛素皮下注射

(一)实训目的
皮下注射胰岛素,控制血糖水平。

（二）实训流程

1. 操作前准备

（1）评估：①患者的血糖水平；②注射部位皮肤的颜色、温度，有无硬结、瘢痕、感染情况；③患者是否能按时进餐。

（2）准备：①用物准备。75%酒精、棉签、胰岛素注射液、1 mL注射器、弯盘、治疗盘、快速手消毒剂、利器盒、医疗垃圾桶。②药物准备。核对胰岛素的种类、剂型，检查胰岛素是否在有效期内、外观有无异常，胰岛素的温度接近室温。③护士准备。衣帽整洁，洗手、戴口罩。④环境准备。整洁明亮，安静舒适，保护患者隐私。⑤患者准备。取舒适体位。

2. 操作过程

（1）经双人核对医嘱及患者信息，做好解释，治疗室内准备用物。

（2）携用物至患者床旁，反问式核对患者床号、姓名，并告知注射的目的、药物名称和配合的方法。

（3）协助患者取舒适体位，选择并暴露注射部位（注意保暖，注意保护患者隐私）。

（4）手消毒，取棉签用75%酒精消毒2次（以进针点为圆心，直径大于5 cm），待干。

（5）遵医嘱抽取胰岛素，确保剂量准确。再次核对胰岛素的剂型、剂量。取干棉签备用。

（6）左手示指和拇指绷紧皮肤（过瘦者捏起皮肤），右手持注射器，示指固定针栓，使针头斜面向上与皮肤呈30°～40°进针，迅速刺入皮下；左手放松，回抽无回血后注射，缓慢推注药液，同时观察患者反应并询问感受。

（7）注射完毕后用无菌棉签按压进针点快速拔针。按压3～5 min，同时给患者做健康教育。

（8）整理用物，将针头放入利器盒内，再次核对后将注射器放入黄色垃圾袋内。

（9）整理衣物、床单位，协助患者取舒适体位，告知注意事项。

（10）快速手消毒，记录执行单。回治疗室按消毒隔离原则处置用物，洗手，再次核对医嘱。

（三）注意事项

1. 确保胰岛素的种类、剂量及注射时间正确。超短效胰岛素需餐前即刻注射，短效胰岛素和预混胰岛素餐前30 min注射。混合使用长（中）、短效胰岛素时，应先抽短效胰岛素。

2. 长期注射胰岛素的患者，需注意更换注射部位。皮下注射部位选择：上臂三角肌下缘、上臂外侧、腹部、后背、大腿外侧。

3. 患者在参加运动锻炼时，不宜在大腿、臀部等活动部位注射。注射胰岛素后避免短时间内洗热水浴、过度按压注射部位或热敷。

4. 胰岛素应避免日晒或冷冻。未开封的胰岛素放于冰箱4～8 ℃冷藏保存。正在使用的胰岛素在常温下（不超过28 ℃）可使用28 d，无须放入冰箱。

5. 监测血糖，观察胰岛素使用疗效和不良反应。

6. 胰岛素注射器不可重复使用。

二、胰岛素笔的使用

（一）实训目的

皮下注射胰岛素,控制血糖水平。

（二）实训流程

1. 操作前准备

（1）评估:①患者的血糖水平;②注射部位皮肤的颜色、温度,有无硬结、瘢痕、感染情况;③患者是否能按时进餐。

（2）准备:①用物准备。胰岛素笔、注射针头、胰岛素、75%酒精、棉签、手消毒剂、治疗盘、弯盘、利器盒、医疗垃圾桶。②药物准备。核对胰岛素的种类、剂型,检查胰岛素是否在有效期内、外观有无异常,胰岛素的温度接近室温。③护士准备。衣帽整洁,洗手、戴口罩。④环境准备。整洁明亮,安静舒适,保护患者隐私。⑤患者准备。取舒适体位。

2. 操作过程

（1）经双人核对医嘱及患者信息,做好解释。

（2）携用物至患者床旁,反问式核对患者床号、姓名,并告知注射的目的、药物名称和配合的方法。

（3）协助患者取舒适体位并暴露注射部位,常选择上臂三角肌下缘、上臂外侧、腹部、后背、大腿外侧。

（4）手消毒,取棉签用75%酒精消毒2次（以进针点为圆心,直径大于5 cm）,待干。

（5）充分混匀胰岛素:持笔式握胰岛素笔,手臂上下缓慢摇动,使笔芯内的玻璃珠在笔芯两端之间充分滚动。每次注射前,至少重复10次,并双手水平滚动胰岛素笔10次,直至胰岛素呈白色均匀的混悬液（建议从冰箱取出的胰岛素,在室温下放置30 min后再使用）。

（6）安装针头:乙醇消毒笔芯前端,安装新的胰岛素针头,依次去掉外针帽和内针帽。

（7）排气:针尖朝上,排尽空气,每次排气1~2个单位,有液体溢出。

（8）进针:旋转剂量调节按钮,遵医嘱调至所需单位数。消毒皮肤,用拇指、示指和中指捏起皮肤,然后注射,进针角度与皮肤呈90°（儿童和消瘦成年人可呈45°）,确保注射针头直达皮下组织层。

（9）注射:注射时缓慢推注,注射完毕,针头须在皮下保留6~10 s,再拔出针头,再次核对。注射完毕后用无菌棉签按压进针点快速拔针。按压3~5 min。

（10）注射后处理:旋下针头放入利器盒内,注射后将笔帽盖紧。

（11）交代注意事项,协助患者取舒适体位。

（12）整理用物,洗手,记录。

（三）注意事项

1. 注射前,检查胰岛素种类、剂量、性状和有效期,如果是中效或预混胰岛素,应将胰岛素充分混匀。

2. 嘱患者根据胰岛素的起效时间（10~30 min）,按时进食,以免发生低血糖。

3. 注射应确保在皮下进行,避免误入肌肉层。注射完毕后,应将针头取下,以免温度变化引起药液外渗。

  4.注射部位应该规范轮换。

  5.告知患者正确预防和处理低血糖的方法。

考核标准

见表2-25。

表2-25 胰岛素皮下注射考核标准

班级：   姓名：   学号：

项目	评分标准及细则	分值	扣分原因	扣分
准备质量 （15分）	1.护士准备:衣帽整洁,洗手,戴口罩	3		
	2.用物准备:75%酒精、棉签、胰岛素注射液、1 mL注射器、弯盘、治疗盘、快速手消毒剂、利器盒、医疗垃圾桶	6		
	3.环境准备:整洁安全、光线适宜	2		
	4.患者准备:了解胰岛素注射的目的、方法、注意事项及配合要点;体位舒适,床旁备有含糖食物	4		
操作流程质量 （70分）	1.转抄医嘱,双人核对,核对患者并解释说明取得合作,评估穿刺部位皮肤,必要时屏风遮挡,确认患者已经备餐	10		
	2.协助患者取舒适体位,选择并暴露注射部位(注意保暖,注意遮挡,保护患者隐私)	6		
	3.手消毒,取棉签用75%酒精消毒2次(以进针点为圆心,直径大于5 cm),待干	6		
	4.遵医嘱抽取胰岛素,确保剂量准确。再次核对胰岛素的剂型、剂量,取干棉签备用	8		
	5.左手示指和拇指绷紧皮肤(过瘦者捏起皮肤),右手持注射器,示指固定针栓,使针头斜面向上与皮肤呈30°~40°进针,迅速刺入皮下;左手放松,回抽无回血后注射,缓慢推注药液,同时观察患者反应并询问有无不适	10		
	6.注射完毕后用无菌棉签按压进针点快速拔针。按压3~5 min,同时给患者做健康教育	8		
	7.整理用物,将针头放入利器盒内,再次核对后将注射器放入黄色垃圾袋内	8		
	8.整理衣物、床单位,协助患者取舒适体位,告知患者进餐时间与胰岛素使用注意事项	8		
	9.洗手,记录。医疗用物按消毒隔离原则处置	6		
全程质量 （15分）	1.仪表端庄、沟通流畅、语言自然	2		
	2.严格执行查对制度,操作规范,符合无菌原则	4		
	3.保护患者隐私、动作轻快、有条不紊	3		
	4.做好疾病健康指导	6		

考核教师：   得分：   考核日期：

思考题

1. 胰岛素的主要不良反应是什么?
2. 糖尿病饮食护理应注意哪些?

项目二十　系统性红斑狼疮患者的护理

模拟情境案例

患者刘某,女性,32 岁,因"面部及指掌间红斑、疲倦、乏力半月,发热 2 d"入院。查体:T 37.5 ℃,P 80 次/min,R 22 次/min,BP 127/73 mmHg,SpO_2 98%。双侧颧颊部和鼻背部可见蝶形红斑,表面光滑,指掌部可充血红斑。实验室检查:血沉 65 mm/h,尿蛋白(+++),抗核抗体(+),抗 Sm 抗体(+),血红蛋白和白细胞计数正常。诊断:系统性红斑狼疮。

思考:①系统性红斑狼疮患者的护理评估内容和方法是什么? ②系统性红斑狼疮的典型临床表现有哪些? ③如何为患者进行皮肤护理和饮食护理?

实训任务

口腔护理。

(一)实训目的

1. 去除口腔异味,促进患者食欲。
2. 清除微生物及其他污垢,防止细菌繁殖。
3. 促进口腔血液循环,观察口腔黏膜和舌苔变化,提供病情的动态信息。

(二)实训流程

1. 操作前准备

(1)评估:①口唇的色泽、湿润度,有无干裂、出血及疱疹。②口腔黏膜的颜色、完整性,有无溃疡、疱疹、出血、脓液等。③牙齿的数量,有无义齿、龋齿、牙结石、牙垢等。④牙龈的颜色、湿润度,有无溃疡、肿胀及舌面积垢等。⑤舌的颜色、湿润度,有无溃疡、肿胀及舌面积垢,舌苔颜色及厚薄等。⑥腭部、腭垂、扁桃体的颜色,有无肿胀、分泌物等。⑦口腔气味,有无氨臭味、烂苹果味等。

(2)准备:①用物准备。口腔护理包(包内应置18~20 个纱球,弯止血钳和无齿镊各1 把)、压舌板、漱口液、吸水管、手电筒、治疗盘,必要时增加开口器、液状石蜡、各种外用药(遵医嘱选用)、生理盐水。②护士准备。衣帽整洁,洗手、戴口罩。③环境准备。清洁安全、光线适宜。④患者准备。了解操作目的,愿意配合。

2.操作过程

(1)核对、解释:双人核对,操作者到床边核对患者信息,询问需求,评估患者口腔黏膜情况,说明口腔护理目的、方法,取得患者理解和配合。

(2)摆放体位:操作者衣帽整洁,洗手、戴口罩后携用物至床边。再次核对患者信息,确认患者是否做好准备。协助患者侧卧或仰卧,头偏向一侧,面向护士。铺治疗巾于颌下,置弯盘于口角旁。

(3)协助漱口:棉签湿润口唇,嘱咐患者张口,一手持手电筒,另一手持压舌板轻轻撑开颊部,观察口腔、牙齿有无异常,取下义齿。协助患者漱口(嘱咐患者不要将漱口水咽下去,避免呛咳或者误吸),协助患者吐出漱口水至弯盘内(用纱布擦净口唇)。

(4)擦洗口腔:倒漱口液,清点棉球数量,一手持镊夹取棉球,另一手持钳协助拧干棉球,嘱患者咬合上下齿,压舌板撑开左侧颊部,纵向由内向外擦牙外侧面,同法擦右侧;嘱咐患者张口,擦左上内侧面→左上咬合面→左下内侧面→左下咬合面→左侧颊部,同法擦右侧;擦硬腭(横向擦,勿触咽部,以免引起恶心)、舌面、舌下。注意:每次夹取一个棉球,一个棉球擦洗一个部位。

(5)漱口、涂药:检查口腔(再用压舌板、手电筒检查口腔有无遗留棉球、溃疡、霉菌、出血点)→协助患者漱口(嘱咐患者不要将漱口水咽下去,避免呛咳或者误吸)→用纱布擦净口唇;酌情涂药于患处。

(6)安置、整理:撤弯盘及治疗巾,协助患者取舒适体位,整理床单位。清点污棉球(棉球数量与操作前相符),整理用物(棉球、棉签、纱布等一次性医疗用物放入黄色医疗垃圾桶内,治疗盘擦拭消毒,治疗盘、液状石蜡回归原位,治疗车擦拭消毒后回归原位)。

(7)洗手、记录:操作后按七步洗手法洗手,脱口罩,交代注意事项。记录口腔护理时间和患者口腔情况。

(三)注意事项

1.昏迷患者禁止漱口,以免引起误吸。

2.观察口腔时,应注意有无真菌感染。

3.传染病患者用物按隔离消毒原则处理。

考核标准

见表2-26。

表2-26 口腔护理操作考核标准

班级： 姓名： 学号：

项目	评分标准及细则	分值	扣分原因	扣分
准备质量 （15分）	1.护士准备:衣帽整洁,洗手、戴口罩	3		
	2.用物准备:口腔护理包、漱口液、吸水管、棉签、液状石蜡、手电筒、无菌手套、快速手消毒液,必要时备开口器和口腔外用药冰硼散	6		
	3.环境准备:整洁安全、光线适宜	2		
	4.患者准备:了解口腔护理的目的、方法、注意事项及配合要点;体位舒适、安全、易于操作	4		
操作流程质量 （70分）	1.双人核对,操作者到床边核对患者信息,询问需求,评估患者义齿、口腔黏膜情况,说明口腔护理目的、方法,取得患者理解和配合,回治疗室备齐用物	6		
	2.操作者衣帽整洁,洗手、戴口罩后携用物至床边。再次核对患者信息,确认患者是否做好准备。协助患者取舒适体位,侧卧或仰卧面向护士。铺治疗巾于患者颈下,置弯盘于患者口角旁	6		
	3.协助漱口。棉签湿润口唇,嘱咐患者张口,一手持手电筒,另一手持压舌板轻轻撑开颊部,观察口腔、牙齿有无异常,取下义齿。协助患者漱口(嘱咐患者不要将漱口水咽下去,避免呛咳或者误吸),协助患者吐出漱口水至弯盘内(用纱布擦净口唇)	4		
	4.倒漱口液,湿润并清点棉球数量	4		
	5.擦洗口腔 (1)外侧面:一手持镊夹取棉球,另一手持钳协助拧干棉球,嘱患者咬合上下齿,压舌板撑开左侧颊部,纵向由内向外擦牙外侧面,同法擦右侧	8		
	(2)嘱咐患者张口,擦左上内侧面→左上咬合面→左下内侧面→左下咬合面→弧形擦洗左侧颊部,同法擦右侧	8		
	(3)擦硬腭(横向擦,勿触咽部,以免引起恶心)、舌面、舌下	8		
	6.擦洗完毕,再次清点棉球数量	5		
	7.协助患者再次漱口,纱布擦净口唇,再次评估口腔情况	5		
	8.润唇,口唇涂液状石蜡或润唇膏,涂冰硼散	5		
	9.协助患者取舒适卧位,整理床单位,整理用物	6		
	10.洗手、记录,交代注意事项,做好医疗垃圾处置	5		
全程质量 （15分）	1.沟通流畅,态度亲切自然	2		
	2.操作熟练,符合规范	4		
	3.保护患者隐私,动作轻快,有条不紊	3		
	4.做好疾病健康指导	6		

考核教师： 得分： 考核日期：

135

思考题

1. 如何对系统性红斑狼疮患者进行饮食指导？
2. 系统性红斑狼患者的皮肤护理要点有哪些？

项目二十一　脑出血患者的护理

模拟情境案例

患者王某,男性,60岁,因"言语不清、右侧肢体活动不灵1 h"入院。既往有高血压病史15年,糖尿病病史10年,未规律服药。查体:T 37 ℃,P 60次/min,R 16次/min,BP 184/99 mmHg。神志清,查体欠合作,言语不清,双眼向左侧凝视,双侧瞳孔等大等圆,对光反应灵敏,口角向左侧歪斜,伸舌右偏,左侧肢体肌力5级,右侧肢体肌力1级,右侧巴宾斯基征阳性,左侧巴宾斯基征阴性。颅脑CT:左基底节区出血。初步诊断:脑出血(左基底节区出血);高血压3级(很高危)。

思考:①脑出血患者的临床表现有哪些？ ②患者主要的护理诊断是什么？ ③如何对患者进行肢体功能康复训练？

实训任务

一、脑出血患者的临床护理思维

(一)实训目的

通过脑出血案例场景,运用护理程序的工作方法为患者实施系统化整体护理,培养学生的临床护理思维能力及护理实践操作能力。

(二)实训流程

1. 操作前准备
(1)评估:①学生信息资料录入系统。②脑出血护理思维病历资料完整。
(2)准备:①用物准备。电脑、护理思维软件、病历资料等。②护士准备。着装整齐,洗手。③环境准备。安静整洁、光线适宜、网络稳定。

2. 操作过程
(1)开机自检。
(2)录入患者基本信息,收集患者资料。
(3)依据软件信息为患者进行护理评估,完成入院护理评估。

（4）录入制订护理诊断。

（5）护理思维软件系统录入护理计划。

（6）护理思维软件系统录入护理实施。

（7）护理思维软件系统录入护理评价。

（8）完成课后练习题。

（9）提交软件操作成功。

（三）注意事项

1. 按照护理思维软件程序依次完成相应模块练习，注意保存提交。

2. 体现整体护理中以"患者为中心"的原则。

3. 要注意运用护理程序对患者进行整体性护理。

4. 爱护实验室设备，顺利完成电脑操作。

二、脑疝的应急预案与抢救流程

[情景导入]患者住院后，因情绪激动突发剧烈头痛，伴喷射性呕吐、右侧肢体瘫痪，继之出现意识障碍。身体评估：体温 39 ℃，脉搏 54 次/min，呼吸 15 次/min，血压 230/120 mmHg。深昏迷，双侧瞳孔不等大，右侧上、下肢肌张力增强，腱反射亢进，巴宾斯基征（+）。责任护士协助患者卧床，遵医嘱给予禁食，心电监护，吸氧，20% 甘露醇 150 mL 快速静脉滴注，呋塞米 20 mg 静脉注射。

（一）实训目的

训练学生掌握脑疝患者的急救护理，挽救患者生命。

（二）实训用物

抢救车、20% 甘露醇、氧气、吸引器、心电监护、特护记录单。

（三）应急预案程序

1. 发现患者有脑疝先兆症状时，立即通知医生；同时置患者侧卧位或仰卧位，头偏向一侧，患者烦躁时，要防止坠床。

2. 迅速建立静脉通路，遵医嘱给脱水、降低颅内压药物，通常使用20% 甘露醇250 mL 快速静脉滴注。

3. 吸氧、保持呼吸道通畅，备好吸痰装置，及时清除呕吐物及痰液。

4. 严密观察患者瞳孔、意识、呼吸、血压、心率、血氧饱和度的变化，给予心电、血压、血氧饱和度监测，必要时做好脑室引流准备。

5. 患者出现呼吸、心跳停止时，应立即采取胸外心脏按压、气管插管、简易呼吸器或人工呼吸机辅助呼吸等心肺复苏措施，并遵医嘱给予呼吸兴奋剂及强心剂等药物治疗。

6. 头部放置冰袋或冰帽，以增加脑组织对缺氧的耐受性，防止脑水肿。

7. 病情好转后，做好基础护理、心理护理。

8. 在抢救结束后，书写护理记录单。

（四）抢救流程

发现脑疝先兆症状 →通知医生→遵医嘱给予脱水剂→及时清理呕吐物及痰液→严

密观察病情→ 告知家属→ 记录抢救过程。

（五）注意事项

1.确保在演练过程中采取所有必要的安全措施,避免对参与者造成任何伤害。

2.遵循标准操作程序,包括正确的评估、诊断和抢救步骤。

3.强调团队协作与沟通,学生应学会在紧急情况下有效沟通,确保信息准确传达,团队成员之间协调一致。

4.强调时间的紧迫性,训练学生快速做出决策和反应,因为脑疝是一种需要迅速处理的紧急情况。

5.做好心理和情绪管理,在高压和紧张的抢救环境中保持冷静,同时对患者和家属提供必要的心理支持和安慰。

考核标准

见表2-27,表2-28。

表2-27 临床护理思维综合训练考核标准

班级：　　　　　　　　姓名：　　　　　　　　学号：

项目	评分标准及细则	分值	扣分原因	扣分
护理评估 （30分）	1.问诊	3		
	2.体格检查	12		
	3.一般资料	3		
	4.健康史	4		
	5.身体状况	8		
护理诊断 （30分）	1.健康问题	12		
	2.相关因素	4		
	3.症状和体征	8		
	4.护理诊断依据	6		
护理计划 （10分）	1.排列优先顺序	4		
	2.护理目标	2		
	3.护理措施	4		
护理评价 （10分）	1.评价结果	6		
	2.部分实现/未实现原因	4		
健康教育 （10分）	1.疾病病因、诱因	2		
	2.饮食指导	2		
	3.药物指导	2		
	4.心理疏导	2		
	5.定期复查	2		
客观题（10分）	10个相关知识单选题,每小题1分	10		

考核教师：　　　　　　　得分：　　　　　　　考核日期：

表2-28　护理病例考核标准

班级：　　　　　　　　姓名：　　　　　　　　学号：

项目	评分标准及细则	分值	扣分原因	扣分
准备质量 （15分）	1. 护士准备：衣帽整洁,洗手、戴口罩（必要时）	3		
	2. 用物准备：听诊器、体温计、血压计、手电筒、记录本、笔	4		
	3. 环境准备：安静、舒适、整洁、温湿度适宜	2		
	4. 患者准备：生命体征是否平稳,活动耐力,患者对疾病的认知度,指导或协助患者排大、小便	6		
操作流程质量 （70分）	1. 核对医嘱及病人床号、姓名等信息	4		
	2. 向患者及家属做自我介绍,说明来意,消除患者顾虑,取得患者理解和配合	4		
	3. 根据患者情况,协助患者取舒适体位	7		
	4. 护理问诊、体格检查、完成护理评估	20		
	5. 根据患者情况提出护理诊断/问题及护理计划（口述或小组发言）	20		
	6. 给予患者健康指导（疾病知识、用药、病情监测、饮食及运动指导）	15		
终末处理 （5分）	1. 整理患者衣物及床单位,安置患者舒适体位	2		
	2. 整理用物,垃圾处置,洗手	2		
	3. 记录：案例分析报告	1		
全程质量 （10分）	1. 沟通流畅、态度亲切自然	3		
	2. 操作熟练、符合规范	4		
	3. 保护患者隐私、动作轻快、有条不紊	3		

考核教师：　　　　　　　　得分：　　　　　　　　考核日期：

思 考 题

1. 脑疝的先兆表现有哪些?
2. 使用甘露醇时应怎么保护静脉?

项目二十二　蛛网膜下腔出血患者的护理

模拟情境案例

患者李某,男性,30岁,因"突然头痛、呕吐5 h"入院。既往史:发现肝内胆管结石

20 余年,目前无腹痛、黄疸征象;否认"高血压、糖尿病、冠心病"等病史。否认食物、药物过敏史。查体:T 36.8 ℃,P 84 次/min,R 20 次/min,BP 160/100 mmHg,神志清楚,精神一般,自动睁眼,言语流利,双侧额纹对称,双侧瞳孔等大等圆,直径约 2.5 mm,对光反射灵敏,双侧鼻唇沟无变浅,伸舌居中,口角无歪斜。四肢肌张力正常,四肢肌力 5 级;双侧腱反射正常,双侧病理征阴性,脑膜刺激征阳性。辅助检查:①头颅 CT 提示蛛网膜下腔出血。②头颅及颈部 CTA 提示右侧颈内动脉 C_7 段动脉瘤。③腹部 CT 提示肝内胆管结石。诊断:①蛛网膜下腔出血(SAH)。②高血压。

思考:①蛛网膜下腔出血的临床表现有哪些?②明确诊断的辅助检查有哪些?③患者的护理措施有哪些?

实训任务

腰椎穿刺护理配合技术。

(一)操作目的

1. 检查脑脊液的成分,脑脊液常规、生化、细胞、诊断性穿刺学、免疫学变化。

2. 测定脑脊液的压力。

3. 了解椎管有无梗阻。

(二)操作流程

1. 术前护理

(1)患者准备:评估患者的文化水平、合作程度,以及是否做过腰椎穿刺检查等;向患者解释腰椎穿刺的目的、特殊体位、过程与注意事项,消除患者的紧张、恐惧心理,征得患者和家属的同意并签字确认。用普鲁卡因局麻时先做过敏试验。嘱患者排空大小便,在床上静卧 15 ~ 30 min。

(2)用物准备:备好穿刺包、压力表包、无菌手套、所需药物、氧气等,备好急救药物,以防发生意外。

2. 术中配合

(1)指导和协助患者保持腰椎穿刺的正确体位。

(2)穿刺过程中应密切观察患者意识、瞳孔、呼吸、脉搏、血压及面色变化,询问有无不适感。如穿刺过程中出现脑疝征象时,应立即停止放液,并向椎管内注入生理盐水 10 ~ 20 mL,或静脉快速滴注 20% 露醇 250 mL。如脑疝不能复位,或疑有颅后窝血肿者,可行脑室穿刺减压,或采取急救措施。

(3)协助患者摆放术中测压体位,并协助医生测压。当接紧测压管后,将患者双下肢慢慢伸直,嘱其全身放松,伸直头颈自然侧卧。

(4)协助医生留取并送检脑脊液标本。

3. 术后护理

(1)指导患者去枕平卧 4 ~ 6 h,卧床期间不可抬高头部,但可适当转动身体。

(2)观察患者有无头痛、腰背痛、脑疝及感染等穿刺后并发症。穿刺后头痛最常见,也可有头晕、恶心或呕吐症状,直立和行走后加重,多发生在穿刺后 1 ~ 7 d,可能为脑脊

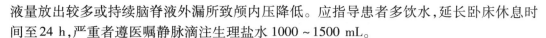

液量放出较多或持续脑脊液外漏所致颅内压降低。应指导患者多饮水,延长卧床休息时间至24 h,严重者遵医嘱静脉滴注生理盐水1000~1500 mL。

(3)颅内压高者不宜多饮水,严格卧床,密切观察意识、瞳孔及生命体征变化。

(4)保持穿刺部位的敷料干燥,观察有无渗液、渗血,24 h内不宜淋浴,伤口处3 d内不宜碰水。

(三)注意事项

1.做好充分准备,了解腰椎穿刺的指征、禁忌、潜在风险和并发症,以及SAH患者的特殊需求。

2.严格无菌操作,确保操作过程中使用的器械、手套和穿刺部位都经过严格的消毒,以降低感染风险。

3.确保患者安全,在操作过程中,患者处于舒适且安全的体位,如侧卧位或弯腰坐位,并在操作中密切监测患者的生命体征。

4.重视沟通技巧,与患者有效沟通,解释操作过程,缓解患者的紧张情绪,并在操作中及时回应患者的问题和需求。

5.加强术后观察。腰椎穿刺后,要密切观察患者的反应和恢复情况,特别是头痛、感染或出血等可能的并发症,并及时向医生报告。

考核标准

见表2-29。

表2-29　腰椎穿刺术配合与护理考核标准

班级:　　　　　　　姓名:　　　　　　　学号:

项目	评分标准及细则	分值	扣分原因	扣分
准备质量 (10分)	1.护士准备:衣帽整洁,洗手,戴口罩	3		
	2.用物准备:血压计、碘伏、棉签、腰椎穿刺包、无菌手套、2%利多卡因、胶布、急救药品、快速手消液等	4		
	3.环境准备:整洁、安静、光线充足,温湿度适宜	1		
	4.患者准备:病情稳定,无障碍沟通,排空大小便,主动配合	2		
操作流程质量 (80分)	1.转抄医嘱,双人核对;操作者到床边核对患者信息;评估生命体征是否平稳,有无脑疝风险等穿刺禁忌证;屏风遮挡;评估腰椎穿刺部位皮肤	10		
	2.协助医生征得患者和家属同意并签字;取得患者理解和配合;嘱患者排空大小便并床上静卧15~30 min后,协助患者取舒适体位	10		
	3.携用物至床边,再次核对患者信息;操作者协助患者取去枕左侧卧位,背与床沿齐平,屈髋抱膝,使脊柱尽量前屈,以增加椎间隙宽度	15		

续表2-29

项目	评分标准及细则	分值	扣分原因	扣分
操作流程质量 (80分)	4. 协助医生选择适宜穿刺点,选定腰椎3～4间隙或4～5间隙(口述)	2		
	5. 核对利多卡因后打开,供术者抽吸,配合进行穿刺操作(口述)	3		
	6. 术中密切观察患者面色、生命体征的变化,询问有无不适,发现异常及时通知医生,配合处理;术后穿刺部位消毒后覆盖纱布并固定	5		
	7. 协助患者取去枕平卧位,整理床单位	5		
	8. 术后去枕平卧位4～6 h,24 h内忌下床活动	5		
	9. 术后嘱颅内压过低者多饮水,防止穿刺后发生低颅压性头痛	5		
	10. 术后嘱颅内高压者不宜多饮水,严格卧床休息,密切观察意识、瞳孔、生命体征变化,及早发现脑疝前驱症状,如意识障碍、剧烈头痛、频繁呕吐、呼吸加快、血压上升、体温升高等,并及时处理	10		
	11. 术后保持穿刺部位的纱布干燥,如有异常及时通知医生处理	5		
	12. 清理用物,洗手,垃圾分类处理,标本及时送检	5		
全程质量 (10分)	1. 仪表端庄,言行举止优雅,沟通大方得体	2		
	2. 操作符合无菌操作,正确、规范、配合熟练	5		
	3. 保护患者隐私,动作轻快、有条不紊	3		

考核教师: 　　　　　　得分: 　　　　　　考核日期:

思 考 题

1. 脑出血与蛛网膜下腔出血的主要鉴别点有哪些?
2. 如何预防蛛网膜下腔再出血?

项目二十三　癫痫患者的护理

模拟情境案例

患者王某,男性,28岁,因"发作性抽搐,意识不清1 h"急诊入院。患者1 h前干活时突然出现双眼发直,问话无反应,突然倒下,双眼向一侧凝视、牙关紧闭、口角流涎、呼之不应,随后四肢抽搐,尿失禁,大约持续3~5 min抽搐缓解,但仍呼之不应,家属拨打120至医院急诊,就诊途中患者反复抽搐发作,共发作2~3次,抽搐时症状如前。既往史有车祸头部外伤史,近半年曾出现发作性抽搐、意识丧失现象2次,发作时四肢及面部抽搐,双眼上翻,无二便失禁,有跌倒发生,发作持续时间约1 min。查体:T 37.6 ℃,P 96次/min,R 28次/min,BP 132/78 mmHg。昏迷状态,查体不合作。双侧瞳孔等大等圆,对光反射灵敏。腱反射(++),病理征(-)。实验室及CT检查未发现异常。脑电图检查显示癫痫样放电。诊断:癫痫持续状态。

思考:①什么是癫痫的持续状态?②癫痫发作时预防窒息的措施有哪些?

实训任务

癫痫持续发作的应急预案。

(一)实训目的

通过案例讨论掌握癫痫疾病的护理评估和健康指导,情景模拟练习癫痫持续发作的应急预案。

(二)实训流程

1.操作前准备

(1)评估:患者病情、气道分泌物及缺氧程度。

(2)准备:①用物准备。记录本、笔、注射器、地西泮、吸痰装置、吸氧装置、心电监护仪等。②护士准备。衣帽整洁,洗手、戴口罩。③环境准备。整洁安全、光线适宜。

2.操作过程

(1)患者发生癫痫持续状态时,应立即让患者平卧,防止摔伤,并通知医生。

(2)解开衣领、衣扣,头偏向一侧,及时吸痰和给氧,必要时行气管切开。

(3)取下假牙,尽快将缠有纱布的压舌板或手帕卷置于患者口腔的一侧,上下臼齿之间,以防咬伤舌和颊部,对抽搐的肢体不能用暴力按压,以免骨折、脱臼等。

(4)放置床挡,以防坠床,保持环境安静,避免强光刺激。

(5)在给氧、防护的同时,迅速建立静脉通道,遵医嘱给予镇静剂、抗癫痫药和脱水剂等。

(6)在发作期,护士需守护在床旁,直至患者清醒。

(7)护士应严密观察患者的生命体征、意识、瞳孔的变化,注意有无窒息、尿失禁等,如有异常应及时通知医师进行处理。

(8)高热时,采取物理降温。

(9)待患者意识恢复后,护士应给患者做好基础护理、心理护理,书写护理记录单。

1)清洁口腔,整理床单,更换脏床单及衣物。

2)向患者讲述疾病的性质、特点及相应有效控制措施,解除患者恐惧心理,积极配合治疗。

3)指导患者按医嘱正规用药,避免自行减量、加量、停药等,以免加重病情。

4)按《医疗事故处理条例》规定,在抢救结束后6 h内,据实、准确地记录抢救过程。

（10）待门诊患者意识恢复后，将患者收入院进一步诊治。由护士陪同送入病区，如使用推车应防坠床。

（11）如患者或监护人拒绝住院，应向患者或监护人交代疾病的性质、特点及相应有效控制措施，解除患者恐惧心理，积极配合治疗。指导患者按医嘱正规用药，避免行减量、加量、自用药等，以免加重病情，定期门诊随访。

程序：立即平卧→通知医生→加强防护→吸痰→用氧→静脉用药→观察病情变化→疾病指导→记录抢救过程。

（三）注意事项

1. 不要限制其发作

在患者抽搐时，不要用力按压或试图使患者抽搐的肢体恢复平直，以免造成韧带撕裂、关节脱臼，甚至骨折等损伤。

2. 勿移动患者

当癫痫患者突然发作倒地时，应先移开患者周围可能造成伤害的东西，但不能移动患者，除非患者处于危险之中。

3. 勿强行往患者口中塞入任何东西

有些人为防止患者咬伤舌头而强行往患者口中塞入木筷、勺子等。这样有可能导致患者牙齿断裂、松动，如果患者佩戴假牙，强行撬开患者紧闭的嘴还可能导致义齿脱落而误入呼吸道。

4. 勿用凉水泼、按人中、用针刺

有些人看到患者发作以为用凉水泼可以使其清醒，但凉水的刺激可能导致患者的症状更加严重。

5. 正确急救

（1）当患者发作将要倒地时，如有人在其身旁应扶住患者使其慢慢倒地，以免跌伤。

（2）可趁患者嘴唇紧闭之前，迅速将手绢、纱布等卷成卷，垫在患者的上下齿之间，预防牙关紧闭时咬伤舌部。但如果患者已经紧闭双唇则不要尝试撬开。

（3）解开患者的衣领、裤带，使其呼吸通畅，避免窒息。

（4）当患者抽搐痉挛停止，进入昏睡状态后，应迅速将患者的头转向一侧，同时抽去其上下牙之间的垫塞物，让患者口中的唾液和呕吐物流出，避免窒息，同时舌根也不易后坠而阻塞气道。

考核标准

见表2-30。

表2-30 护士应急预案演练效果评价

班级： 姓名： 学号：

评价项目	评价结果		
人员到位情况 （5分）	□迅速敏捷	□个别人员不到位	□重点岗位人员不到位
重视程度 （5分）	□高	□一般	□低
物品准备情况 （10分）	□物品准备充分有效	□现场准备不充分	□现场准备严重缺乏
个人防护 （10分）	□全部人员防护到位	□个别人员防护不到位	□大部分人员防护不到位
履职情况 （10分）	□职责明确、操作熟练	□职责明确、操作不熟练	□职责不明、操作不熟练
协调组织情况（20分） 整体组织	□准确高效	□协调基本顺利,能满足需求	□效率低,有待改进
协调组织情况（20分） 应急小组分工	□合理高效	□基本合理,能完成任务	□效率低,没有完成任务
急救意识 （10分）	□急救意识强	□急救意识薄弱	□急救意识差
上报评价 （10分）	□报告及时	□报告不及时	□无报告意识
处理结果 （10分）	□处理到位	□部分处理不到位	□大部分处理不到位
实战效果评价 （10分）	□达到预期目标	□基本达到目标,部分环节有待改进	□没有达到目标,需重新演练
存在问题			
整改措施			

考核教师： 得分： 考核日期：

思考题

1. 癫痫患者的出院指导有哪些?

2. 抗癫痫药需要吃多少年?

第三章

妇产科护理学实训

项目一　产前检查技术

模拟情境案例

孕妇赵女士,27 岁,平素月经规则,末次月经 2023 年 11 月 18 日,预产期 2024 年 8 月 25 日,停经 40 余天,自测妊娠试验阳性,无明显早孕反应,停经 4 个多月自感胎动至今。今宫内孕 34^{+3} 周,由家属陪伴来门诊进行检查,请为赵女士做产前检查。

思考:①什么时候开始产前检查?多久检查一次?②产科检查包括哪些内容?如何操作?③胎心率的正常范围是多少?

实训任务

一、骨盆外测量及四步触诊

(一)实训目的

1. 掌握骨盆外测量的方法及各条径线正常值,掌握孕妇腹部四步触诊的方法。

2. 熟悉胎产式、胎方位、胎先露相关概念。

(二)实训流程

1. 操作前准备

(1)评估:检查室环境整洁、舒适,检查床有围帘遮挡、避风。

(2)准备:①用物准备。标准孕妇模型、胎儿模型、血压计、骨盆测量仪、出口径测量尺、软尺等。②护士准备。去除饰物,衣帽整洁,洗手,戴口罩、帽子,剪短指甲等。③孕妇准备。注意保暖,遮挡孕妇,向孕妇解释,取得合作,嘱孕妇排空膀胱。

2.操作过程

(1)询问并记录健康史

1)询问孕妇的一般资料(年龄、职业等)、既往史、家族史、丈夫健康状况、月经史、既往孕产史等。

2)询问本次妊娠经过:早孕反应、孕期用药史、胎动时间,有无阴道流血、流液、腹痛、头痛、头晕、心悸、气短、下肢水肿、皮肤瘙痒等症状。

(2)一般体格检查

1)观察孕妇的营养、精神状态等。

2)测量孕妇的身高、体重和血压。

(3)骨盆外测量:了解骨产道情况,以判断胎儿能否经阴道分娩。

[沟通]"请您将腿伸直,给您测一下骨盆的大小,以便估计一下将来您能否顺产。"

1)髂棘间径:孕妇取伸腿仰卧位,测量两侧髂前上棘外缘的距离,正常值为 23 ~ 26 cm。

2)髂嵴间径:孕妇取伸腿仰卧位,测量两侧髂嵴外缘最宽的距离,正常值为 25 ~ 28 cm。

3)骶耻外径:孕妇取左侧卧位,右腿伸直,左腿屈曲,测量第 5 腰椎棘突下凹陷处至耻骨联合上缘中点的距离,正常值为 18 ~ 20 cm。

[沟通]"请您朝左侧躺一下,下面的腿弯一下,上面的腿伸直。"

4)坐骨结节间径:孕妇取仰卧位,两腿屈曲,双手抱膝。测量两侧坐骨结节内侧缘之间的距离,正常值为 8.5 ~ 9.5 cm。

[沟通]"好了,请您再平躺过来,两腿弯起来,用手抱住膝盖,坚持一下,一会儿就好。"

5)耻骨弓角度:用两拇指尖斜着对拢,放于耻骨联合下缘,左右两拇指平放在耻骨降支的上面,测量两拇指之间的角度。正常值为 90°,小于 80° 为异常。

(4)腹部检查

1)协助孕妇仰卧于检查床上,头部置枕头,露出腹部,双腿略屈曲分开,护士站在孕妇右侧,注意保护隐私。

[沟通]"请您躺到检查床上,我来检查一下您肚子里小宝宝的情况,请将腿弯一下,稍微分开,请将内裤再向下拉一下,谢谢您的合作。"

2)观察腹形及大小,了解腹壁厚薄,有无妊娠纹、手术瘢痕、水肿等。

3)测量宫高与腹围。

[沟通]"请您将腰稍抬高一下,放平膝盖,我给您量一下腹围。"

①手触宫底,用软尺测量耻骨联合上缘到宫底高度。②嘱孕妇稍抬高腰部,将软尺平整地绕过腰部,以脐为中心测量腹围。

(5)四步触诊:检查子宫大小、胎产式、胎先露、胎方位及先露部是否衔接。

第一步:双手置于子宫底,然后以双手指腹相对轻推,判断宫底的胎儿部分,若为胎头则硬而圆且有浮球感;若为胎臀,则较软而宽,形状略不规则。

第二步:双手分别置于腹部两侧,一手固定,另一手轻推深压,两手交替,分辨胎儿四肢及胎背位置,平坦饱满处为胎背,高低不平、有活动结节处为胎儿肢体。

第三步:右手置于耻骨联合上方,拇指与其他四指分开,握住先露部,仔细判断是头还是臀,左右轻推以确定是否衔接,若先露部浮动,表示未入盆,若已衔接,则先露部不能被推动。

第四步:两手分别置于先露部的两侧,向骨盆方向向下深压,进一步判断先露部及其入盆程度。

(三)注意事项

1. 检查前应先告知孕妇检查的目的、步骤。

2. 检查时动作尽可能轻柔。

3. 检查者如为男医生,应有护士陪同,注意保护被检查者的隐私。

二、胎心听诊及胎心监护

(一)实训目的

1. 回顾骨盆外测量的方法及各条径线正常值、孕妇腹部四步触诊、宫高腹围测量的方法。掌握胎心音听诊及胎心监护方法。

2. 熟悉正常胎心率范围是多少。

(二)实训流程

1. 操作前准备

(1)评估:检查室环境整洁、舒适,检查床有围帘遮挡、避风。

(2)准备:①用物准备。检查床、听诊器或多普勒胎心仪、有秒针的手表等。②护士准备。去除饰物,衣帽整洁,洗手,戴口罩、帽子,剪短指甲等。③孕妇准备。注意保暖,遮挡孕妇,向孕妇解释,取得合作,协助孕妇仰卧于床上,合理暴露腹部,适当抚摸腹部使孕妇放松。

2. 操作过程

(1)询问并记录健康史

1)询问孕妇的一般资料(年龄、职业等)、既往史、家族史、丈夫健康状况、月经史、既往孕产史等。

2)询问本次妊娠经过:早孕反应、孕期用药史、胎动时间,有无阴道流血、流液、腹痛、头痛、头晕、心悸、气短、下肢水肿、皮肤瘙痒等症状。

(2)一般体格检查

1)观察孕妇的营养、精神状态等。

2)测量孕妇的身高、体重和血压。

(3)胎心听诊

[沟通]"赵女士,刚刚我们做了骨盆测量和四步触诊,您的骨盆条件挺好的,宝宝胎位也很好。下面要给宝宝做个胎心监护和胎心听诊,大约需要20多分钟,您先去下卫生间,我准备一下,您注意安全"。

1）评估患者：孕妇孕周大小、胎方位、胎动情况；孕妇自理能力、合作程度及耐受力；孕妇局部皮肤情况。

2）核对患者，向孕妇解释操作目的，告知此项操作对孕妇及胎儿无影响，消除紧张情绪，减轻心理压力，取得合作。必要时屏风遮挡，保护孕妇隐私。

3）协助孕妇仰卧于床上，合理暴露腹部，适当抚摸腹部使孕妇放松。

4）触清胎方位，判断胎背的位置。

5）将多普勒胎心仪放于适当位置：枕先露位于孕妇脐下方（左或右）；臀先露位于近脐部上方（左或右）；横位时位于脐周围，听到胎心搏动声，同时看表，计数 1 min。

6）记录数据，正常胎心率 110～160 次/min，选择宫缩后间歇期听诊。

7）操作过程中注意观察孕妇有无异常情况，及时处理。

8）协助孕妇整理衣裤，指导孕妇正常胎心率的范围为 110～160 次/min。告知孕妇听诊结果为实时监测结果并教给孕妇自我监测胎动的方法。

（4）胎心监护

[沟通]"赵女士，宝宝胎心挺好的，一分钟大约 135 次，下面我们做一下胎心监护。"

1）告知患者操作目的、注意事项、方法及配合技巧，嘱孕妇排空膀胱。

2）评估：孕周、血压、宫高、腹围、心理状况及理解程度。

3）监测前检查监护仪运行是否正常，准备用物，如胎心监护仪及辅助装置、耦合剂、卫生纸。

4）关闭门窗，遮挡孕妇，调节室温。

5）协助孕妇半卧位或平卧位，暴露腹部，触诊确定胎背位置。

6）接通电源，打开监护仪开关。

7）涂耦合剂，用胎心探头找到胎心最强处，固定。

8）将胎动机交予孕妇，嘱其自觉胎动时按动。

9）打开描记开关，观察胎心显示，以及胎心、宫缩曲线描记情况。

10）监测 20 min，视胎心、胎动及监测情况决定是否延长监测时间。

11）监测完毕，取下监护探头。擦净孕妇腹部，协助孕妇取舒适卧位。

12）整理床单位。

13）取下监护记录纸，填写日期、时间、床号、姓名。

14）关闭监护仪开关，拔去电源，胎心监护仪归位。

[沟通]"赵女士，今天的检查都做完了，宝宝整体情况还不错。下次记得准时来产检，您慢走。"

（三）注意事项

1．检查前应告知孕妇检查的目的、步骤。检查时动作尽可能轻柔。检查者如为男医生，应有女性护士陪同，注意保护被检查者的隐私。

2．若胎心率<110 次/min 或者>160 次/min，需立即触诊孕妇脉搏做对比鉴别，必要时吸氧，改变孕妇体位，进行胎心监护，通知医师。听到胎心音需与子宫杂音、腹主动脉音、胎动音及脐带杂音鉴别。监护仪注意仪器走纸是否正常，图纸描记线是否连续。

3．监护过程中，注意孕妇有无不适。

考核标准

见表3-1~表3-4。

表3-1 骨盆外测量考核标准

班级： 姓名： 学号：

项目	评分标准及细则	分值	扣分原因	扣分
准备质量 （15分）	1. 护士准备：着装整洁、修剪指甲、戴口罩、洗手，手要温暖	3		
	2. 用物准备：医嘱卡、骨盆测量器（仪）、洗手液、毛巾	5		
	3. 孕妇准备：①注意保暖，遮挡孕妇。②向孕妇解释，取得合作	4		
	4. 环境准备：安全、舒适、整洁，温度和光线适宜，保护孕妇隐私	3		
操作流程质量 （70分）	1. 备齐并检查物品，携带用物至床旁	2		
	2. 核对孕妇，告知目的，评估并指导孕妇，嘱咐孕妇排尿	5		
	3. 遮挡孕妇	2		
	4. 洗手、戴口罩	3		
	5. 协助孕妇取伸腿仰卧位	5		
	6. 测量髂棘间径：两髂前上棘外缘间的距离，正常值23~26 cm	7		
	7. 测量髂嵴间径：测量两髂嵴外缘最宽的距离，正常值为25~28 cm	8		
	8. 测量骶耻外径：取左侧卧位，右腿伸直，左腿屈曲	5		
	9. 测量第5腰椎棘突下至耻骨联合上缘中点的距离，正常值18~20 cm	8		
	10. 第5腰椎棘突下相当于米氏菱形窝的上角，或相当于髂嵴后连线中点下1~1.5 cm处	5		
	11. 测量坐骨结节间径：取仰卧位，两腿屈曲，双手抱膝	5		
	12. 测量两坐骨结节内缘间的距离，正常值8.5~9.5 cm	5		
	13. 测量耻骨弓角度：用两拇指尖斜着对拢，置于耻骨联合下缘，左右两拇指平放在耻骨降支上，测量两拇指的角度，正常值为90°，小于80°为异常	4		
	14. 整理床单位及用物	2		
	15. 交代注意事项并记录	2		
	16. 洗手	2		
全程质量 （15分）	1. 操作正确，动作轻稳	5		
	2. 为孕妇保暖和遮挡	5		
	3. 用物、污物处置恰当（用物摆放整齐）	5		

考核教师： 得分： 考核日期：

表3-2 四步触诊考核标准

班级：　　　　　　　　姓名：　　　　　　　　学号：

项目	评分标准及细则	分值	扣分原因	扣分
准备质量 （15分）	1.护士准备:着装整洁、修剪指甲、戴口罩、洗手,手要温暖	3		
	2.用物准备:医嘱卡、高级孕妇检查模型、洗手液、毛巾	5		
	3.孕妇准备:①注意保暖,遮挡孕妇。②向孕妇解释,取得合作	4		
	4.环境准备:安全、舒适、整洁,温度和光线适宜,保护患者隐私	3		
操作流程质量 （70分）	1.备齐并检查物品,携带用物至床旁	2		
	2.核对孕妇,告知目的,评估并指导孕妇,嘱咐孕妇排尿	5		
	3.遮挡孕妇	2		
	4.洗手、戴口罩	3		
	5.协助孕妇仰卧于床上,暴露腹部,双腿略屈外展,腹肌放松	5		
	6.检查者位于孕妇右侧并面对孕妇头部	2		
	7.第一步:检查者双手置于子宫底部,先确定子宫底高度,估计宫底高度与孕周是否相符	7		
	8.再以双手指腹交替轻推,分辨宫底处是胎体的哪一部分,圆而硬、有浮球感的为胎头,宽而软、不规则的为胎臀	7		
	9.第二步:检查者双手置于子宫两侧,一手固定,另一手深按,两手交替进行。分辨胎背及胎儿四肢各在母体腹壁的哪一侧,平坦饱满处为胎背,高低不平、有结节处为胎儿肢体	7		
	10.第三步:检查者右手拇指与其余四指分开,置于耻骨联合上方,握住先露部,按第一步特点判断先露部是头还是臀	7		
	11.再左右推动先露部,以确定是否入盆,能被推动提示未入盆,反之提示入盆	5		
	12.第四步:检查者面对孕妇足部,两手分别置于先露部的两侧,向骨盆入口深按,再一次核对先露部的诊断是否正确,并确定先露部入盆程度	7		
	13.协助孕妇穿好衣服	5		
	14.整理床单位及用物	2		
	15.交代注意事项并记录	2		
	16.洗手	2		
全程质量 （15分）	1.操作正确,动作轻稳	5		
	2.为孕妇保暖和遮挡	5		
	3.用物、污物处置恰当	5		

考核教师：　　　　　　　　得分：　　　　　　　　考核日期：

表3-3　胎心听诊技术考核标准

班级：　　　　　　　　　姓名：　　　　　　　　　学号：

项目	评分标准及细则	分值	扣分原因	扣分
准备质量（15分）	1. 护士准备：衣帽整洁、洗手、戴口罩，手保持温暖	4		
	2. 用物准备：胎心听诊仪、洗手液、记录单等	3		
	3. 环境准备：整洁、舒适，检查床有围帘遮挡、避风	3		
	4. 孕妇准备：注意保暖，遮挡孕妇，向孕妇解释，取得合作，嘱孕妇排空膀胱	5		
操作流程质量（70分）	1. 向孕妇及家属解释操作的目的、步骤及配合要点	10		
	2. 遮挡孕妇，保护隐私	2		
	3. 协助摆体位（仰卧位）	5		
	4. 暴露腹部	3		
	5. 应用四步触诊判断胎背的位置	8		
	6.（口述）胎心听诊部位	10		
	7. 涂耦合剂于听诊探头上，打开开关，将听诊探头（听筒）放在胎背处听诊，如有宫缩，应在宫缩间歇听诊	9		
	8. 放置胎心听诊仪探头，进行听诊30～60 s	2		
	9.（口述）注意胎心的频率、节律、强弱，注意与腹主动脉音、子宫杂音、脐带杂音鉴别	5		
	10. 告知胎心率正常范围及所测结果	3		
	11. 操作后协助孕妇穿衣，恢复舒适体位	3		
	12. 孕期健康教育	10		
全程质量（15分）	1. 操作熟练准确，动作轻稳连贯	5		
	2. 操作过程中和孕妇交流，语言柔和，关心孕妇，体现人文关怀	5		
	3. 操作前准备充分，操作后整理用物	5		

考核教师：　　　　　　　　得分：　　　　　　　考核日期：

表3-4　胎心监护技术考核标准

班级：　　　　　　　　　姓名：　　　　　　　　　学号：

项目	评分标准及细则	分值	扣分原因	扣分
准备质量（20分）	1. 护士准备：着装整洁，戴口罩、帽子，洗手	5		
	2. 用物准备：检查床、胎心监护仪、超声耦合剂	5		
	3. 孕妇准备：①注意保暖，遮挡孕妇；②向孕妇解释，取得合作	5		
	4. 环境准备：安全、舒适、整洁，温度适宜	5		

续表3-4

项目	评分标准及细则	分值	扣分原因	扣分
操作流程质量 （60分）	1. 携用物至床旁,核对孕妇姓名、年龄、床号,向孕妇解释操作目的,消除紧张情绪,减轻心理压力,取得合作	5		
	2. 协助孕妇15°半卧于床上,头略高,合理暴露腹部,适当抚摸腹部使孕妇放松	5		
	3. 四步触诊触清胎方位,判断胎背的位置	10		
	4. 固定胎心探头和宫缩探头（口述位置）	10		
	5. 观察胎儿胎心及胎动情况,至少20 min,若有异常可增加至40 min	10		
	6. 监护完毕,取下监护纸,写上姓名、床号及监护时间	5		
	7. 撤下探头,并擦净腹部皮肤	5		
	8. 协助孕妇整理衣裤,整理用物	5		
	9. 根据胎心曲线图做出报告并将胎心曲线图粘贴于病历报告单上保存	5		
全程质量 （20分）	1. 操作正确熟练,动作轻稳,态度和蔼,与孕妇有效沟通	10		
	2. 能正确判断胎心曲线图	5		
	3. 叙述流畅	5		

考核教师：　　　　　　　得分：　　　　　　　考核日期：

思考题

1. 孕妇出现哪些异常情况应及时就医？
2. 若听诊胎心音时出现子宫收缩,应如何处理？

项目二　分娩机制

模拟情境案例

王先生的爱人小红送到医院时已经临产,2月23日凌晨3:45,孕妇的宫口已经开大8 cm,4时,宫口全开,胎儿的头部已娩出,但生产的过程并不顺利,胎儿的前肩被嵌顿于耻骨联合上方,出现了肩难产症状。由于情况紧急,医院加派了医护人员,共派出了2名医生、2名医助护士及1名护士,按照肩难产进行相应的处理,扩大会阴切口、正确运用分娩机制手法转动胎儿肩部等一系列规范操作,终于于4:20胎儿娩出了。

思考：①为什么会出现肩难产情况？ ②接生过程中应怎样避免这些情况的发生？

实训任务

分娩机制是指胎儿先露部在通过产道时,为适应骨盆各平面的不同形态,被动地进行一系列适应性转动,以其最小径线通过产道的过程。通过定义我们可以看出,分娩过程与骨盆形态大小和胎头的大小有很大关系。因此在学习本次内容之前,我们先来回顾一下骨盆的三个平面的形状和大小以及胎头的各条径线。

由上至下为入口平面、中骨盆平面、出口平面。

1. 入口平面为大小骨盆的交界面(即盆腔的入口),呈横椭圆形,径线如下。前后径为耻骨联合上缘中点至骶岬上缘中点距离,又称骶耻内径,平均长约 11 cm。横径是入口平面最大径线,为两髂耻缘间的最宽距离,平均约 13 cm。斜径左右各一条,为一侧骶髂关节至对侧髂耻隆突间的距离,长约 12.5 cm。从左骶髂关节至右髂耻隆突者为左斜径,反之为右斜径。临床上以前后径为最为重要,扁平骨盆的前后径较小,将影响胎儿头入盆。

2. 骨盆的最小平面(所谓的中骨盆平面)系耻骨联合下缘、坐骨棘至骶骨下端的平面,呈前后径长的椭圆形。前后径约 11.5 cm,横径(坐骨棘间径)长约 10 cm。

3. 出口平面由两个以坐骨结节间径为其共同底线的三角面组成。前三角的顶为耻骨联合下缘,两侧边为耻骨降支,后三角的顶为骶尾关节,两侧边为骶骨结节韧带。坐骨结节间径,即出口横径,平均长 9 cm(耻骨联合下缘至骶尾关节间距离为其前后径,平均长 11.5 cm,分娩时尾骨尖可向后移 1.5~2.0 cm,使前后径伸长至 11.0~11.5 cm)。两侧耻骨降支在耻骨联合下方形成一接近直角的耻骨弓。由耻骨联合下缘至坐骨结节间径的中点称"前矢状径",平均长 6 cm;骶尾关节至坐骨结节间径的中点称"后矢状径",平均长 8.5 cm。临床上单纯出口平面狭窄少见,多同时伴有中骨盆平面狭窄。

4. 胎头主要径线及其平均值如下。

(1)双顶径:是胎头的最大横径,为两顶骨隆突间的距离,临床用 B 型超声判断胎头大小,妊娠足月时平均值约为 9.3 cm。

(2)枕额径:又称前后径,胎头以此径衔接,妊娠足月时平均值约为 11.3 cm。

(3)枕下前囟径:又称小斜径,胎头俯屈后以此径通过产道,妊娠足月时平均值约为 9.5 cm。

(4)枕颏径:又称大斜径,妊娠足月时平均值约为 13.3 cm。

操作者位于孕妇右侧,以枕左前位(LOA)分娩机制为例。

(一)实训目的

1. 掌握分娩机制的步骤。

2. 陈述各个操作步骤的注意事项。

3. 通过分娩机制学习,掌握正常分娩发生的原理,对正常分娩过程有全方位的了解。

(二)实训流程

1. 操作前准备

(1)评估:检查室环境整洁、舒适、安全,温度和光线适宜,检查床有围帘遮挡、避风。

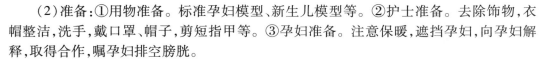

（2）准备：①用物准备。标准孕妇模型、新生儿模型等。②护士准备。去除饰物,衣帽整洁,洗手,戴口罩、帽子,剪短指甲等。③孕妇准备。注意保暖,遮挡孕妇,向孕妇解释,取得合作,嘱孕妇排空膀胱。

2. 操作过程

（1）询问并记录健康史

1）询问孕妇的一般资料（年龄、职业等）、既往史、家族史、丈夫健康状况、月经史、既往孕产史等。

2）询问本次妊娠经过：早孕反应、感染用药史、胎动时间,有无阴道流血、流液、腹痛、头痛、头晕、心悸、气短、下肢水肿、皮肤瘙痒等症状。

（2）一般体格检查：①观察孕妇的营养、精神状态等。②测量孕妇的身高、体重和血压。

（3）分娩机制演示

1）衔接：胎头双顶径进入骨盆入口平面,或者胎头颅骨最低点接近或达到坐骨棘水平,称衔接。

2）下降：胎头沿骨盆轴前进的动作,称下降。下降贯穿在分娩全过程中,与其他动作伴随。

3）俯屈：当胎头以枕额径进入骨盆腔,继续下降至骨盆底时,处于半俯屈状态的胎头枕部遇肛提肌阻力,借杠杆作用进一步俯屈,使下颌接近胸部,变胎头衔接时的枕额径为枕下前囟径,以适应产道的最小径线,有利于胎头进一步下降。

4）内旋转：胎头为适应骨盆轴而旋转,使其矢状缝与中骨盆及骨盆出口前后径一致。枕左前位的胎头枕部向母体中线旋转45°,此时,后囟转至耻骨弓下方。胎头于第一产程内完成内旋转动作。

5）仰伸：完成内旋转后,胎头下降达阴道外口时,胎头枕骨下部达耻骨联合下缘,以耻骨弓为支点,使胎头逐渐仰伸,胎头的顶、额、鼻、口、颏相继娩出。当胎头仰伸时,胎儿双肩径沿左斜径进入骨盆入口。

6）复位及外旋转：胎头娩出后,为使胎头与胎肩恢复正常关系,胎头枕部向左旋转45°,称复位。胎肩在盆腔内继续下降,前（右）肩向前向中线旋转45°时,胎儿双肩径转成与出口前后径一致的方向,胎头枕部需在外继续向母体左旋转45°,以保持胎头与胎肩的垂直关系,称外旋转。

7）胎儿娩出：胎头完成外旋转后,胎儿前（右）肩在耻骨弓下先娩出,随即后（左）肩从会阴前缘娩出。胎儿双肩娩出后,胎体及胎儿下肢随之顺利娩出。

以上就是分娩机制的全过程,分娩机制各动作虽分别介绍,但却是连续进行的,下降动作贯穿于分娩全过程,内旋转在第一产程内完成。在以后的工作中,每一个环节都应谨慎严谨。

（三）注意事项

1. 分娩机制各动作虽分别介绍,但却是连续进行的,下降动作贯穿于分娩全过程。

2. 内旋转在第一产程末完成。

3. 枕左前位时内旋转向母体右侧旋转,外旋转向母体左侧旋转,枕右前相反。

考核标准

见表3-5。

表3-5 分娩机制考核标准

班级： 姓名： 学号：

项目	评分标准及细则	分值	扣分原因	扣分
准备质量 （15分）	1. 护士准备：着装整洁、修剪指甲、戴口罩、洗手，手要温暖	3		
	2. 用物准备：医嘱卡、洗手液、毛巾	5		
	3. 孕妇准备：①向孕妇解释，取得合作，排空膀胱。②注意保暖，遮挡孕妇	4		
	4. 环境准备：安全、舒适、整洁，温度和光线适宜，保护孕妇隐私	3		
操作流程质量 （70分）	1. 备齐并检查物品，携带用物至床旁	3		
	2. 洗手、戴口罩	5		
	3. 把模型摆放于产床上	2		
	4. 操作者位于孕妇右侧	3		
	5. 衔接：胎头双顶径进入骨盆入口平面，胎头颅骨最低点接近或达到坐骨棘水平	8		
	6. 下降：胎头沿骨盆轴前进的动作	6		
	7. 俯屈：当胎头以枕额径进入骨盆腔，继续下降至骨盆底时，处于半俯屈状态的胎头枕部遇肛提肌阻力，借杠杆作用进一步俯屈，使下颌贴近胸部，变衔接时的枕额径为枕下前囟径	8		
	8. 内旋转：胎头为适应骨盆轴而旋转，使其矢状缝与中骨盆及出口前后径相一致，胎头枕部向右旋转45°，后囟转至耻骨弓下方	8		
	9. 仰伸：完成内旋转后，胎头下降达阴道外口时，胎头枕骨以耻骨弓为支点，使胎头逐渐仰伸，相继娩出顶、额、鼻、口、颏	8		
	10. 复位及外旋转：胎头娩出后，为使胎头与胎肩恢复正常关系，胎头枕部向左旋转45°，称复位。胎肩在盆腔内继续下降，前（右）肩向前向中线旋转45°时，胎儿双肩径转成与出口前后径相一致的方向，胎头枕部需在外继续向左旋转45°，以保持胎头与胎肩的垂直关系，称外旋转	8		
	11. 胎儿娩出：胎头完成外旋转后，右手保护会阴，左手先下压胎儿颈部，使胎儿前（右）肩在耻骨弓下先娩出；随即左手再上托胎儿颈部，让胎儿（左）肩从会阴前缘娩出。胎儿双肩娩出后，胎体及胎儿下肢随之顺利娩出	6		
	12. 整理床单位及用物	3		
	13. 洗手	2		

续表3-5

项目	评分标准及细则	分值	扣分原因	扣分
全程质量 （15分）	1. 操作正确,动作轻稳	5		
	2. 为孕妇保暖和遮挡	5		
	3. 用物、污物处置恰当(用物摆放整齐)	5		

考核教师：　　　　　　得分：　　　　　　考核日期：

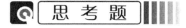

试述影响分娩的因素有哪些。

项目三　正常分娩妇女的护理

模拟情境案例

张女士,29 岁,G2P1,以"孕39^{+2}周,阵发性下腹痛2 h"入院。孕妇平素月经规律,孕期无特殊不适,定期产检,未发现异常。既往体健,3 年前顺产一女婴,产程顺利,余无特殊。家族史无特殊。体格检查：T 36.2 ℃,P 82 次/min,R 18 次/min,BP 120/80 mmHg。身高 159 cm,体重 65 kg。神志清,一般状况良好。产前检查：胎方位 LOA,胎心率 136 次/min,子宫收缩40 s/(3~4) min,强度中。先露头。骨盆外测量23 cm-26 cm-19 cm-9 cm。宫口开大 5 cm,先露 S=+1,胎膜未破。

思考：①该产妇处于第几产程？②目前应采取哪些护理措施？③如何确定该产妇的分娩方式？④分娩中如何进行助产？

实训任务

正常分娩妇女的护理技术。

(一)实训目的
能够运用外阴清洁与消毒、接生、新生儿脐带处理等技术进行助产。

(二)实训流程

1. 操作前准备
(1)评估：检查室环境整洁、舒适、安全,温度和光线适宜,检查床有围帘遮挡、避风。
(2)准备：①用物准备。洗手池、非接触式水龙头、计时装置、镜子、洗手液、外科消毒剂、消毒小毛巾、污物桶、无菌手刷等。②护士准备。去除饰物,更换专用的洗手衣裤、手术鞋,戴口罩、帽子,剪短指甲等。③产妇准备。注意保暖,遮挡产妇,向产妇解释,取得合作,嘱产妇排空膀胱。

2.操作过程

(1)会阴冲洗:经进一步的处理,该产妇于16时宫口开9 cm,先露 S=+2,17时宫口开全,先露 S=+3,请做好接生前的准备并进行接生。

1)适应证:适用于接生前的外阴消毒;外阴、阴道手术操作前的外阴消毒。

2)用物准备:无菌盘(内备2个治疗碗,分别盛有20%肥皂棉球、碘伏原液、棉球及无菌镊子2把)、冲洗壶(内盛温开水2000 mL)、垫巾、污水桶。

3)方法:①协助产妇仰卧于产床上,帮助产妇取合适卧位(外展屈膝位或膀胱截石位),充分暴露会阴部,臀下铺垫巾,将产妇衣服上卷,将产床床尾稍向下倾斜。②用温开水冲湿会阴部后取肥皂棉球按顺序擦洗2遍,每个部位2~3次,擦洗后用温开水冲洗(擦洗过程中棉球脏了随时更换)。擦洗顺序:大阴唇→小阴唇→阴阜→大腿内上1/3→会阴→肛门周围。③用碘伏棉球同上顺序擦洗2遍。④将产床复位,垫上无菌巾。

4)注意事项:①注意保暖。②冲洗时水温要适宜,动作要轻快,用力要适当,防止水流入阴道,避免浸湿产妇衣服。

(2)接生

1)适应证:适用于阴道分娩。

2)用物准备:一次性产包(内备聚血盆、脸盆、弯盘、脐带剪、会阴侧切剪、18 cm针持、16 cm弯血管钳、吸球、脐带卷、阴道塞纱、气门芯3个、大纱布块17块)。

3)方法:①估计产妇在30 min内分娩,接产者需按外科洗手后上台,打开产包,铺好消毒巾准备接生。严格遵守无菌操作规程进行接生。②接产者站在产妇右侧,当胎头拨露,会阴后联合紧张时开始保护会阴。③在会阴部盖消毒巾,接产者右手支在产床上,手掌大鱼际紧贴会阴体。每当宫缩时向上内方抬托,同时左手轻轻下压胎头枕部,协助胎头俯屈使胎头缓慢下降。宫缩间歇时,保护会阴的右手稍放松。④当胎头枕部在耻骨弓下方露出时,左手协助胎头仰伸,使胎头缓缓娩出。⑤胎头娩出后,右手仍注意保护会阴,左手自胎儿鼻根向下颏挤压,挤出胎儿口鼻内的羊水和黏液,然后协助胎头复位和外旋转。⑥接产者左手向下轻压胎儿颈部,使前肩从耻骨弓下先娩出,再托胎颈向上,使后肩从会阴前缘缓慢娩出。⑦双肩娩出后,保护会阴的右手放松,双手协助胎体及下肢相继以侧位娩出。⑧记录娩出时间、胎儿性别。

4)注意事项:①接生时严格按无菌操作规程。②接生时特别注意帮助胎头俯屈,以胎儿最小径线娩出及控制胎儿娩出速度。③保护会阴的手要向内上方托起,而非堵压。④娩出前肩时避免用力压迫会阴。

(3)新生儿脐带处理

[情境导入]18时,胎儿娩出,请为新生儿处理脐带。

1)处理前准备:将新生儿置于辐射台上,呈头稍后仰位,及时清理其口、鼻腔的黏液及羊水,注意保暖。

2)处理脐带:将气门芯套在血管钳上再套入脐带至脐根部,用消毒液在距脐轮约5 cm脐带处向下消毒至脐带根部周围直径5 cm,在距脐根部1.5~2.0 cm处剪断脐带,用2.5碘酊或20%高锰酸钾消毒脐带断面,用无菌纱布包好,再用脐带纱布包扎。

3)注意事项:①处理脐带时要注意为新生儿保暖。②消毒脐带断端时注意药液不能接触新生儿皮肤,以免灼伤。

（4）娩出胎盘

[情境导入]胎儿娩出后,产妇感到兴奋和轻松,宫缩停止几分钟后重新出现。18时20分,子宫体变硬呈球形,宫底位于脐上1指,阴道口外露的一段脐带自行延长,在耻骨联合上缘向下深压子宫下段时,子宫底上升而脐带不回缩,阴道出现少量流血。请协助娩出胎盘。

1)适应证:适用于第三产程阴道分娩的产妇。

2)方法:①判断胎盘剥离征象。②胎盘娩出:当确认胎盘已经完全剥离,接生者一手轻拉脐带使胎盘娩出。当胎盘娩出至阴道口时,接生者双手接住胎盘向同一方向旋转并缓慢向外牵拉,协助胎膜完整剥离。③检查胎盘、胎膜:将胎盘铺平,用纱布将胎盘母体面血块轻轻擦掉,检查母体面胎盘小叶有无缺损。然后检查胎膜是否完整,胎儿面边缘有无断裂血管,及时发现副胎盘。测量胎盘大小、厚度和脐带长度,检查脐带内血管。④胎盘娩出后护理:仔细检查软产道有无裂伤,如有裂伤及时缝合。

（5）检查软产道并缝合:胎盘娩出后,应仔细检查会阴、小阴唇内侧、尿道口周围、阴道及宫颈有无撕裂。如有撕裂应立即缝合。观察产后一般情况:注意子宫收缩,子宫底高度,膀胱充盈,阴道流血量,会阴、阴道有无血肿等,并测量血压、脉搏。换上干净臀垫,穿上衣物,注意保暖。如阴道流血量不多,但子宫收缩不良,子宫底上升,提示宫腔内有积血,应挤压子宫底排出积血,并给予子宫收缩剂。

（6）直肠指诊:如产妇自觉有肛门坠胀感,多提示有阴道后壁血肿,应行肛查,确诊后给予及时处理。留产妇在产房观察2 h。

（三）注意事项

1. 检查胎盘、胎膜完整性。
2. 观察阴道出血、宫缩及血压情况。

考核标准

见表3-6。

表3-6 正常分娩妇女的护理考核标准

班级: 姓名: 学号:

项目	评分标准及细则	分值	扣分原因	扣分
准备质量 （20分）	1. 护士准备:着装整洁、修剪指甲、戴口罩、洗手,手要温暖	5		
	2. 用物准备:肥皂水、温开水、便盆、干纱布及棉球、0.1%氯己定、消毒纱布、手套、产包、产盘、手刷、泡手桶、洗手液、毛巾	8		
	3. 产妇准备:①注意保暖,遮挡产妇。②向产妇解释,取得合作	4		

续表 3-6

项目	评分标准及细则	分值	扣分原因	扣分
准备质量 （20分）	4.环境准备:安全、舒适、整洁,温度和光线适宜,保护产妇隐私	3		
操作流程质量 （60分）	1.备齐并检查物品,携带用物至床旁	2		
	2.核对产妇,告知目的,评估并指导产妇,嘱咐产妇排尿	2		
	3.洗手、戴口罩	2		
	4.协助产妇仰卧于产床上,两腿屈曲分开,露出外阴部	2		
	5.外阴冲洗与消毒	5		
	6.取下便盆,铺消毒巾于臀下	2		
	7.接产者按无菌操作常规泡手、戴手套及穿手术衣后,打开产包,铺好消毒巾准备接产	3		
	8.接生者站于产妇右侧。准备好接产器械及新生儿断脐结扎线或气门芯	5		
	9.当胎头拨露使阴唇后联合紧张时,应开始保护会阴	5		
	10.在会阴部盖上一块消毒巾,接生者右肘支在产床上,右手拇指与其余四指分开,利用手掌大鱼际顶住会阴部	5		
	11.每当宫缩时应向上内方抬托,同时左手轻轻下压胎头枕部,协助胎头俯屈和使胎头缓慢下降	2		
	12.宫缩间歇时,保护会阴的右手稍放松,以免压迫过久引起会阴水肿	2		
	13.当胎头枕部在耻骨弓下露出时,左手应按分娩机制协助胎头仰伸	3		
	14.胎头娩出后,右手应注意保护会阴	3		
	15.接产者左手将胎儿颈部向下轻压,使前肩自耻骨弓下先娩出,继之再托胎颈处,使后肩从会阴前缘缓慢娩出。双肩娩出后,右手方可放松,最后双手协助胎体及下肢相继以侧位娩出	3		
	16.吸痰管清理新生儿呼吸道,确定吸净呼吸道黏液和羊水后,手轻拍新生儿足底,刺激新生儿大声啼哭	2		
	17.在距脐根 0.5 cm 处结扎脐带(用气门芯结扎),挤出脐带断端残血,局部涂20%高锰酸钾	2		
	18.确定胎盘已剥离,协助胎盘娩出。在宫缩时左手握住宫底并按压,同时右手轻拉脐带,当胎盘娩出至阴道口时,接产者用双手接住胎盘,向一个方向旋转并缓慢向外牵拉,协助胎膜完整剥离排出	3		
	19.将娩出的胎盘铺平,检查胎盘有无缺损、胎膜是否完整、胎儿面边缘有无血管断裂等	3		
	20.检查软产道有无损伤,若有裂伤,应立即缝合	2		
	21.直肠指诊;清理用物,分类无害化处理;填写分娩记录	2		

续表3-6

项目	评分标准及细则	分值	扣分原因	扣分
全程质量 （20分）	1.关心、体贴产妇,指导产妇正确使用腹压	5		
	2.手法正确,动作轻柔（忌粗暴）	5		
	3.穿戴符合手术要求,遵循无菌原则	10		

考核教师：　　　　　　得分：　　　　　　考核日期：

思 考 题

1.简述产程的划分方法。
2.简述胎盘剥离的征象。

项目四　产后出血患者的护理

模拟情境案例

周女士,33岁,无业,现孕足月第2胎产后2 h,阴道大量出血半小时,由当地卫生院转入我科。生育史：人工流产1次,足月产1次,末次分娩史2024年,无异常分娩史。无药物过敏史,家族中无高血压及糖尿病史。产妇既往身体健康,无手术及外伤史。入院查体：T 36 ℃,P 120 次/min,R 20 次/min,BP 90/60 mmHg。神志清楚,面色苍白,四肢无力,呼吸平稳,脉快律齐,听诊心肺无异常,查体合作,宫底脐上3指,子宫收缩欠佳。

辅助检查：血常规示血红蛋白68 g/L,血小板110×10⁹/L。凝血功能检查示凝血酶原时间11.38 s,国际标准化比值0.98,纤维蛋白酶2.70 g/L,活化部分凝血活酶时间25.56 s,凝血酶时间14 s。

思考：①请结合临床知识,给出该患者的诊断。②该疾病常见的原因有哪些？③针对该疾病的病因,可以采取的措施有哪些？

实训任务

(一)实训目的

1.掌握产后出血的抢救流程,掌握子宫按摩方法、缩宫素使用方法、宫腔内纱条填塞方法。

2.熟悉产后出血发生的病因及表现、出血量计算方法。

3.了解产后出血的心理护理及健康教育。

（二）实训流程

1.操作前准备

（1）评估:检查室环境整洁、舒适、安全,温度和光线适宜,检查床有围帘遮挡、避风。

（2）准备:①用物准备。产后聚血器、尿管、20 mL 注射器、纱布块、一次性产包等。②护士准备。去除饰物,更换专用的洗手衣裤、手术鞋,戴口罩、帽子,剪短指甲等。③产妇(患者)准备。注意保暖,遮挡产妇,向产妇解释,取得合作,排空小便,必要时导尿,取膀胱截石位。

2.操作过程

（1）询问并记录健康史、本次产程过程

1）询问孕妇的一般资料(年龄、职业等)、既往史、家族史、丈夫健康状况、月经史、既往孕产史等。

2）询问本次妊娠经过:早孕反应、感染用药史、胎动时间,有无阴道流血、流液、腹痛、头痛、头晕、心悸、气短、下肢水肿、皮肤瘙痒等症状。

3）询问本次分娩经过。

（2）一般体格检查

1）观察产妇的营养、精神状态等。

2）测量产妇体温、呼吸、脉搏、血压、血氧饱和度等。

（3）子宫按摩

[沟通]"您好,我是您的助产护士,您现在出现了产后出血,我们需要您的配合来找出出血原因,并及时对症处理,希望您能配合。我现在需要按摩您的子宫,看一下子宫收缩好不好,再检查一下有没有裂伤,可能有点不舒服,希望您能配合一下。"

①触摸子宫轮廓,判断子宫收缩情况。②检查软产道。③检查胎盘。

[沟通]"您的子宫收缩不是很好,我现在要给您进行子宫按摩,来促进它的收缩,会有一些不舒服,希望您能理解配合。"

子宫按摩任选一种方法即可。

1）经腹按摩法:左手在耻骨联合上缘向下按压使子宫上升,右手置于子宫底部,拇指放于子宫前壁,其余四指放于子宫后壁。

2）腹部-阴道双手按摩法:术者一手握拳置于阴道前穹隆,顶住子宫前壁;另一只手经腹部按压子宫后壁,使子宫前屈(注意使用无菌技术)。

双手做均匀有力的、有节律的按摩;按摩过程中应间断性地按压子宫底将宫腔内积血排出。

（4）宫腔纱条填塞术

[沟通]"您的子宫收缩不是很好,我现在要向宫腔里填塞纱布条,来促进它的收缩,会有一些不舒服,希望您能理解配合。"

1）常规消毒,洗手,戴手套。

2）用灭菌纱布条在盛生理盐水的治疗碗中浸湿,挤干。

3）术者用一手在腹部固定宫底,用另一手或持卵圆钳将长 1.0～1.5 cm、宽 6～8 cm 的 4～6 层大纱条送入宫腔内,自宫底向外逐层填塞。

4）填塞应紧密，不留空隙，均匀，剩余的纱布条留于阴道内。

5）填塞后，测量血压、脉搏等生命体征。

（5）宫颈裂伤、阴道裂伤缝合术

[沟通]"您分娩的时候，软产道有些裂伤，这个在顺产的时候是很常见的。我现在需要给您缝合修补来止血，缝合过程中会有些疼痛，希望您能理解配合。"

1）常规消毒、铺巾。

2）暴露宫颈，用两把卵圆钳并排钳夹宫颈前唇并向阴道口方向牵拉。

3）顺时针方向逐步移动卵圆钳，直视观察宫颈情况。

4）发现裂伤后，用两钳固定，以肠线或可吸收线缝合，第一针从裂口顶端稍上方开始，作连续缝合，最后一针距宫颈外侧端 0.5 cm 处止。

5）阴道裂伤缝合需缝合超过裂口顶端，不留死腔，达到组织对合好及止血的效果。

（6）人工剥离胎盘术

[沟通]"您的胎盘没有剥离，我考虑可能是有一些粘连。我现在需要试着把手伸进您的宫腔里，帮助胎盘剥离。其间会有些不舒服，希望您能理解配合。"

1）严格无菌操作，重新消毒外阴，更换手套。

2）一手按住宫底，另一手沿脐带进入宫腔。

3）沿胎盘面向下找到胎盘边缘与胎膜交界处，用四指并拢作锯状剥离，若胎盘已部分剥离则以手的尺侧从已剥离处开始寻找粘连部位，轻轻将胎盘与宫壁分离，切勿强行挖取。

4）待整个胎盘剥离后，将胎盘握在手掌中取出。

5）取残留胎盘困难时，可用大号刮匙清除。

（三）注意事项

1.产后严密监测生命体征，观察阴道流血情况。注意无菌操作，术后 24 h 取出纱条，取出前使用宫缩剂。术后使用抗生素，预防感染。

2.胎盘娩出后常规检查胎盘是否完全剥离。

3.应用宫缩剂配合按摩，以维持子宫处于良好收缩状态。

4.考虑胎盘植入时，停止人工剥离胎盘，通知值班医生。

考核标准

见表 3-7。

表 3-7　产后出血患者的护理考核标准

班级：　　　　　　　　姓名：　　　　　　　　学号：

项目	评分标准及细则	分值	扣分原因	扣分
准备质量 （15分）	1.用物准备：一次性臀垫、碘伏、棉球、治疗碗、卵圆钳2把、灭菌手套、治疗巾若干条、宫缩剂、阴道拉钩1副（必要时）	8		
	2.环境准备：安全、舒适、整洁，温度和光线适宜，保护产妇隐私	2		
	3.产妇准备：注意保暖，遮挡产妇，向产妇解释，取得合作，排空小便，必要时导尿，取膀胱截石位	2		
	4.护士准备：着装整洁、修剪指甲、戴口罩、洗手，手要温暖	3		
操作流程质量 （70分）	1.产后出血≥500 mL者，立即寻找原因	4		
	2.触摸子宫轮廓，判断子宫收缩情况	3		
	3.检查软产道	3		
	4.检查胎盘	3		
	5.携带物品至床旁，针对原因进行处理	3		
	6.按摩子宫术（任选一种手法即可） （1）检查产妇膀胱充盈情况，必要时导尿	2		
	1）经腹按摩手法 左手在耻骨联合上缘向下按压使子宫上升	5		
	右手置于子宫底部，拇指放于子宫前壁，其余四指放于子宫后壁	5		
	2）腹部-阴道双手按摩手法 术者一手握拳置于阴道前穹隆，顶住子宫前壁	5		
	另一只手经腹部按压子宫后壁，使子宫前屈	5		
	（2）两手相对紧压子宫并做按摩	2		
	（3）注意使用无菌技术	2		
	（4）按摩过程中应间隔性地按压子宫底将宫腔内积血排出，以利于子宫收缩；有节律持续轻柔按摩15 min，促进子宫收缩	6		
	（5）应用宫缩剂配合按摩，以维持子宫处于良好收缩状态	2		
	7.人工胎盘剥离术 （1）严格无菌操作，重新消毒外阴，更换手套	3		
	（2）导尿、排空膀胱	2		
	（3）一手按住宫底，另一手沿脐带进入宫腔	3		
	（4）沿胎盘面向下找到胎盘边缘与胎膜交界处，用四指并拢作锯状剥离，若胎盘已部分剥离则以手的尺侧从已剥离处开始寻找粘连部位，轻轻将胎盘与宫壁分离，切勿强行挖取	6		
	（5）待整个胎盘剥离后，将胎盘握在手掌中取出	3		
	（6）取残留胎盘困难时，可用大号刮匙清除	3		

续表 3-7

项目	评分标准及细则	分值	扣分原因	扣分
全程质量 （15 分）	1. 程序正确,动作规范,操作熟练	5		
	2. 态度和蔼可亲,语言恰当,有效沟通	5		
	3. 操作过程体现人文关怀	5		

考核教师：　　　　　　得分：　　　　　　考核日期：

思考题

作为一名助产士,如何运用所学知识对孕妇进行产前教育,预防产后出血?

项目五　妇科常用护理技术

模拟情境案例

案例一: 吴女士,30 岁,白带增多伴外阴瘙痒 4 d,月经周期规则,痛经,有性交痛,来医院就诊。

思考:①针对该患者应该做哪些盆腔检查? ②对该患者进行盆腔检查时,有哪些基本要求?

案例二: 王女士,初产妇。产后第 2 日,体温 36.7 ℃。检查:宫缩良好,宫底脐下两横指,会阴轻度水肿,阴道血性恶露,量、色正常,乳房充盈肿胀。请按护理程序做好产后会阴护理。

思考:①该患者主要的护理问题是什么? ②采用哪项妇产科常用护理技术可减轻会阴水肿?

案例三: 张女士,29 岁,外阴瘙痒伴白带增多 6 d。6 d 前不明原因出现外阴瘙痒,白带增多有臭味。妇科检查:外阴潮红,阴道黏膜充血、水肿,较多泡沫状分泌物,有臭味。白带常规:滴虫(＋)。诊断"滴虫性阴道炎"。给予甲硝唑泡腾片局部治疗。请遵医嘱给予阴道上药。

思考:①该患者主要的护理问题是什么? ②若对该患者进行健康指导,内容应包括哪些?

案例四: 周女士,32 岁,2 h 前无明显诱因突发下腹部剧烈疼痛,伴恶心呕吐,出现短暂晕厥。平素月经尚规律,已婚 3 年,流产 1 次。患者精神不佳,面色苍白,血压 90/60 mmHg,脉搏 110 次/min。妇科检查:宫颈抬举痛明显,子宫正常大小,一侧腹部明显压痛,后穹隆饱满。为明确诊断医生拟行经阴道后穹隆穿刺术,请配合医生行经阴道后穹隆穿刺术。

思考：①该患者主要的护理问题是什么？②作为责任护士,该做好哪些操作前准备工作？

实训任务

一、盆腔检查

盆腔检查为妇科特有的检查,又称为妇科检查。

（一）实训目的

1.掌握阴道窥器的使用方法及双合诊、三合诊、直肠-腹部诊的操作方法及基本要求。

2.熟悉盆腔检查的基本要求。

3.了解盆腔检查记录内容。

（二）实训流程

1.操作前准备

（1）评估:关闭门窗,拉好窗帘,调节室温至24~26 ℃,准备好检查床,更换一次性清洁臀垫,打开立灯,检查床用围帘遮挡、避风。

（2）准备:①用物准备。高级妇科检查模型、无菌手套、阴道窥器、棉球、镊子、持物钳、碘伏等。②护士准备。去除饰物,衣帽整洁,洗手,戴口罩、帽子,剪短指甲等。③患者准备。注意保暖,遮挡患者,向患者解释,取得合作。

2.操作过程

（1）询问并记录健康史:①询问患者的一般资料（年龄、职业等）、既往史、家族史、丈夫健康状况、月经史、既往孕产史等。②询问本次发病经过:白带量、颜色、性状、气味,发病时间,与年龄、月经周期关系,除了瘙痒,是否还伴随有疼痛等症状。外阴瘙痒:评估瘙痒部位、持续时间、瘙痒程度及局部皮损等症状。

（2）一般体格检查:检查基本要求如下。

1）检查者要关心体贴患者,态度严肃,语言亲切,检查前向患者做好解释工作,检查时仔细认真,动作轻柔。

2）检查前应嘱患者排空膀胱,必要时先导尿。大便充盈者应排便或灌肠后进行。

3）每检查一人,应更换置于臀部下面的垫巾（或塑料布）、无菌手套和检查器械,以防交叉感染。

4）除尿瘘患者有时需取膝胸卧位外,一般妇科检查均取膀胱截石位。患者臀部置于检查台沿,头略抬高,两手平放于身旁,使腹肌松弛。检查者一般面向患者,立在患者两腿间,危重患者不能上检查台时可在病床上检查。

5）正常月经期应避免妇科检查,如为异常出血而必须检查者,检查前应先消毒外阴,并使用无菌手套及器械,以防止发生感染。

6）未婚妇女一般仅做直肠-腹部诊,禁做双合诊或窥器检查。男医生为患者进行检查时,需有其他女性医务人员在场,以减轻患者紧张心理和避免不必要的误会。

7）凡腹壁肥厚、高度紧张不合作者或未婚妇女，怀疑其有盆腔内病变，妇科检查不满意时，可在肌内注射哌替啶后，甚至在骶管麻醉下进行盆腔检查，以作出正确的判断。

（3）具体检查方法：一般按下列步骤进行。

1）备齐并检查物品，携带用物至床旁。

2）核对患者，告知目的，评估并指导患者，嘱咐患者排尿。

3）遮挡患者。

4）洗手、戴口罩。

5）协助患者平卧于检查床上，臀下垫一次性臀垫，暴露外阴及肛门，两腿屈曲并分开。

6）消毒纸遮盖阴道口以免粪便污染。

7）检查者站于患者两腿之间，戴手套。

8）外阴部检查：观察外阴发育，阴毛多少和分布情况，有无畸形、水肿、炎症、溃疡、赘生物或肿块，注意皮肤和黏膜色泽，有无萎缩、增厚或变薄等。然后分开小阴唇，暴露阴道前庭、尿道口和阴道口。

9）阴道窥器检查（图3-1）：根据患者阴道大小和阴道壁松弛情况，选用适当大小的阴道窥器。放阴道窥器时，用一手拨开阴道，用另一手持阴道窥器合拢两瓣，向肛门方向斜插入阴道，并将柄稍斜向上，插入阴道口，沿着阴道后壁向阴道深处插入，到达后穹隆部后，将柄把转向正上方，并稍退出后，张开两瓣，子宫阴道部即可出现在两瓣之间，固定两瓣之间的螺丝，进行探查窥视。

10）双合诊（图3-2）：检查者戴无菌手套，右手或左手示、中两指蘸润滑剂，沿阴道后壁轻轻插入，检查阴道通畅度和深度，再触诊宫颈大小、形状、硬度及外口情况，有无接触性出血。当触及宫颈外口方向朝后时宫体为前倾；朝前时宫体为后倾；宫颈外口朝前且阴道内手指伸达后穹隆顶部可触及宫体时，子宫为后屈。随后将阴道内两指放在宫颈后方，另一手掌心朝下手指平放在患者腹部平脐处，当阴道内手指向上、向前方抬举宫颈时，腹部手指往下按压腹壁，并逐渐向耻骨联合部移动，通过内、外手指同时分别抬举和按压，相互协调，即可触及清子宫的位置、大小、形状、软硬度、活动度及有无压痛。

11）三合诊（图3-3）：就是经直肠、阴道、腹部联合检查。一般示指进阴道，中指进直肠，另一手置下腹部协同触摸。这种方法可以查清骨盆腔较后部及直肠子宫陷凹的情况。

12）直肠-腹部诊：检查者一手指伸入直肠，另一手置于腹部协同触诊。

13）脱手套。

14）撤下臀垫，协助患者穿好裤子。

15）整理床单位及用物。

16）交代注意事项。

17）盆腔检查结束后按照顺序记录检查结果。

外阴：发育情况、阴毛分布形态、婚产类型，有无异常。

阴道：是否通畅，黏膜情况，分泌物量、色、性状及有无臭味。

子宫颈：大小、硬度，有无糜烂、撕裂、息肉、腺囊肿，有无接触性出血、举痛等。

子宫:位置、大小、硬度、活动度等。

附件:有无肿块、增厚、压痛。如扪及块状物,记录其位置、大小、硬度、表面光滑与否、活动度、有无压痛,与子宫及盆壁关系。左右两侧情况分别记录。

18)洗手。

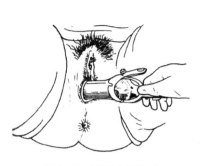 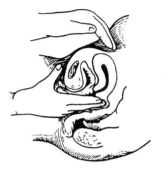 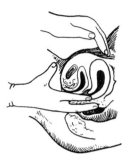

图 3-1　阴道窥器检查　　　图 3-2　双合诊　　　图 3-3　三合诊

(三)注意事项

1. 检查者关心、体贴患者,态度严肃,语言亲切,检查前做好解释工作。

2. 一人一套用物,防止交叉感染。

3. 正常月经期应避免进行盆腔检查。

4. 未婚女性一般仅用直肠-腹部诊,禁止做双合诊和阴道窥器检查。

二、会阴擦洗

会阴擦洗是妇产科常用的护理操作。在操作过程中因需要充分暴露患者会阴部,操作人员需提前与患者沟通操作目的及注意事项,消除患者紧张情绪,取得患者配合之后方可操作。操作时要严肃认真,动作轻柔,遵守职业道德,尊重患者,注意保护患者隐私。

(一)实训目的

1. 掌握会阴擦洗的操作方法及注意事项。

2. 熟悉会阴擦洗的适应证。

(二)实训流程

1. 操作前准备

(1)评估:关闭门窗,拉好窗帘,调节室温至 24~26 ℃,准备好检查床,更换一次性清洁臀垫,打开立灯,检查床用围帘遮挡、避风。

(2)准备:①用物准备。棉垫或橡皮垫或一次性会阴垫 1 块。会阴擦洗盘 1 个,盘内盛下列物品:消毒弯盘 1 个、卵圆钳 1 把、长镊子 1 把、浸有 0.5% 的活力碘或 1:5000 高锰酸钾溶液棉球若干个、无菌纱布 2 块、干棉球若干个、清洁卫生巾 1 块。②护士准备。去除饰物,衣帽整洁,洗手,戴口罩、帽子、剪短指甲等。③患者准备。注意保暖,遮挡患者,取膀胱截石位,检查床上取屈膝仰卧位。向患者解释,取得合作。

2.操作过程

（1）询问并记录健康史：①询问患者的一般资料（年龄、职业等）、既往史、家族史、丈夫健康状况、月经史、既往孕产史等。②询问本次发病经过。

（2）一般体格检查：检查者要关心体贴患者，态度严肃，语言亲切，检查前向患者做好解释工作，检查时仔细认真，动作轻柔。

（3）具体检查方法：一般按下列步骤进行。

1）嘱患者排空膀胱，取膀胱截石位，检查床上取屈膝仰卧位。

2）将会阴擦洗盘放于床边，暴露外阴部，患者臀下垫好棉垫、橡皮垫或一次性会阴垫，用长镊子夹取浸有消毒药液棉球，用卵圆钳擦洗，一般擦洗3遍。第1遍擦洗净外阴血迹、分泌物或其他污垢，其顺序是自上而下，由外向内。第2遍以伤口、阴道口为中心，逐渐向外，以防伤口、阴道口、尿道口被污染，其顺序是自内向外。擦洗时，均应注意最后擦洗肛周和肛门。第3遍顺序同第2遍，可据患者情况增加擦洗次数，直至擦净，最后用干纱布擦干。

3）擦洗完毕，为患者换上清洁卫生巾，并整理好床单位。

（三）注意事项

1.擦洗时，均应注意最后擦洗肛周和肛门，并可根据患者情况增加擦洗次数。

2.注意观察会阴及会阴伤口周围组织有无红肿、分泌物性质和伤口愈合情况，发现异常及时记录并向医师汇报。

3.留置有导尿管者，应注意尿管的通畅或防止脱落。

4.注意无菌操作。会阴部手术及产后的患者，每次排便后均应擦洗会阴，预防感染。

三、阴道或宫颈上药术

阴道或宫颈上药常用于治疗妇科炎症，操作人员需提前与患者沟通操作目的及注意事项，消除患者紧张情绪，取得患者配合之后方可操作。操作时要严肃认真，动作轻柔，遵守职业道德，尊重患者，注意保护患者隐私。

（一）实训目的

1.掌握阴道或宫颈上药的操作方法及注意事项。

2.熟悉阴道或宫颈上药的适应证和禁忌证。

3.了解阴道或宫颈上药的常用药品种类。

（二）实训流程

1.操作前准备

（1）评估：关闭门窗，拉好窗帘，调节室温至24～28℃，准备好检查床，更换一次性清洁臀垫，打开立灯，检查床用围帘遮挡、避风。

（2）准备：①用物准备。阴道窥器、阴道冲洗用品1套或碘伏1瓶、长镊子1把、一次性手套1双、一次性垫巾1块、消毒长棉棍、带尾线的大棉球或纱布若干、干棉球若干。药物：甲硝唑泡腾片。②护士准备。去除饰物，衣帽整洁，洗手，戴口罩、帽子，剪短指甲等。③患者准备。注意保暖，遮挡患者，取膀胱截石位，检查床上取屈膝仰卧位，暴露外阴。向患者解释,取得合作。

2.操作过程

(1)询问并记录健康史:①询问患者的一般资料(年龄、职业等)、既往史、家族史、丈夫健康状况、月经史、既往孕产史等。②询问本次发病经过。

(2)一般体格检查:检查者要关心体贴患者,态度严肃,语言亲切,检查前向患者做好解释工作,检查时仔细认真,动作轻柔。

(3)具体检查方法:一般按下列步骤进行。

1)核对患者信息,评估患者的临床症状、一般体格检查情况、配合度。

2)解释阴道上药目的及操作配合。

[沟通]"张女士,根据您目前的情况需要局部用药,我需要将药物放置于您的阴道内。请您先去解小便,好吗?"

3)嘱患者排空膀胱,取膀胱截石位,床上取屈膝仰卧位。

[沟通]"张女士,您需要把鞋子和一边的裤腿脱掉,然后躺下,双腿屈曲分开,好吗?""张女士,在上药过程中可能会有点不舒服,请您尽量深呼吸放松。如果上药过程中您有不舒服的地方,可以随时和我说。"

4)先用长棉棍蘸碘伏擦洗外阴部,再置阴道窥器充分暴露宫颈,擦洗宫颈→阴道穹隆→阴道壁。擦洗完毕,将药物用长镊子放至阴道后穹隆处。

5)操作完毕,为患者整理好衣裤和床单位。

(三)注意事项

1.月经期及子宫出血者不应阴道给药。用药期间禁止性生活。

2.应用腐蚀性药物时只涂于宫颈病灶局部,不得涂于病灶以外的正常组织,以免造成不必要的损伤。上药前应将纱布或小棉球垫于阴道后壁及阴道后穹隆部,以免药液下流灼伤正常组织,涂好后,应如数取出所垫纱布或棉球;宫颈上如有腺囊肿,应刺破,并挤出黏液擦净后再上药。上非腐蚀性药物时,应转动阴道窥器,使阴道四壁炎性组织均能涂上药物。

4.阴道栓剂最好晚上或休息时上药,以免活动时脱出,影响治疗效果。

5.给无性生活女性上药时不用阴道窥器,可用长棉棍涂抹,棉棍上的棉花应捻紧,涂药须朝同一方向转动,以防棉花脱入阴道内不易取出。

四、经阴道后穹隆穿刺术

经阴道后穹隆穿刺术是妇科常用的护理操作,操作前需与患者沟通操作目的及注意事项,消除患者紧张情绪,取得患者配合。操作时要耐心细致,体谅患者,及时与患者沟通,于细微之处体现护理人性化的关怀。

(一)实训目的

1.掌握经阴道后穹隆穿刺术的操作方法及注意事项。

2.熟悉经阴道后穹隆穿刺术的适应证和禁忌证。

（二）实训流程

1. 操作前准备

（1）评估：关闭门窗，拉好窗帘，调节室温至 24～28 ℃，准备好检查床，更换一次性清洁臀垫，打开立灯，检查床用围帘遮挡、避风。

（2）准备：①用物准备。无菌垫巾、光源、后穹隆穿刺包（阴道窥器、18 号长针头、宫颈钳、卵圆钳 2 把、弯盘、无菌洞巾、棉球、纱布）、10 mL 注射器。②护士准备。去除饰物，衣帽整洁，洗手，戴口罩、帽子，剪短指甲等。③患者准备。注意保暖，遮挡患者，取膀胱截石位，检查床上取屈膝仰卧位，暴露外阴。向患者解释，取得合作。

2. 操作过程

（1）询问并记录健康史：①询问患者的一般资料（年龄、职业等）、既往史、家族史、丈夫健康状况、月经史、既往孕产史等。②询问本次发病经过。

（2）一般体格检查：检查者要关心、体贴患者，态度严肃，语言亲切，检查前向患者做好解释工作，检查时仔细认真，动作轻柔。

（3）具体检查方法：一般按下列步骤进行。

［沟通］"周女士，根据您目前的情况怀疑腹腔有内出血，现在需要做阴道后穹隆穿刺术辅助诊断。我先给您导尿，好吗？"

1）核对患者信息，评估患者的临床症状、一般体格检查情况、配合度。

2）解释阴道后穹隆穿刺术目的及操作配合。

［沟通］"在操作过程中可能会有点不舒服，请您尽量深呼吸放松。如果操作过程中您有不舒服的地方，可以随时和我说。"

3）患者排空膀胱，取膀胱截石位，常规消毒外阴、阴道，铺无菌洞巾。

4）放置阴道窥器，充分暴露宫颈及阴道后穹隆并消毒。

5）宫颈钳钳夹宫颈后唇，交于左手向前上方提拉，充分暴露阴道后穹隆，再次消毒，用 18 号长针头连接 10 mL 注射器，检查针头无堵塞后在后穹隆中央部，取与宫颈平行方向刺入 2～3 cm，当针穿过阴道后穹隆后失去阻力有落空感时，表示已进入直肠子宫陷凹，立即进行抽吸，如无液体抽出必要时改变进针方向或深浅度，边退针边抽吸。

6）抽出 5 mL 积液后拔出针头，观察穿刺点有无活动性出血，如有出血，用无菌纱布压迫片刻。血止后取出宫颈钳及阴道窥器。

7）操作完毕，为患者整理好衣裤和床单位。

（三）注意事项

1. 穿刺方向及深度适宜，避免损伤直肠、子宫。进针方向不可过于向前或向后，以免针头刺入宫体或进入直肠。误穿入子宫时，应有实性组织内穿入感，此时亦可能抽出少许血液，应为鲜红色且易凝。穿刺深度要适当，一般 2～3 cm，过深可刺入盆腔器官或穿入血管。

2. 抽吸物若为血液，应放置 5 min，若凝固则为血管内血液或滴在纱布上出现红晕，为血管内血液。放置 5 min 后仍不凝固，可判定为腹腔内出血。阴道后穹隆穿刺未抽出血液，不能完全排除宫外孕和腹腔内出血，内出血量少、血肿位置高或与周围组织粘连时,均可造成假阴性。

3.对于严重后倾后屈子宫,应尽量将子宫下体纠正为前位或牵引宫颈前唇使子宫呈水平位,以免误入子宫肌壁。

4.穿刺过程中,应注意患者生命体征、面色的变化,陪伴身边提供心理支持。如为妇科急腹症,应严密观察病情,配合医师操作,尽快穿刺完毕,协助疾病诊断,及时治疗。

考核标准

见表3-8~表3-11。

表3-8 盆腔检查考核标准

班级: 　　　　　姓名: 　　　　　学号:

项目	评分标准及细则	分值	扣分原因	扣分
准备质量 (15分)	1.护士准备:衣帽整洁,洗手、戴口罩	3		
	2.用物准备:盆腔检查模型、阴道窥器、无菌手套、医嘱卡、洗手液、毛巾、消毒容器、长镊、长棉签、碘伏棉球、生理盐水、一次性臀垫、污物桶、照明灯、屏风、妇科检查床等	5		
	3.患者准备:①注意保暖,遮挡患者,向患者解释,取得合作。②排空膀胱,取膀胱截石位,暴露外阴	5		
	4.环境准备:安全、舒适、整洁,温度和光线适宜,保护患者隐私	2		
操作流程质量 (70分)	1.备齐并检查物品,携带用物至床旁	5		
	2.核对患者并告知目的,评估并指导患者,嘱咐患者排尿,遮挡患者	3		
	3.洗手、戴口罩	2		
	4.协助患者平卧于检查床上,臀下铺一次性臀垫,脱去一侧裤腿,暴露外阴及肛门,取膀胱截石位,嘱患者两手放于身体两侧	5		
	5.检查者戴无菌手套,站于患者两腿之间	5		
	6.外阴部检查:检查外阴发育、皮肤黏膜色泽等(操作并口述所检查内容)	10		
	7.阴道窥器检查:放置、取出方法正确,观察阴道及宫颈情况(操作并口述所检查内容)	10		
	8.双合诊:操作并口述所检查内容,操作准确,内容完整	10		
	9.三合诊:操作并口述所检查内容,操作准确,内容完整	5		
	10.直肠-腹部诊:操作并口述所检查内容,操作准确,内容完整	5		
	11.脱手套,撤下臀垫,协助患者穿好裤子。整理床单位及用物	5		
	12 交代注意事项并记录	2		
	13.洗手	3		

续表 3-8

项目	评分标准及细则	分值	扣分原因	扣分
全程质量 (15 分)	1. 操作正确熟练,动作轻稳,态度和蔼,与患者有效沟通	5		
	2. 无菌观念强	5		
	3. 叙述流畅	5		

考核教师:　　　　　　　得分:　　　　　　　考核日期:

表 3-9　会阴擦洗考核标准

班级:　　　　　　　　姓名:　　　　　　　学号:

项目	评分标准及细则	分值	扣分原因	扣分
准备质量 (15 分)	1. 护士准备:着装整洁,洗手,戴口罩	3		
	2. 用物准备:棉垫或橡皮垫或一次性会阴垫 1 块。会阴擦洗盘 1 个,盘内盛下列物品:消毒弯盘 1 个、卵圆钳 1 把、长镊子 1 把、浸有 0.5% 的活力碘或 1∶5000 高锰酸钾溶液棉球若干个、无菌纱布 2 块、干棉球若干个、清洁卫生巾 1 块	5		
	3. 患者准备:①注意保暖,遮挡患者。②向患者解释,取得合作	4		
	4. 环境准备:安全、舒适、整洁、温度适宜	3		
操作流程质量 (70 分)	1. 核对患者并向患者解释操作目的	5		
	2. 嘱患者排空膀胱,取膀胱截石位,检查床上取屈膝仰卧位	10		
	3. 暴露外阴部,患者臀下垫好棉垫、橡皮垫或一次性会阴垫	5		
	4. 一般擦洗 3 遍。第 1 遍要求由外向内、自上而下、先对侧后近侧,按照阴阜—大腿内上 1/3—大阴唇—小阴唇—会阴及肛门的顺序擦洗,初步擦净血迹、污垢等	15		
	5. 第 2 遍擦洗原则为由内向外、自上而下、先对侧后近侧,每擦洗 1 个部位更换 1 个棉球,防止伤口、阴道口、尿道口被污染	12		
	6. 第 3 遍擦洗原则为由内向外、自上而下、先对侧后近侧,每擦洗 1 个部位更换 1 个棉球,防止伤口、阴道口、尿道口被污染	13		
	7. 夹取干纱布擦干	5		
	8. 擦洗完毕,为患者换上清洁卫生巾,并整理好床单位	5		
全程质量 (15 分)	1. 操作正确熟练,动作轻稳	5		
	2. 为患者保暖和遮挡	5		
	3. 用物、污物处置恰当	5		

考核教师:　　　　　　　得分:　　　　　　　考核日期:

表3-10 阴道或宫颈上药术评分标准

班级： 姓名： 学号：

项目	评分标准及细则	分值	扣分原因	扣分
准备质量 （15分）	1.护士准备:着装整洁,戴口罩、帽子,洗手	3		
	2.用物准备:阴道窥器、阴道冲洗用品1套或碘伏1瓶、长镊子1把、一次性手套1双、一次性垫巾1块、消毒长棉棍、带尾线的大棉球或纱布若干、干棉球若干、阴道或宫颈用药	6		
	3.患者准备:排空膀胱,取膀胱截石位,暴露外阴,屏风遮挡	4		
	4.环境准备:安全、舒适、整洁、温度适宜	2		
操作流程质量 （70分）	1.携用物至床旁,核对患者姓名,向患者解释操作目的及方法,取得患者的配合	5		
	2.铺一次性垫巾,协助患者取膀胱截石位,检查床上取屈膝仰卧位	5		
	3.阴道擦洗	10		
	4.用阴道窥器暴露宫颈	5		
	5.擦洗宫颈—阴道穹隆—阴道壁	10		
	6.根据药物的不同剂型,分别采用不同方法进行阴道或宫颈上药			
	（1）阴道后穹隆上药:将药物用长镊子放至阴道后穹隆处	10		
	（2）非腐蚀性药物:用棉球或长棉签蘸药液直接涂擦于阴道壁或子宫颈	10		
	（3）腐蚀性药物:用棉签蘸药液涂于宫颈糜烂面上,再用长棉棍蘸药液插入宫颈管内约0.5 cm并保留约1 min	10		
	7.整理:协助患者穿上裤子,整理床单位,清理用物	5		
全程质量 （15分）	1.操作正确熟练,动作轻稳,态度和蔼,与患者有效沟通	5		
	2.无菌观念强	5		
	3.叙述流畅	5		

考核教师： 得分： 考核日期：

表3-11 经阴道后穹隆穿刺术评分标准

班级： 姓名： 学号：

项目	评分标准及细则	分值	扣分原因	扣分
准备质量 （15分）	1.护士准备:着装整洁,戴口罩、帽子,洗手	3		
	2.用物准备:无菌垫巾、光源、后穹隆穿刺包(阴道窥器、18号长针头、宫颈钳、卵圆钳2把、弯盘、无菌洞巾、棉球、纱布)、10 mL注射器	6		
	3.患者准备:排空膀胱,取膀胱截石位,暴露外阴,屏风遮挡	4		
	4.环境准备:安全、舒适、整洁、温度适宜	2		

续表 3-11

项目	评分标准及细则	分值	扣分原因	扣分
操作流程质量 （70 分）	1. 携用物至床旁，核对患者姓名，向患者解释操作目的及方法，取得患者的配合	5		
	2. 操作者站于患者两腿之间，配合者站于患者身旁	2		
	3. 检查物品消毒时间，摆放有序	3		
	4. 打开穿刺包，戴无菌手套	5		
	5. 常规消毒外阴：按顺序从大小阴唇、阴阜、大腿内上 1/3 至肛门用碘伏棉球消毒 3 遍，铺无菌洞巾	10		
	6. 双合诊检查：了解子宫大小、位置、有无附件包块、后穹隆是否饱满；阴道窥器扩开阴道，消毒宫颈、阴道，用宫颈钳钳夹宫颈后唇，向前提拉，充分暴露阴道后再次消毒	10		
	7. 连接长针头和注射器并检查是否堵塞	10		
	8. 穿刺部位正确，取后穹隆中央或稍偏患侧、阴道宫颈交界处稍下方，进针约 2～3 cm	10		
	9. 抽出液体后拔出针头，纱布压迫止血方法正确	5		
	10. 无出血取下宫颈钳，闭合阴道窥器并退出	5		
	11. 整理：协助患者整理衣物，需手术者做术前准备，患者送手术室；若需病理检查，标本送检。清点用物，分类归置，整理床单位	5		
全程质量 （15 分）	1. 操作正确熟练，动作轻稳，态度和蔼，与患者有效沟通	5		
	2. 无菌观念强	5		
	3. 叙述流畅	5		

考核教师：　　　　　　　得分：　　　　　　　考核日期：

思 考 题

1. 会阴擦洗的目的是什么？
2. 腐蚀性药物阴道或宫颈上药时应注意什么？
3. 阴道后穹隆穿刺术禁忌证有哪些？
4. 为什么盆腔检查前患者需要排空膀胱？

项目六　计划生育妇女的护理

模拟情境案例

案例一：刘女士,25 岁,G2P1,现人工流产术后 3 月余,要求采用放置宫内节育器来进行避孕。

思考：①该患者是否适合放置宫内节育器? ②若适合,作为护士,请做好术前准备。③在放置宫内节育器操作过程中,你应如何配合医生完成手术? 术后怎样进行健康教育?

2 年后,刘女士想要二胎,要求取出宫内节育器。

思考：①作为护士,请做好术前准备。②在取出宫内节育器操作过程中,你应如何配合医生完成手术? ③术后怎样进行健康教育?

案例二：张女士,26 岁,G2P1,停经 40 d,诊断为宫内早孕,现要求进行人工流产术终止妊娠。

思考：①作为护士,请做好术前准备。②在人工流产术操作过程中,你应如何配合医生完成手术? ③术后怎样进行健康教育?

实训任务

一、放置、取出宫内节育器

（一）实训目的

1. 理解放置、取出宫内节育器的目的,并陈述各项操作的方法。

2. 熟悉各项操作的注意事项。

（二）实训流程

1. 操作前准备

（1）评估:检查室环境整洁、舒适,检查床用围帘遮挡、避风。

（2）准备:①用物准备。宫内避孕器训练模型,放取节育器手术包(阴道窥器、弯盘各 1 个,宫颈钳、探针、放环器、取环器、剪刀各 1 把,消毒钳 2 把,双层大包布、洞巾各 1 块,脚套 2 只,宫颈扩张器 4~6 号各 1 个)。另外准备无菌手套 2 副,无菌节育器 1 个,干纱布、棉球、消毒液等若干。②护士准备。去除饰物,衣帽整洁,洗手,戴口罩、帽子,剪短指甲等。③患者准备。注意保暖,遮挡患者,向患者解释,取得合作;嘱患者排空膀胱,注意保护患者隐私。

2. 操作过程

（1）询问并记录健康史:询问患者的一般资料(年龄、职业等)、既往史、家族史、丈夫健康状况、月经史、既往孕产史等。

（2）一般体格检查：检查者要关心、体贴患者，态度严肃，语言亲切，检查前向患者做好解释工作，检查时仔细认真，动作轻柔。

（3）具体操作方法：一般按下列步骤进行。

［沟通］"让我看下您的病历本，请问您平时月经规律吗？经量如何？现在月经干净几天了？"

1）核对患者信息，评估患者的临床症状、一般体格检查情况、配合度。

2）解释放置、取出宫内节育器目的及操作配合。

3）嘱患者排空膀胱，取膀胱截石位，床上取屈膝仰卧位，暴露会阴。

［沟通］"根据就诊医嘱，我们现在为您放置宫内节育器，刘女士，您解过小便了吗？"

4）开始演示放置宫内节育器。

●协助患者平卧于检查床上，臀下铺一次性垫巾，脱去一侧裤腿，暴露外阴及肛门，取膀胱截石位，嘱患者两手放于身体两侧。

●外阴阴道消毒、铺巾。

●行妇科双合诊检查子宫大小、位置及附件情况。

●阴道窥器暴露宫颈，消毒宫颈，根据子宫位置钳夹宫颈前唇或后唇。

●用探针测子宫腔深度，应根据宫腔深度及宽度来选择节育器。以金属单环为例：宫腔深<7 cm者，选18～20号（小号）环；7.0～8.5 cm者，选21～22号（中号）环；>8.5 cm者，用24号（大号）环。宫腔同样深度但较窄，宜选小一号环。按顺序用宫颈扩张器依次（4～6号）扩张宫颈至6号。

●用放环器将节育器送入宫腔达宫底，带尾丝的在宫口外2 cm处剪断尾丝。

●取下宫颈钳及阴道窥器。

●操作完毕，为患者整理好衣裤和床单位。

●用物按消毒技术规范要求处理，垃圾分类处理，整理床单位及用物。

●清洗双手，向患者说明术后注意事项，做好手术记录，术者签字。

5）开始演示取出宫内节育器。

●协助患者平卧于检查床上，臀下铺一次性垫巾，脱去一侧裤腿，暴露外阴及肛门，取膀胱截石位，嘱患者两手放于身体两侧。

●外阴阴道消毒、铺巾。

●行妇科双合诊检查子宫大小、位置及附件情况。

●阴道窥器暴露宫颈，消毒宫颈，根据子宫位置钳夹宫颈前唇或后唇。

●用探针顺子宫位置探测宫腔深度。

●根据所选宫内节育器的种类、型号及宫颈松紧程度，决定是否扩张宫颈管，若需要，可以用宫颈扩张器依顺序扩张至6号。

●节育器有尾丝者，可用血管钳夹住尾丝轻轻牵引取出；若无尾丝，可先用探针按子宫位置探测宫腔深度及节育器位置，用取环器将宫内节育器取出，取器困难者，可在B型超声下进行操作，必要时在宫腔镜下取出。

●观察无出血即可取下宫颈钳及阴道窥器。

- 操作完毕,为患者整理好衣裤和床单位。
- 用物按消毒技术规范要求处理,垃圾分类处理,整理床单位及用物。
- 清洗双手,向患者说明术后注意事项,做好手术记录,术者签字。

(三)注意事项

1. 术中必须无菌操作,行宫内节育器放置术时放环器及宫内节育器切勿接触外阴和阴道;正确判别子宫大小及方向,动作轻柔,减少损伤。

2. 使用取环器取节育器时,应十分小心,不能盲目钩取,更应避免向宫壁钩取,以免损伤子宫壁。

3. 术中操作要轻柔。

4. 扩宫颈管时用力均匀,以防宫颈内口撕裂。

二、人工流产术

(一)实训目的

1. 掌握人工流产术的术前准备、术中配合及操作方法和注意事项。

2. 熟悉人工流产的适应证和禁忌证。

3. 了解人工流产术的术后并发症。

(二)实训流程

1. 操作前准备

(1)评估:检查室环境整洁、舒适,检查床有围帘遮挡、避风。

(2)准备:①用物准备。人流模型,人工流产电动负压吸引器,人工流产手术包(阴道窥器、弯盘各1个,宫颈钳、探针各1把,消毒钳2把,双层大包布、洞巾各1块,脚套2只,干纱布、棉球若干,宫颈扩张器1套,5~8号吸管各1根,连接胶管1根、小头卵圆钳1把,有齿卵圆钳1把、小刮匙1把,小药杯1个)。另外准备无菌手套2副,消毒液及棉球等。②护士准备。去除饰物,衣帽整洁,洗手,戴口罩、帽子,剪短指甲等。③患者准备。注意保暖,遮挡患者,向患者解释,取得合作;嘱患者排空膀胱,注意保护患者隐私。

2. 操作过程

(1)询问并记录健康史:询问患者的一般资料(年龄、职业等)、既往史、家族史、丈夫健康状况、月经史、既往孕产史等。

(2)一般体格检查:检查者要关心、体贴患者,态度严肃,语言亲切,检查前向患者做好解释工作,检查时仔细认真,动作轻柔。

(3)具体检查方法:一般按下列步骤进行。

[沟通]"让我看下您的病历本,您确诊为早孕,今天是来做人流的吗?根据您的情况,我们将为您行负压吸引术。"

1)核对患者信息,评估患者的临床症状、一般体格检查情况、配合度。

2)解释人工流产术目的及操作配合。

3)协助患者平卧于检查床上,臀下铺一次性垫巾,脱去一侧裤腿,暴露外阴及肛门,取膀胱截石位,嘱患者两手放于身体两侧。

4）常规外阴、阴道消毒,护士打开器械包,术者戴无菌手套,铺无菌巾。

5）术者站于患者两腿之间,行妇科双合诊检查子宫大小、位置及附件情况。

6）术者更换无菌手套,阴道窥器暴露宫颈后再次消毒阴道宫颈,用宫颈钳夹持宫颈前唇。

7）用探针顺子宫屈曲方向逐渐进入宫腔,探测宫腔方向及深度。

8）用宫颈扩张器沿探明的子宫方向扩张宫颈管,自 5 号起循序渐进扩至大于准备用的吸管半号或 1 号。

9）根据孕周选择吸管及负压大小,压力一般控制在 400 ~ 500 mmHg。护士协助术者将吸管用橡皮管连接到负压吸引器上,进行试吸无误。将吸管缓慢送入宫底部,遇到阻力略向后退,按顺时针方向吸宫腔 1 ~ 2 周,当感觉宫壁粗糙、宫腔缩小、出现少量血性泡沫时,表示已吸干净。将橡皮管折叠,退出吸管。用小刮匙轻刮两侧宫角及宫底部,检查宫腔是否吸净。确认吸净后,子宫探针复测宫腔深度,检查宫颈无活动性出血,取下宫颈钳,用棉球擦净宫颈及阴道血迹,消毒宫颈、阴道,无异常后取出阴道窥器。

10）钳刮术适用于妊娠 10 ~ 14 周者。用橡皮导尿管扩张宫颈管,将无菌 16 号或 18 号导尿管于术前 12 h 插入宫颈管内,手术前取出,也可阴道放置扩张宫颈药物,如前列腺素制剂,使宫颈扩张、软化,术中用宫颈扩张器扩张宫颈管。先夹破胎膜,使羊水流尽,酌情应用缩宫素。用卵圆钳钳夹胎盘和胎儿组织,必要时用刮匙轻刮宫腔 1 周,注意有无出血,其余同负压吸引术。

11）护士协助医生将全部吸刮物清洗,并用纱布过滤,检查有无绒毛、吸出物与孕周是否相符,若未见绒毛,应送病理检查。

12）协助患者穿裤,下床。于休息室观察 2 h,观察患者腹痛及阴道流血情况。

13）用物按消毒技术规范要求处理,垃圾分类处理,整理床单位及用物。

14）清洗双手,向患者说明术后注意事项,做好手术记录,术者签字。

（三）注意事项

1. 术中必须无菌操作。

2. 术中操作要轻柔。

3. 正确判别子宫大小及方向,动作轻柔,减少损伤,扩宫颈管时用力均匀,以防宫颈内口撕裂。进入宫腔的器械,不可触碰阴道壁,以防宫腔感染。确定吸引器是负压无误,每次吸引时间不超过 90 s,如绒毛已吸出,残留蜕膜可换用小号吸管及减半的负压吸引。吸管经过宫颈管时术者左手折叠橡皮管以防带负压进出宫腔引起迷走神经兴奋而发生人流综合征及宫颈内膜损伤发生粘连。

4. 术后在观察室卧床歇息 2 h,无异常时方可离去,术后 2 周或血未净时禁止盆浴,1 个月内禁止性交。1 个月后门诊复查。

考核标准

见表 3-12,表 3-13。

表 3-12　放置、取出宫内节育器评分标准

班级：　　　　　　　　姓名：　　　　　　　　学号：

项目	评分标准及细则	分值	扣分原因	扣分
准备质量 （15分）	1.护士准备:着装整洁,戴口罩、帽子,洗手	3		
	2.用物准备:宫内避孕器训练模型,放取节育器手术包(阴道窥器、弯盘各1个,宫颈钳、探针、放环器、取环器、剪刀各1把,消毒钳2把,双层大包布、洞巾各1块,脚套2只,宫颈扩张器4~6号各1个)。另外准备无菌手套2副,无菌节育器1个,干纱布、棉球、消毒液等若干	6		
	3.患者准备:①注意保暖,遮挡患者,向患者解释,取得合作。②排空膀胱,取膀胱截石位,暴露外阴	3		
	4.环境准备:安全、舒适、整洁、温度适宜,保护患者隐私	3		
操作流程质量 （70分）	1.核对患者信息,并进行操作前评估	5		
	2.向患者解释操作的目的、方法及配合技巧,沟通有效	5		
	3.护士进行外阴、阴道消毒,方法正确	7		
	4.护士打开器械包,戴无菌手套,铺巾,整理器械,方法正确	5		
	5.术者戴无菌手套,进行双合诊检查,方法正确	5		
	6.术者更换无菌手套,放置阴道窥器,消毒阴道、宫颈,方法正确	8		
	7.术者放置(取出)节育器,方法正确	10		
	8.术者再次消毒宫颈、阴道,取下阴道窥器,方法正确	5		
	9.协助患者穿裤、下床,处理用物,整理床单位	10		
	10.向患者交代注意事项,洗手,做好手术记录,术者签字	10		
全程质量 （15分）	1.操作正确熟练,动作轻稳,态度和蔼,与患者有效沟通	5		
	2.无菌观念强	5		
	3.叙述流畅	5		

考核教师：　　　　　　　　得分：　　　　　　　　考核日期：

表 3-13　人工流产术评分标准

班级：　　　　　　　　姓名：　　　　　　　　学号：

项目	评分标准及细则	分值	扣分原因	扣分
准备质量 （15分）	1.护士准备:衣帽整洁,洗手、戴口罩	3		
	2.用物准备:人流模型,人工流产电动负压吸引器,人工流产手术包(阴道窥器、弯盘各1个,宫颈钳、探针各1把,消毒钳2把,双层大包布、洞巾各1块,脚套2只,干纱布、棉球若干,宫颈扩张器1套,5~8号吸管各1根,连接胶管1根,小头卵圆钳1把,有齿卵圆钳1把,小刮匙1把,小药杯1个)。另外准备无菌手套2副,消毒液及棉球等	6		
	3.患者准备:①注意保暖、遮挡患者,向患者解释,取得合作。②排空膀胱,取膀胱截石位,暴露外阴	3		
	4.环境准备:安全、舒适、整洁、温度适宜,保护患者隐私	3		

续表 3-13

项目	评分标准及细则	分值	扣分原因	扣分
操作流程质量（70分）	1. 核对患者信息，并进行操作前评估	5		
	2. 向患者解释操作的目的、方法及配合技巧，沟通有效	5		
	3. 护士进行外阴、阴道消毒，方法正确	5		
	4. 护士打开器械包，戴无菌手套，铺巾，整理器械，方法正确	5		
	5. 术者戴无菌手套，进行双合诊检查，方法正确	5		
	6. 术者更换无菌手套，放置阴道窥器，消毒阴道、宫颈，方法正确	5		
	7. 术者探测宫腔，扩张宫颈管，方法正确	10		
	8. 术者进行负压吸引术或者钳刮术，方法正确	10		
	9. 术者再探宫腔，消毒宫颈、阴道，取下阴道窥器，方式正确	5		
	10. 护士协助医生检查全部吸刮物，方法正确	5		
	11. 协助患者穿裤、下床，送休息室观察2 h，处理用物，整理床单位	5		
	12. 向患者交代注意事项，洗手，做好手术记录，术者签字	5		
全程质量（15分）	1. 操作正确熟练，动作轻稳，态度和蔼，与患者有效沟通	5		
	2. 无菌观念强	5		
	3. 叙述流畅	5		

考核教师：　　　　　得分：　　　　　考核日期：

思考题

1. 如何对放置、取出宫内节育器者进行健康教育？
2. 人工流产术常见的并发症有哪些？
3. 人工流产术后应注意什么？
4. 人工流产综合征的表现及处理方式有哪些？

项目七　异常分娩妇女的护理

模拟情境案例

王女士，女性，33岁，孕1产0，妊娠合并先天性心脏病，心功能Ⅱ级，宫口开全1 h余，枕先露S=+4，宫缩较前减弱，胎膜已破，胎心率100次/min。一般情况下，为尽快娩出胎儿，缩短产程，作为责任护士术中如何配合医生？

思考:①该产妇的产程进展正常吗?属于哪种异常产程情况?②此产妇目前产程进展情况的处理方法有哪些?③针对该产妇的产程进展情况,护士应采取哪些护理措施?

实训任务

一、胎头吸引术

(一)实训目的

1.掌握胎头吸引术各项技术的操作。

2.熟悉胎头吸引术操作前的物品准备、评估要点及注意事项。

(二)实训流程

1.操作前准备

(1)评估:检查室环境整洁、舒适,检查床有围帘遮挡、避风。

(2)准备:①用物准备。胎头吸引器、负压吸引器、100 mL注射器1个、一次性负压吸引管1根、血管钳2把、治疗巾2张、纱布4块、无菌手套、消毒棉球、新生儿抢救设备等。②护士准备。去除饰物,衣帽整洁,洗手,戴口罩、帽子,剪短指甲等。③产妇准备。导尿,排空膀胱,取膀胱截石位。会阴冲洗后消毒,套脚套,铺无菌巾;阴道检查,进一步确定宫口情况及胎位情况;评估会阴情况。

2.操作过程

[沟通]"王女士,根据您现在产程情况及您自身有合并症,现在需要使用胎头吸引器助产,尽快娩出胎儿,希望您能配合。"

(1)放置吸引器:将吸引器开口缘涂以润滑油;左手分开两侧小阴唇暴露外阴,以示、中指撑开阴道后壁,右手持吸引器沿阴道后壁放入。

(2)检查吸引器:用手指环形拨开阴道口四周,使整个吸引器滑入阴道内,并使开口缘与胎头紧贴;手指沿吸引器检查1周,了解吸引器是否紧贴胎儿头皮,有无阴道壁及宫颈组织夹于吸引器与胎头之间,检查无误后调整吸引器牵引柄,使其与胎头矢状缝方向一致,作为旋转胎头标记。

(3)抽吸形成负压:左手持吸引器,右手将连接管交给助手与负压吸引机相连;分次缓慢抽出吸引器内气体150~200 mL,负压相当于280~350 mmHg。

(4)牵引吸引器:按分娩机制沿产轴方向在宫缩时进行牵引,帮助胎头俯屈、仰伸、娩出,宫缩间歇时暂停,但应保持吸引器不要随胎头回缩而回缩,牵引方向不得突然变换,应始终与吸引器口径成直角,用力不可太大。胎头不正时在牵引同时旋转,每次阵缩以旋转45°为宜。

(5)取出吸引器:胎头双顶径牵出阴道口时,松开止血钳,取下吸引器,相继娩出胎体。

(三)注意事项

1.操作前应先告知产妇操作的目的、步骤。

2.操作时动作尽可能轻柔,严密观察宫缩及胎心变化。

3.评估产妇的一般状况、对胎头吸引术的认知及配合程度。

4.产后常规检查软产道,观察子宫收缩、阴道流血、排尿情况及新生儿有无产伤。

二、产钳助产术

(一)实训目的

1.掌握产钳助产术各项技术的操作。

2.熟悉产钳助产术操作前的物品准备、评估要点及注意事项。

(二)实训流程

1.操作前准备

(1)评估:检查室环境整洁、舒适,检查床有围帘遮挡、避风。

(2)准备:①用物准备。灭菌产包1个、会阴侧切包1个、无菌手套1双、灭菌产钳包1个(产钳1副、宫颈钳4把、阴道拉钩1对)、新生儿急救用物、导尿管等。②护士准备。去除饰物,衣帽整洁,洗手,戴口罩、帽子,剪短指甲等。③产妇准备。导尿,排空膀胱,取膀胱截石位。会阴冲洗后消毒,套脚套,铺无菌巾;阴道检查,进一步确定宫口情况及胎位情况;评估会阴情况。

2.操作过程

[沟通]"王女士,根据您现在产程情况及您自身有合并症,现在需要使用产钳助产,尽快娩出胎儿,希望您能配合。"

(1)放置产钳:先放左叶,后放右叶,顺利闭合。

(2)合拢产钳:检查产钳与胎头之间有无软组织及脐带被夹住。

(3)牵拉产钳:宫缩时牵拉产钳,根据不同胎位按分娩机制娩出;助手保护会阴手法正确。

(4)取下产钳:胎头娩出后先取右叶产钳,再取左叶产钳;牵出胎体,按自然分娩法牵拉胎头使前肩、后肩及躯体娩出。

(三)注意事项

1.操作前应先告知产妇操作的目的、步骤,严密观察宫缩及胎心变化。

2.操作时动作尽可能轻柔。

3.评估产妇的一般状况、对产钳助产术的认知及配合程度。

4.产后常规检查软产道,观察子宫收缩、阴道流血、排尿情况及新生儿有无产伤。

考核标准

见表3-14,表3-15。

表 3-14　胎头吸引术操作考核标准

班级：　　　　　　　　姓名：　　　　　　　　学号：

项目	评分标准及细则	分值	扣分原因	扣分
准备质量 （15分）	1.环境准备:安全、舒适、整洁,温度和光线适宜,保护患者隐私	3		
	2.护士准备:着装整洁、修剪指甲、戴口罩、洗手,手要温暖	3		
	3.产妇准备 （1）导尿,排空膀胱	1		
	（2）取膀胱截石位	1		
	（3）会阴冲洗后消毒,套脚套,铺无菌巾	1		
	（4）阴道检查,进一步确定宫口情况及胎位情况	1		
	（5）评估会阴情况	1		
	4.用物准备:胎头吸引器、负压吸引器、100 mL 注射器1个、一次性负压吸引管1根、血管钳2把、治疗巾2张、纱布4块、无菌手套、消毒棉球、新生儿抢救设备等	4		
操作流程质量 （70分）	1.备齐并检查物品,携带用物至床旁	2		
	2.核对产妇,告知目的、方法、可能出现的并发症,以取得产妇理解及配合	3		
	3.双侧阴部神经阻滞后,行会阴后-侧切开术	5		
	4.检查吸引器有无损坏、漏气,橡皮套是否松动等,以确保吸引装置处于完好备用状态	3		
	5.放置吸引器 （1）润滑吸引器:在吸引器（通常为吸引杯）的外侧涂抹润滑剂,以减少与阴道壁的摩擦,避免损伤	3		
	（2）分离阴道壁:术者以左手的示指和中指撑开阴道后壁,为吸引器的放置创造足够的空间	3		
	（3）送入吸引器:右手持吸引器,将吸引器的大端（或称为杯下缘）沿阴道后壁送入,确保其后缘能够抵达胎头顶部	4		
	6.检查吸引器放置 （1）用一手扶持吸引器,并稍向内推压,使吸引器始终与胎头紧贴	2		
	（2）另一手示、中指伸入阴道,触摸吸引器大端与胎头衔接处,推开周围软组织	2		
	（3）同时调整吸引器小端横柄方向与胎头矢状缝一致,作旋转胎头标记	2		

续表 3-14

项目	评分标准及细则	分值	扣分原因	扣分
操作流程质量 （70分）	7.形成吸引器内负压			
	（1）术者左手持吸引器,右手将连接管交助手与负压吸引机相连	2		
	（2）打开吸引机,负压控制在280~350 mmHg	2		
	8.牵引与旋转吸引器			
	（1）试牵,避免滑脱	2		
	（2）牵引沿产轴方向在宫缩时进行,宫缩间歇时停止,但应保持吸引器不要随胎头回缩而回缩	4		
	（3）牵引方向不得突然变换,应始终与吸引器口径成直角,用力不可太大,牵引力不超过3~4 kg	4		
	（4）胎头不正时应在牵引同时进行旋转,每次阵缩以旋转45°为宜	4		
	9.取出吸引器:胎头娩出后,松开连接管,恢复吸引器内正压,取下吸引器	2		
	10.吸引时间最长不超过20 min,且在宫缩5次以内为佳	2		
	11.助手同时注意保护会阴（口述）	2		
	12.有新生儿窒息者,实施新生儿复苏抢救	5		
	13.检查软产道,特别是宫颈	2		
	14.会阴侧切口缝合术	5		
	15.定时观察宫缩,若有异常及时处理	2		
	16.清理用物,洗手,记录手术过程	3		
全程质量 （15分）	1.程序正确,动作规范,操作熟练	5		
	2.态度和蔼可亲,语言恰当,有效沟通	5		
	3.操作过程体现人文关怀	5		

考核教师：　　　　　　　　　得分：　　　　　　　　　考核日期：

表 3-15　产钳助产术操作考核标准

班级：　　　　　　　　姓名：　　　　　　　　学号：

项目	评分标准及细则	分值	扣分原因	扣分
准备质量 （15分）	1.环境准备:安全、舒适、整洁,温度和光线适宜,保护患者隐私	3		
	2.护士准备:着装整洁,修剪指甲,戴口罩,洗手,手要温暖	3		
	3.产妇准备:导尿,排空膀胱;取膀胱截石位;会阴冲洗后消毒,套脚套,铺无菌巾;阴道检查,进一步确定宫口情况及胎位情况;评估会阴情况	5		
	4.用物准备:无菌产钳1副、正常接生包1个、会阴侧切包1个、吸氧面罩1个、无菌手套2副、新生儿抢救设备、消毒棉球等。新生儿辐射台处于正常功能状态（口述）	4		

185

续表 3-15

项目	评分标准及细则	分值	扣分原因	扣分
操作流程质量（70分）	1. 备齐并检查物品，携带用物至床旁	2		
	2. 核对产妇，告知目的、方法、可能出现的并发症，以取得产妇理解及配合	3		
	3. 双侧阴部神经阻滞后，行会阴后-侧切开术	5		
	4. 放置产钳			
	（1）放置左叶产钳，左手握左钳使钳叶垂直向下，凹面朝前，右手四指伸入胎头与后阴道壁之间，掌面朝前	4		
	（2）将左钳叶沿右手掌伸入掌与胎头之间，右手指徐徐向胎头左侧及向内移行，左钳叶随手掌向左向前移，左钳柄向下沿逆时针方向旋转，左钳叶达胎头左侧顶颞部，钳叶与钳柄同一水平	5		
	（3）放置右叶产钳，右手垂直握右钳柄如前，左手四指伸入胎头与阴道后壁之间，诱导右钳叶（在左产钳上面）徐徐滑向右侧与侧方到达与左侧对称位置	5		
	5. 合拢产钳：合拢钳柄，两钳位置正确，左右锁扣恰好吻合，钳柄自然对合，若错开，可移动钳柄使锁扣合拢。检查钳叶位置，伸手入阴道内检查钳叶与胎头之间有无夹持宫颈组织	7		
	6. 牵拉产钳			
	（1）牵拉，左手握合拢的钳柄，向外、向下牵拉	5		
	（2）据不同胎位按分娩机制娩出	5		
	（3）助手保护会阴	5		
	7. 取下产钳：当胎头牵引后，先取右产钳，后取左产钳	5		
	8. 助手同时注意保护会阴（口述）	2		
	9. 有新生儿窒息者，实施新生儿复苏抢救	5		
	10. 检查软产道，特别是宫颈	2		
	11. 会阴侧切口缝合术	5		
	12. 定时观察宫缩，若有异常及时处理	2		
	13. 清理用物，洗手，记录手术过程	3		
全程质量（15分）	1. 程序正确，动作规范，操作熟练	5		
	2. 态度和蔼可亲，语言恰当，有效沟通	5		
	3. 操作过程体现人文关怀	5		

考核教师：　　　　　　得分：　　　　　　考核日期：

思 考 题

1. 运用所学的知识对异常分娩的妇女进行护理及健康教育。

2. 试述影响胎儿分娩的四大因素的护理评估及护理措施。

项目八　妇科肿瘤患者的护理

模拟情境案例

案例一: 王女士,43 岁,孕 2 产 1,因"接触性出血 3 个月"就诊。妇科检查:宫颈中度糜烂,余正常。该患者应该行哪项检查以明确诊断,进一步治疗?

思考: ①薄层液基细胞学检查(TCT)、子宫颈脱落细胞人乳头瘤病毒(HPV)的检查结果怎样判读? ②在日常工作中,怎样切实做好宫颈癌三级预防,避免宫颈浸润癌的发生?

案例二: 王女士,薄层液基细胞学检查结果:高度鳞状上皮内瘤变(HSIL)。子宫颈脱落细胞 HPV 16 阳性。该患者应该行哪项以检查明确诊断,进一步治疗?

思考: ①怎样提高阴道镜宫颈活组织检查取材的准确性? ②患者高度紧张,可采取哪些心理疏导方法缓解患者的焦虑情绪?

实训任务

一、薄层液基细胞学检查与子宫颈脱落细胞 HPV 检查

(一)实训目的

1. 掌握薄层液基细胞学检查和子宫颈脱落细胞 HPV 检查的目的,并陈述各项操作的注意事项。

2. 熟悉薄层液基细胞学检查和子宫颈脱落细胞 HPV 检查前的物品准备、评估要点及注意事项。

3. 切实做到宫颈癌的三级预防:推广接种 HPV 疫苗(一级);普及规范宫颈癌筛查,早期发现 SIL(二级);及时治疗高级别病变,阻断宫颈浸润癌发生(三级)。

(二)实训流程

1. 操作前准备

(1)评估:检查室环境整洁、舒适,检查床有围帘遮挡、避风。

(2)准备:①用物准备。专用宫颈刷 1 个、细胞保存处理液 1 瓶、专用 HPV 刷 1 个、HPV 保存处理液 1 瓶、一次性阴道窥器、棉签、臀垫巾等。②护士准备。去除饰物,衣帽整洁,洗手,戴口罩、帽子,剪短指甲等。③患者准备。排空膀胱,取膀胱截石位,暴露外阴。

2. 操作过程

[沟通]"王女士,根据您平时的症状,现在需行薄层液基细胞学和子宫颈脱落细

HPV 的检查,以明确诊断,进行下一步治疗,请您配合检查。如果在检查过程中有任何不适,请及时告知。"

(1)外阴部检查:观察外阴有无水肿、溃疡、赘生物或肿块。然后分开小阴唇,暴露阴道前庭,观察有无溃疡、赘生物、肿块。

(2)阴道窥器检查:放置阴道窥器,暴露患者的阴道壁、宫颈和穹隆部,旋转阴道窥器,充分暴露阴道各壁,如果有大量的阴道分泌物,可用棉签轻轻擦去分泌物。观察阴道壁、宫颈、穹隆部有无溃疡、赘生物、肿块。

(3)薄层液基细胞学检查采样:将宫颈刷缓缓伸入,使刷头进入宫颈管内,向前伸,紧贴宫颈管四周,沿轴同向缓慢旋转 10 圈,切忌反向旋转。

(4)取出宫颈刷,再分别刷阴道穹隆及阴道侧壁。

(5)薄层液基细胞学检查漂洗:将宫颈刷刷头推入细胞保存液中,加盖。适当振荡瓶子,使细胞充分漂洗到保存液中。

(6)子宫颈脱落细胞 HPV 采样:将 HPV 刷缓缓伸入,使刷头进入宫颈管内,向前伸,紧贴宫颈管四周,沿轴同向缓慢旋转 5 圈,切忌反向旋转。

(7)子宫颈脱落细胞 HPV 保存:将 HPV 刷刷头在折痕处折断,放入保存液中,加盖。

(8)标本送检:①确保试样和检验申请单标记号码的一一对应性。②在处理液瓶子上标记相同号码后,将标本与检验申请单一同送往检验室。

(三)注意事项

1.取材部位应在宫颈鳞柱交界处。取材应尽可能避开经期,取材前 24 h 不上药、不冲洗,48 h 不过性生活。

2.分泌物较多时,要在采样前用棉签轻轻擦去,不可用力擦。应观察采样,使宫颈刷对取材部位有一定的压力,刷头进入宫颈管内,两边紧贴宫颈管外口。采样过程中,宫颈出血明显时,应立即停止采样。肉眼可见可疑癌时,直接取活检,避免行 TCT 延误病情。

3.器械应保持干燥清洁,不要用酒精、肥皂水及润滑剂等清洗。

4.申请单填写应尽量完整、字迹工整,尽可能提供相关的临床信息。采样后应及时送往检验室。

二、阴道镜宫颈活组织检查

(一)实训目的

1.掌握阴道镜宫颈活组织检查的目的,并陈述操作的注意事项。

2.熟悉阴道镜宫颈活组织检查前的物品准备、评估要点及注意事项。

3.切实做到宫颈癌的三级预防:推广接种 HPV 疫苗(一级);普及规范宫颈癌筛查,早期发现 SIL(二级);及时治疗高级别病变,阻断宫颈浸润癌发生(三级)。

(二)实训流程

1.操作前准备

(1)评估:检查室环境整洁、舒适,检查床有围帘遮挡、避风。

(2)准备:①用物准备。阴道镜、3% ~5% 醋酸、复方碘溶液、生理盐水、阴道窥器、棉

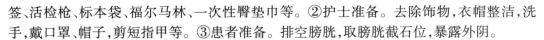

签、活检枪、标本袋、福尔马林、一次性臀垫巾等。②护士准备。去除饰物,衣帽整洁,洗手,戴口罩、帽子,剪短指甲等。③患者准备。排空膀胱,取膀胱截石位,暴露外阴。

2.操作过程

[沟通]"王女士,根据您平时的症状及检查结果,现需行阴道镜下宫颈多点活检,以明确诊断,进行下一步治疗,请您配合检查。如果在检查过程中有任何不适,请及时告知。"

(1)阴道窥器检查:阴道窥器暴露子宫颈阴道部,用生理盐水棉球擦净子宫颈分泌物,肉眼观察子宫颈形态。

(2)调整阴道镜:移动阴道镜物镜距阴道口 15~20 cm(镜头距子宫颈 25~30 cm)处,对准子宫颈或病变部位,打开光源,调整阴道镜物镜焦距使物像清晰。

(3)醋酸试验:用 3%~5%醋酸棉球浸湿子宫颈表面 1 min,正常及异常组织中核质比增加的细胞会出现暂时的白色(醋酸白),周围的正常鳞状上皮则保留其原有的粉红色。醋酸效果出现或消失的速度随病变类型的不同而不同。通常情况下,病变级别越高,醋酸白出现得越快,持续时间也越长。

(4)阴道镜绿色滤光镜检查:必要时用绿色滤光镜片并放大 20 倍观察,可使血管图像更清晰,进行更精确的血管检查。

(5)碘试验:用复方碘溶液棉球浸湿子宫颈,富含糖原的成熟鳞状上皮细胞被碘染成棕褐色。柱状上皮、未成熟化生上皮、角化上皮及不典型增生上皮不含糖原,涂碘后往往不着色。

(6)宫颈多点活检:在醋酸试验及碘试验异常部位或可疑病变部位取活检。

(7)病理标本保存:将活检标本放入盛有福尔马林的标本袋内。

(8)标本送检:在标本袋上注明患者姓名、年龄、活检部位、日期等信息,将标本与病理申请单一同送往病理室。

(三)注意事项

1.阴道镜检查前应排除急性、亚急性生殖器炎症或盆腔炎性疾病,若有不宜进行检查,应先治疗。

2.检查前 24 h 内应避免性生活、阴道冲洗或上药、子宫颈刷片和妇科双合诊。

考核标准

见表 3-16,表 3-17。

表 3-16　薄层液基细胞学检查与子宫颈脱落细胞 HPV 检查考核标准

班级：　　　　　　　　姓名：　　　　　　　　学号：

项目	评分标准及细则	分值	扣分原因	扣分
准备质量 （15 分）	1. 护士准备：着装整洁,戴口罩、帽子,洗手	3		
	2. 用物准备：专用宫颈刷 1 个、细胞保存处理液 1 瓶、专用 HPV 刷 1 个、HPV 保存处理液 1 瓶、一次性阴道窥器、棉签、垫巾	5		
	3. 患者准备：①注意保暖、遮挡患者,向患者解释,取得合作;②排空膀胱,取膀胱截石位,暴露外阴	4		
	4. 环境准备：安全、舒适、整洁、温度适宜,保护患者隐私	3		
操作流程质量 （70 分）	1. 备齐并检查物品,携带用物至床旁	3		
	2. 核对患者信息,解释操作目的、方法、可能发生的并发症,以取得患者理解和配合	5		
	3. 洗手、戴口罩	2		
	4. 协助患者排空膀胱,取膀胱截石位,暴露外阴	5		
	5. 观察外阴有无水肿、溃疡、赘生物或肿块。然后分开小阴唇,暴露阴道前庭,观察有无溃疡、赘生物、肿块	5		
	6. 放置阴道窥器,暴露患者的阴道壁、宫颈和穹隆部,旋转阴道窥器,充分暴露阴道各壁,如果有大量的阴道分泌物,可用棉签轻轻擦去分泌物,观察阴道壁、宫颈、穹隆部有无溃疡、赘生物、肿块	5		
	7. 将宫颈刷缓缓伸入,使刷头进入宫颈管内,向前伸,紧贴宫颈管四周,沿轴同向缓慢旋转 10 圈,切忌反向旋转。取出宫颈刷,再分别刷阴道穹隆及阴道侧壁 2 次	13		
	8. 将宫颈刷刷头推入细胞保存液中,加盖。适当振荡瓶子,使细胞充分漂洗到保存液中	5		
	9. 将 HPV 刷缓缓伸入,使刷头进入宫颈管内,向前伸,紧贴宫颈管四周,沿轴同向缓慢旋转 5 圈,切忌反向旋转	12		
	10. 将 HPV 刷刷头在折痕处折断,放入保存液中,加盖	5		
	11. 确保试样和检验申请单标记号码的一一对应性	5		
	12. 在处理液瓶子上标记相同号码后,将标本与检验申请单一同送往检验室	5		
全程质量 （15 分）	1. 程序正确,动作规范,操作熟练	5		
	2. 态度和蔼可亲,语言恰当,有效沟通	5		
	3. 操作过程体现人文关怀	5		

考核教师：　　　　　　　得分：　　　　　　　考核日期：

表3-17 阴道镜宫颈活组织检查评分标准

班级： 姓名： 学号：

项目	评分标准及细则	分值	扣分原因	扣分
准备质量 （15分）	1. 护士准备：着装整洁，戴口罩、帽子，洗手	2		
	2. 用物准备：阴道镜、3%～5%醋酸、复方碘溶液、生理盐水、阴道窥器、棉签、活检枪、标本袋、福尔马林、一次性臀垫巾	9		
	3. 患者准备：①注意保暖、遮挡患者，向患者解释，取得合作；②排空膀胱，取膀胱截石位，暴露外阴	2		
	4. 环境准备：安全、舒适、整洁、温度适宜，保护患者隐私	2		
操作流程质量 （70分）	1. 备齐并检查物品，携带用物至床旁	2		
	2. 核对患者信息，解释操作目的、方法、可能发生的并发症，以取得患者理解和配合	5		
	3. 洗手、戴口罩	2		
	4. 协助患者排空膀胱，取膀胱截石位，暴露外阴	5		
	5. 阴道窥器暴露子宫颈阴道部，用生理盐水棉球擦净子宫颈分泌物，肉眼观察子宫颈形态	5		
	6. 移动阴道镜物镜距阴道口15～20 cm（镜头距子宫颈25～30 cm）处，对准子宫颈或病变部位，打开光源，调整阴道镜物镜焦距使物像清晰	7		
	7. 用3%～5%醋酸棉球浸湿子宫颈表面1 min，正常及异常组织中核质比增加的细胞会出现暂时的白色（醋酸白），周围的正常鳞状上皮则保留其原有的粉红色。醋酸效果出现或消失的速度随病变类型的不同而不同。通常情况下，病变级别越高，醋酸白出现得越快，持续时间也越长	10		
	8. 必要时用绿色滤光镜片并放大20倍观察，可使血管图像更清晰，进行更精确的血管检查	8		
	9. 用复方碘溶液棉球浸湿子宫颈，富含糖原的成熟鳞状上皮细胞被碘染成棕褐色。柱状上皮、未成熟化生上皮、角化上皮及不典型增生上皮不含糖原，涂碘后往往不着色	10		
	10. 在醋酸试验及碘试验异常部位或可疑病变部位取活检	8		
	11. 将活检标本放入盛有福尔马林的标本袋内	3		
	12. 在标本袋上注明患者姓名、年龄、活检部位、日期等信息，将标本与病理申请单一同送往病理室	5		
全程质量 （15分）	1. 程序正确，动作规范，操作熟练	5		
	2. 态度和蔼可亲，语言恰当，有效沟通	5		
	3. 操作过程体现人文关怀	5		

考核教师： 得分： 考核日期：

思 考 题

1.薄层液基细胞学检查、子宫颈脱落细胞 HPV 检查的采样顺序能不能互换？为什么？

2.阴道镜宫颈活组织检查的优点有哪些？

第四章

儿科护理学实训

项目一　特殊新生儿护理

模拟情境案例

　　案例一：张女士早产娩出新生儿，出生孕周为 30 周，出生体重 1750 g，体温 35.5 ℃，心率 90 次/min，呼吸 20 次/min，不规则，Apgar 评分 6 分，曾出现呼吸暂停，经积极抢救后，心率、呼吸恢复正常。为维持生命体征平稳，遵医嘱将患儿放置于暖箱内，给予新生儿常规护理。

　　思考：①暖箱适应证有哪些？入箱条件是什么？②作为该患儿的责任护士，你需要做哪些准备？③暖箱使用的注意事项有哪些？④新生儿置于暖箱中后，责任护士应做好哪些护理工作？出箱条件是什么？

　　案例二：张女士之女，出生孕周为 35 周，生后 20 h 出现黄疸，出生体重 2.9 kg，体温 36.8 ℃，精神差，经皮胆红素测定为 228 μmol/L，母亲血型 O 型，婴儿血型 A 型，直接抗人球蛋白试验（+）。该患儿为早产儿，为了减低胆红素浓度，预防并发症的发生，遵医嘱将患儿放于蓝光箱内进行治疗。

　　思考：①蓝光疗法的适应证和禁忌证有哪些？②作为该患儿的责任护士，需要做哪些准备？③蓝光疗法的注意事项有哪些？④新生儿置于蓝光箱后，责任护士应做好哪些护理工作？

实训任务

一、暖箱使用技术

（一）实训目的

1. 熟悉暖箱使用的原理。
2. 掌握暖箱使用的流程。

（二）实训流程

1. 操作前准备

（1）评估：新生儿室环境安静整洁、安全，室温维持在 24～26 ℃，暖箱避免放置在阳光直射、有对流或取暖设备附近。

（2）准备：①设备准备。接到产房通知后将暖箱进行预热，一般通电 2 h 左右才能使暖箱稳定。②用物准备。性能良好的暖箱、蒸馏水、温湿度计、皮肤温度探头、床褥、床单，必要时备电源插座等。③护士准备。了解患儿孕周、出生体重、日龄，测量生命征，检查一般情况，估计常见的护理问题，操作前洗手。④患儿准备。穿单衣，裹尿布。

2. 操作过程

（1）检查暖箱性能，保证安全，使用前做好清洁消毒工作，铺好箱内婴儿床，关闭暖箱门及操作孔，将蒸馏水加入暖箱水槽中至水位线，暖箱滑轮制动。

（2）接通电源，打开电源开关将预热温度调至 28～34 ℃，预热到所设置的温度，待接到患儿入室后，再根据体重、胎龄大小、病情调整适当的温度，湿度应维持在 55%～65%（表 4-1）。

表 4-1　不同出生体重早产儿暖箱温度参数

出生体重	温度			
	35 ℃	34 ℃	33 ℃	32 ℃
1000 g	出生 10 d 内	10 d 后	3 周内	5 周后
1500 g		出生 10 d 内	10 d 后	4 周后
2000 g		出生 2 d 内	2 d 后	3 周后
2500 g			出生 2 d 后	2 d 后

（3）给患儿穿单衣，裹尿布后抱入暖箱内，根据患儿病情选择合适体位。

（4）加强巡视，密切观察患儿病情及箱温，入箱后每小时测体温 1 次，待患儿体温稳定后，每 2 h 测量 1 次，按时记录患儿体温及箱温。

（5）一切护理操作尽量在暖箱内进行，如换尿布、喂奶、更换体位，观察病情及检查等。操作时应打开边门或从气孔伸入操作，尽量避免打开箱盖，以免箱内温度波动过大，必要时可在红外线辐射台上进行，如称体重、抢救。

（6）每日清洁暖箱，有污渍或血渍及时擦拭，及时检查及添加蒸馏水；每周更换暖箱一次,并彻底清洁消毒暖箱;定期进行细菌培养,防止交叉感染;机箱下面的空气净化垫每月清洁一次,若已破损则应更换。

(7)出箱(符合以下任意一项即可出箱):符合出箱指征,遵医嘱出箱。

1)患儿体重在2000 g以上,室温维持在22~24 ℃时,患儿能保持正常体温,其他情况良好。

2)患儿在暖箱内生活1个月以上,体重虽不到2000 g,体温正常,一般情况好。

(8)终末消毒:患儿出箱后,暖箱进行终末清洁消毒处理后,放置干燥、通风处,备用时上面用布单罩好,防止积灰。

(三)注意事项

1. 严格执行操作规程,定期检查有无故障,保证绝对安全。

2. 使用中随时观察使用效果,如暖箱发出报警信号应及时查找原因,妥善处理。

3. 严禁骤然提高暖箱温度,以免患儿体温上升造成不良后果。

4. 工作人员入箱操作、检查、接触患儿前必须洗手,防止交叉感染。

二、光照疗法

(一)实训目的

1. 熟悉蓝光箱的原理。

2. 掌握光照疗法的流程。

(二)实训流程

1. 操作前准备

(1)评估:环境安静整洁、安全,室温维持在24~26 ℃。

(2)准备:①用物准备。蓝光箱、遮光眼罩、经皮黄疸仪、尿布、温湿度计等。②护士准备。着装整齐,修剪指甲,洗手,戴口罩。③患儿准备。清洁皮肤,忌涂抹爽身粉或油类;戴好遮光眼罩;裸露全身皮肤,用尿布遮盖会阴部。

2. 操作过程

(1)检查蓝光箱性能及电源情况,将蒸馏水加入蓝光箱水槽中至水位线。

(2)接通电源,检查蓝光灯灯管情况。

(3)核对评估患儿胎龄、体重、病情等信息,向家属解释光照疗法的作用及可能会出现的副作用。

(4)根据体重、胎龄大小、病情调整蓝光箱温度,预热至合适温度。

(5)入蓝光箱后护理。

1)将患儿裸体放入已预热好的蓝光箱中,戴眼罩,遮盖会阴部,取舒适体位,关好箱门。记录开始光疗时间。

2)加强对患儿巡视,防止窒息发生,使用单面蓝光箱时定期翻身,每2 h更换体位1次,可以仰卧、侧卧、俯卧等交替更换,使患儿皮肤均匀受光。俯卧照射时要有专人巡视,以免口鼻受压而影响呼吸。

3)光疗时应密切观察患儿精神反应及生命体征,每2~4 h测体温1次,体温维持在

36 ℃~37 ℃;及时监测胆红素浓度变化、黄疸消退情况,皮肤有无发红、皮疹等;同时注意观察箱温变化。

4)光疗过程中保证水分和营养供给,观察和记录出入量。

5)保持灯管及反射板清洁,并定时更换灯管。

(6)出蓝光箱后护理:遵医嘱患儿出箱,出箱时注意做好患儿保暖工作,除去眼罩,并做好各项记录。

(7)关闭电源,将水槽内水倒尽,做好整机的清洗、消毒处理工作。

(三)注意事项

1.严格执行操作规程,定期检查有无故障,保证绝对安全。

2.注意婴儿的体温及体内水分的平衡。

3.加强巡视,密切观察病情变化。

4.定时检测胆红素值并了解病情变化。

考核标准

见表4-2,表4-3。

表4-2 暖箱使用技术考核标准

班级: 姓名: 学号:

项目	评分标准及细则	分值	扣分原因	扣分
准备质量 (20分)	1.护士准备:衣帽、口罩、鞋、手(指甲)	5		
	2.用物准备:婴儿暖箱、棉垫、洁净床单、尿布	5		
	3.环境准备:无阳光直射或冷风直吹,避免靠近火炉、暖气	10		
操作流程质量 (50分)	1.清洁、消毒暖箱	5		
	2.洗手	5		
	3.铺好箱内婴儿床的棉垫、床单及枕头	5		
	4.打开注水槽,加入蒸馏水至水位指示线	5		
	5.接通电源,打开电源开关	5		
	6.将预热温度调至28~30 ℃,预热2 h	5		
	7.调节箱内湿度,保持相对湿度在55%~65%	5		
	8.将患儿穿好单衣、包裹尿布放入箱内婴儿床	5		
	9.根据患儿体重和出生天数调节所需温度	5		
	10.定时测量体温,并记录	5		
全程质量 (10分)	1.患儿清洁,舒适,安全,保暖好	3		
	2.动作轻柔流畅,手法正确,操作熟练	4		
	3.暖箱放置平稳,清洁,安全	3		
问题 (20分)	1.使用暖箱的目的及适应证	7		
	2.暖箱预热温度及相对湿度各是多少	6		
	3.患儿出暖箱的条件	7		

考核教师: 得分: 考核日期:

表4-3　光照疗法操作考核标准

班级：　　　　　　姓名：　　　　　　学号：

项目	评分标准及细则	分值	扣分原因	扣分
准备质量 （20分）	1.护士准备：衣帽、口罩、鞋、手（指甲）	5		
	2.设备准备：光疗仪（移动式，单面灯管）	5		
	3.用物准备：患儿护眼罩（黑色）、尿布、工作人员所用墨镜	10		
操作流程质量 （50分）	1.检查灯管性能（照射前检查灯管是否亮）	2		
	2.清洁光疗仪（清除灯管及反射板上的灰尘）	3		
	3.调节病室为恒温（24~28 ℃）	3		
	4.将光疗仪携至患儿床边	3		
	5.调至灯管与患儿皮肤距离为33~50 cm	3		
	6.光疗仪接通电源	3		
	7.将患儿全身裸露	3		
	8.戴好护眼罩	3		
	9.将尿布折成长条形遮盖会阴部	3		
	10.操作者戴好墨镜	3		
	11.打开光疗仪总开关进行照射	3		
	12.记录光疗开始时间	3		
	13.2 h给患儿翻身一次（使用单面灯时定期翻身,仰、俯、侧位交替进行）	3		
	14.照射中勤巡视	3		
	15.光疗结束后,包裹好患儿	3		
	16.记录光疗停止时间	3		
	17.将光疗仪放回原处,清洁消毒备用	3		
全程质量 （10分）	1.操作流程熟练、正确	3		
	2.手法正确,动作轻巧,体现对患儿的爱护	4		
	3.安全意识强	3		
问题 （20分）	1.光疗时,灯管距患儿皮肤距离为多少	6		
	2.光疗的注意事项	7		
	3.光疗时,为何要给患儿戴黑色眼罩	6		

考核教师：　　　　　　得分：　　　　　　考核日期：

思　考　题

1.暖箱使用时的放置环境应注意什么？

2.蓝光箱的灯管使用寿命是多少？

3.光照疗法中,责任护士应注意观察的护理内容有哪些？

项目二　新生儿皮肤的护理

模拟情境案例

田女士之子,胎龄38周,神志清,肤色红,哭声响。体温36.2 ℃,心率130次/min,呼吸40次/min,脐带干燥,无黄疸,出生体重3.1 kg,Apgar评分10分、10分、10分。出生第2天,胎粪已排,脐带残端干燥无渗血,脐周无红肿,臀部皮肤无破损,遵医嘱为其进行沐浴及抚触。

思考:①作为责任护士,进行皮肤护理时有哪些注意事项? ②新生儿沐浴和抚触前,你需要做哪些准备? ③作为护士你应做好哪些护理工作?

实训任务

一、更换尿布法

(一)实训目的

1.熟悉尿布选择的原则。

2.熟悉异常排泄物的病理意义及尿布性皮炎的预防护理知识。

3.掌握更换尿布的操作流程。

(二)实训流程

1.操作前准备

(1)评估:环境安静整洁、安全,室温维持在26~28 ℃,关闭门窗。

(2)准备:①用物准备。尿布、尿布桶、小盆及温水、小毛巾或湿纸巾、护臀膏及平整的操作台等。②护士准备。穿戴整齐,修剪指甲,操作前洗手、戴口罩。③新生儿准备。帮助新生儿取平卧位,尽量在喂奶前进行。

2.操作过程

(1)备齐用物,核对新生儿信息,将新生儿放于操作台上,操作中禁止将新生儿单独留在操作台上,注意安全,防止新生儿坠落。

(2)解开新生儿包被,把上衣拉高,解开尿布,露出臀部,用一只手轻轻提起新生儿双足,使臀部略抬高;另一只手用原尿布上端两角洁净处从前往后轻拭新生儿会阴部及臀部,如有大便,用温水洗净,轻轻吸干。待清洗干净后用原尿布盖上污湿部分垫在臀部下面。

(3)再用湿纸巾或蘸温水的小毛巾从前向后擦净臀部皮肤,注意擦净皮肤的皱褶部分,尤其是会阴部和肛周皮肤皱褶处需清洁干净;女婴会阴部皮肤清洁顺序从上向下,防止排泄物污染尿道及阴道;男婴注意阴囊处皮肤清洁;若为腹泻患儿,更需勤换尿布,注意及时清洁臀部;若臀部皮肤发红,用小毛巾蘸温水清洁,根据皮肤情况涂护臀膏,保护皮肤。皮肤有破损时可采用暴露法、灯光照射法或吹氧法,使局部皮肤干燥,再涂以外用药。严重者可给予抗菌药物,以防感染。

(4)提起新生儿双足,取下污尿布,禁忌将双腿抬得过高,再将清洁尿布垫于腰下,放下双足,尿布的底边两角折到腹部,双腿中的一角上拉,系好尿布带,结带松紧适宜,拉平衣服,盖好被子,整理床单位及用物。

(5)向家属解释和说明操作中的注意事项和要点及更换尿布的时机。可以在喂奶前或醒后更换尿布;新生儿每 2 h、婴幼儿每 2~3 h 更换纸尿裤,敏感性皮肤需增加频次,排便后及时更换。

(6)打开污尿布,观察大便性质(必要时留取标本)后放入尿布桶内。

(7)操作结束后洗手,做好记录。

(三)注意事项

1. 物品准备齐全、环境准备符合要求。

2. 操作中禁止将新生儿单独留在操作台上,注意安全,防止新生儿坠落。

3. 选择尿布的原则:纯棉质地;透气性能良好;柔软舒适。

4. 尿布不要粘得过紧,留有一定空间,这样可避免尿布疹的发生。

二、婴儿沐浴法

(一)实训目的

1. 熟悉婴儿沐浴的目的和意义。

2. 掌握婴儿沐浴的操作流程及注意事项。

(二)实训流程

1. 操作前准备

(1)评估:环境安静、整洁、安全,关闭门窗,室温维持在 26~28 ℃;浴盆里备温热水(2/3 满),水温 37~39 ℃。

(2)准备:①用物准备。平整清洁的操作台、尿布、清洁衣服及包被、大毛巾、小毛巾被、浴巾、水温计、棉签、婴儿香皂或沐浴露、婴儿爽身粉、弯盘、记录单等,必要时准备床单、被套、枕套、磅秤。②护士准备。操作前取下饰物、手表等物品,着装整齐,修剪指甲,洗手。③婴儿准备。沐浴于喂奶前或喂奶后 1 h 进行,以免呕吐或溢奶。

2. 操作过程

(1)备齐用物,按顺序放于操作台上。

(2)浴盆内调配洗澡水,水温 37~39 ℃,遵循先冷水再热水的原则,防止烫伤;备水时水温稍高 2~3 ℃,用水温计或前臂内侧感觉,比较暖和就可以了。

(3)核对婴儿信息,将婴儿放置于操作台上,解开包被,脱掉衣服,解开尿布,观察婴儿皮肤情况,脐带未脱落时用脐带贴保护脐带,防止污染。

(4)用毛巾包裹测量体重。

（5）用左前臂托住婴儿背部，左手掌托住头颈部，拇指与中指分别将婴儿双耳的耳郭折向前按住，防止水流入造成内耳感染。左臂及腋下夹住婴儿臀部及下肢，将头移至盆边。

（6）擦洗面部：用小毛巾由内眦向外眦方向先擦洗婴儿双眼，再依次擦洗鼻子、嘴巴，最后由内向外轻轻擦拭整个脸部及耳朵，包括婴儿耳后皮肤皱褶处。面部禁用沐浴露，眼、耳内不得有水或泡沫进入。

（7）清洗头部：用洗发水洗净并用清水冲洗干净头部，擦干；婴儿头部有皮脂结痂时不可用力去除，可涂油剂浸润，待痂皮软化后清洗。

（8）用棉签清洁鼻孔（轻擦，勿插入鼻腔），或用湿巾擦除。

（9）洗身体：左手握住婴儿左肩及腋窝处，使其头颈部枕于操作者左前臂；右手握住婴儿左腿靠近腹股沟处，将婴儿轻放于浴盆中。左手姿势保持不变支撑婴儿，右手按颈下、胸、腹、腋下、上肢、手、会阴、下肢顺序涂抹沐浴液，将沐浴液冲洗干净；以右手从婴儿前方握住婴儿左肩及腋窝处，使其头颈部俯于操作者右前臂，左手涂抹沐浴液清洗后颈、背部、臀部及下肢，将沐浴液冲洗干净，尤其是皮肤皱褶的地方一定要洗干净。

（10）将婴儿从水中抱出，迅速用大毛巾包裹全身，从上到下轻轻吸干水分，尤其是皮肤皱褶，不用力擦，然后垫上尿布。

（11）脐部护理：去除脐带贴，观察脐带部有无出血、渗液及分泌物，皮肤有无红肿；保护未脱落的脐带残端，用棉签蘸取75%酒精溶液或碘伏消毒脐部。由根部螺旋式擦拭脐带残端、脐窝及周围皮肤，保持干燥；若脐带残端已结痂，应保持局部干燥，尤其注意脐窝部。

（12）必要时涂抹爽身粉：先撒在掌心，在婴儿颈下、腋下及皱褶处涂爽身粉，注意遮盖会阴部。

（13）臀部擦护臀霜，按需涂抹润肤露，换好尿布。

（14）穿衣服：动作轻柔，顺着新生儿肢体弯曲和活动的方向进行，不能生拉硬拽。注意观察婴儿的变化。

（15）核对婴儿，抱至母亲身边，清理用物，洗手记录。

（三）注意事项

1. 操作熟练、敏捷，防止过多暴露婴儿。
2. 水和泡沫勿溅入五官，抱稳婴儿。
3. 确保婴儿安全，注意保暖，避免受凉。

三、婴儿抚触法

（一）实训目的

1. 熟悉婴儿抚触的目的和意义。
2. 掌握婴儿抚触的操作流程和注意事项。

(二)实训流程

1. 操作前准备

(1)评估:环境安静整洁、安全,光线充足,关闭门窗,温度维持在26～28℃,可放轻柔背景音乐,操作台柔软、宽敞,能够满足物品及人员抚触相对独立空间。

(2)准备:①用物准备。柔软宽敞的操作台、尿布、清洁衣服及包被、按摩油、浴巾、护臀霜等。②护士准备。操作前取下饰物、手表等物品,着装整齐,修剪指甲,洗手并涂抚触油,保持手的温暖。③婴儿准备。喂奶前或喂奶后1 h或沐浴前后进行,以免呕吐或溢奶。

2. 操作过程

(1)评估婴儿情况,有无哭闹、皮肤及体温情况。备齐用物,按顺序放于操作台上。

(2)核对婴儿信息,将婴儿放于操作台上,解开包被,脱掉衣服,解开尿布,观察婴儿皮肤及脐部情况。

(3)涂抚触油,双手揉搓,待手温暖后进行抚触,操作中注意与婴儿保持语言和目光的交流;抚触过程中注意观察婴儿的反应,如果出现哭闹、肌张力提高、兴奋性增加、肤色改变或呕吐等,应立即停止该部位抚触,若反应持续1 min以上应完全停止抚触。

(4)头面部(微笑状):婴儿取仰卧位,操作者两拇指指腹从眉间向两侧推至发际;两拇指指腹从下颌部中央向两侧上方滑动,让上下唇形成微笑状;一手轻托婴儿头部,另一手指腹从婴儿一侧前额发际抚向枕后,避开囟门,中指停在耳后乳突部轻压一下;换手,同法抚触另一侧。

(5)胸部(大交叉):两手分别从胸部的外下方向对侧上方交叉推进,在胸部画一个大的交叉,新生儿抚触时避开乳头。

(6)腹部(顺时针):两手依次从宝宝的右下腹向左下腹移动,呈顺时针方向画半圆,抚触避开脐部和膀胱,可做I–L(LOVE)–U抚触。

(7)四肢(捏挤搓滚):双手呈半圆形交替握住婴儿的上臂并向腕部滑行;滑行中从近端向远端分段挤捏手臂,然后从上到下搓滚;用拇指从婴儿掌心按摩到婴儿手指,并从手指两侧轻轻提拉每个手指,同法依次抚触婴儿另一侧上肢和双下肢。

(8)背部(分分合合、上上下下):婴儿取俯卧位,使婴儿头偏向一侧,防止窒息。以脊椎为中线,双手掌放于脊柱两侧由脊柱向两侧滑行,重复移动双手,再从背部上端开始移往臀部,再回肩膀,最后由头顶沿脊柱抚触至臀部。

(9)双手在两侧臀部做环形抚触。抚触动作应轻柔、用力适当,每个抚触动作重复4～6遍,每次抚触10～15 min。

(10)为婴儿换好尿布,穿衣服,包好,再次核对信息,抱婴儿回母亲身边;清理用物,洗手,记录。

(三)注意事项

1. 操作轻柔、熟练,操作中注意婴儿变化及面部表情。

2. 开始按摩时应轻轻抚触,逐渐增加压力,让婴儿慢慢适应起来。

3. 抚触过程中,注意与婴儿进行感情交流,面带微笑,语言柔和。

4.婴儿疲劳、烦躁哭闹时不宜抚触,抚触的时间由从 5 min 开始逐渐延长至 15 ~ 20 min。

考核标准

见表4-4,表4-5。

表4-4 婴儿沐浴法考核标准

班级: 姓名: 学号:

项目	评分标准及细则	分值	扣分原因	扣分
准备质量 (8分)	1.用物备齐,放置有序(未准备齐全,缺一项扣0.5分)	2		
	2.护士准备:衣帽整齐、剪短指甲、肥皂洗净双手	2		
	3.环境准备:关闭门窗,调节室温保持在26 ~ 28 ℃	2		
	4.时间:两次喂奶之间,尤其在早上或临睡前	2		
操作流程质量 (85分)	1.解释操作目的、查对 (1)清洁皮肤,预防感染	1		
	(2)促进新陈代谢、促进食欲和睡眠,有利于婴儿生长发育	1		
	(3)观察、了解婴儿全身情况,及时发现疾病,及早治疗	1		
	(4)查对婴儿胸牌、手圈	2		
	2.调节水温 (1)先冷水再热水,水温37 ~ 39 ℃,备水时稍高2 ~ 3 ℃	2		
	(2)手腕部内侧或水温计试温	2		
	3.洗脸 (1)用毛巾一角从眼睛内眦擦向外眦,再用另一角擦对侧眼睛	3		
	(2)用毛巾的其他角以同样的方法分别擦洗面部及耳后	3		
	4.洗头 (1)左手臂、手掌托起婴儿的头与颈,右手托稳婴儿臀部置于腋下并夹住婴儿的臀部和下肢,用左手中指和拇指向内扣压婴儿耳郭,左手托稳头部,倒洗发水洗净头部并用清水冲洗干净	5		
	(2)用右手涂抹沐浴液,轻轻按摩头部,再用清水冲洗干净,擦干	5		
	5.洗身体 (1)胸腹部:颈部、前胸、上臂、前臂、手掌、手指,依次进行	6		
	(2)下肢:婴儿头靠在操作者的肘窝上,操作者握住宝宝的腰臀部,洗下肢、腘窝、脚趾、腹股沟、会阴,特别是皮肤皱褶处要洗干净	6		
	(3)背部:换手,从婴儿前方握住婴儿左肩及腋窝,清洗后颈、背部,注意安全	6		
	(4)顺序一般由上到下,由内到外,由前到后	2		

续表 4-4

项目	评分标准及细则	分值	扣分原因	扣分
操作流程质量 （85 分）	6. 擦干全身：洗完后迅速用干毛巾包裹婴儿，从上到下轻轻拍打，吸干水分，尤其是皮肤皱褶处，不用力擦	5		
	7. 涂爽身粉 （1）用粉扑同洗澡的顺序一样由上至下、由前到后涂抹皮肤皱褶处；或将爽身粉撒在掌心再在皮肤皱褶处涂抹均匀	3		
	（2）涂抹颈下遮蔽口鼻，涂抹腹股沟遮蔽会阴部	3		
	8. 脐部护理 （1）用消毒棉签蘸 75% 酒精或 0.5% 碘伏，从脐根部中央按顺时针方向慢慢向外轻抹，重复几次洗净污物、血痂	3		
	（2）护脐带包裹脐带	2		
	9. 穿纸尿裤 （1）轻放入新的纸尿裤于臀下，放置前后正确	1		
	（2）肛周及会阴部涂护臀霜，由内向外擦，适量、涂匀	1		
	（3）纸尿裤粘贴正确，松紧合适（可容纳两指）	1		
	（4）侧边翻好整平皱褶	1		
	（5）上边翻下不遮盖脐部	1		
	10. 穿衣服 （1）先将衣服平放在台面上，婴儿平躺在衣服上	1		
	（2）将婴儿的一只胳膊轻轻抬起，使肘关节稍稍弯曲，先向上再向外侧伸入袖子并拉出小手	1		
	（3）使用同样的方式将婴儿另一只手放进袖口	1		
	（4）将衣服拉平，两侧衣服盖好，内侧的带子打活结并固定好	1		
	（5）最后将衣服袖口拉出，包覆住宝宝的双手，避免婴儿抓脸	1		
	（6）操作者手从裤中伸入，拉住小脚，将脚轻轻地拉出，并把裤子拉直；同法穿对侧。最后将裤腰包住上衣，整理平整	1		
	（7）动作轻柔，顺着新生儿肢体弯曲和活动的方向进行，不能生拉硬拽。注意观察婴儿的变化	1		
	11. 五官护理 （1）用小棉签清洁婴儿外耳	1		
	（2）双眼滴妥布霉素滴眼液，注意婴儿头偏向所滴眼一侧	1		
	12. 查对 （1）查对婴儿胸牌、手圈	2		
	（2）抱到母亲身旁	2		
	（3）再次查对胸牌、母亲、母亲床头卡	2		
	13. 用物处置、记录 （1）收拾整理用物	2		
	（2）填写执行单	2		

续表 4-4

项目	评分标准及细则	分值	扣分原因	扣分
全程质量 （7分）	1. 操作过程面带微笑，表情丰富	2		
	2. 与婴儿有眼神对视，语言、表情交流	3		
	3. 动作连贯、优美	2		

考核教师： 　　　　得分： 　　　　考核日期：

表 4-5 婴儿抚触法考核标准

班级： 　　　　姓名： 　　　　学号：

项目	评分标准及细则	分值	扣分原因	扣分
准备质量 （15分）	1. 查对婴儿胎龄、月龄、体重等信息	3		
	2. 向家属解释抚触的优点，婴儿取舒适体位	3		
	3. 房间温度28℃以上，有轻柔背景音乐	3		
	4. 操作者衣帽整齐，修剪指甲，取下手饰，洗手并涂抚触油	3		
	5. 时间选择：两次进食中间，沐浴后、睡前，婴儿清醒、不疲倦时	3		
操作流程质量 （70分）	1. 额部：两拇指从额部中央向两侧推	5		
	2. 下颌部：两拇指从下颌部中央向两侧滑动，让上下唇形成微笑状	5		
	3. 头部：两手从前额发际抚向脑后，最后两中指分别停在耳后，像洗头时用洗发香波一样。每个部位4~6次	5		
	4. 两手分别从胸部的外下方向对侧上方交叉推进，在胸部画一个大的交叉，避开乳头	5		
	5. 两手依次从宝宝的右下腹向左下腹移动，呈顺时针方向画半圆，避开脐部	5		
	6. 用右手在婴儿左腹由上向下画一个英文字母I；由左至右画一个倒的L（LOVE）；由左向右画一个倒写的U（YOU），做这个动作时，用关爱的语调向婴儿说"我爱你"（I LOVE YOU），与婴儿进行情感交流	10		
	7. 两手抓住婴儿胳膊，交替从上臂至手腕轻轻挤捏，然后从上到下搓滚。对侧及双下肢做法相同	10		
	8. 捏拉指趾各关节。用两拇指的指腹从婴儿（掌面）足跟向足趾方向交叉推进，并捏拉足趾各关节。手的做法与足相同	10		
	9. 以脊椎为中分线，双手与脊椎成直角，往相反方向重复移动双手，从背部上端开始移往臀部，再回肩膀	5		
	10. 垫尿裤	2		
	11. 握住婴儿手腕迅速穿好衣服	2		
	12. 涂护臀霜，穿尿布，松紧合适（容纳两指），侧边翻好	2		
	13. 查对婴儿胸牌、手圈	1		

续表 4-5

项目	评分标准及细则	分值	扣分原因	扣分
操作流程质量 （70分）	14. 抱到母亲身旁,再次核对	1		
	15. 收拾整理用物	1		
	16. 填写执行单	1		
全程质量 （15分）	1. 操作过程面带微笑,表情丰富	5		
	2. 与婴儿有眼神对视,语言、表情交流	5		
	3. 动作连贯、优美	5		

考核教师：　　　　　　得分：　　　　　　考核日期：

思 考 题

1. 进行婴儿抚触时,你需要做哪些准备？

2. 怎么为婴儿准备尿布？注意事项有哪些？

3. 对婴儿进行沐浴时,头部有结痂怎么处理？

项目三　小儿体格发育监测

模拟情境案例

张某某,3岁2个月,因马上上幼儿园,今晨来社区医院做入托健康检查。体格检查：T 36.3 ℃,P 100 次/min,R 20 次/min,意识清醒,精神反应良好,可主动配合下一步体格监测。

思考：①作为社区护士,进行体格测量时有哪些注意事项？②进行体格测量前,你需要做哪些准备？③小儿体格测量的指标有哪些？如何测量？

实训任务

（一）实训目的

1. 熟悉小儿体格测量的正常范围及病理意义。

2. 掌握小儿体格测量的方法,能正确评价小儿的生长发育状况。

（二）实训流程

1. 操作前准备

（1）评估：环境整洁、安全、光线明亮,室温维持在 22～26 ℃,关闭门窗。

205

（2）准备：①实训准备。了解小儿生长发育的特点及规律。②用物准备。儿童体重计、身高测量板、软尺、记录本、笔等。③护士准备。穿戴整齐，修剪指甲，操作前洗手、戴口罩。

2. 操作过程

（1）核对、评估：备齐用物，核对小儿信息，评估小儿年龄、意识及配合程度。粗估小儿各体格测量指标的范围。

（2）体重：应在晨起空腹时排尿后进行，婴儿用婴儿磅秤测量，将清洁布铺在磅秤上，调节至零点，脱去婴儿衣物、帽、鞋子等，将婴儿轻放于秤盘中央，读数，记录；年长儿用站式杠杆秤测量，调节至零点，脱去小儿衣物、帽、鞋子等，小儿站在杠杆称中央，读数、记录。

（3）身长：3岁以下婴幼儿用量板卧位测量身长，小儿仰卧，助手将头固定，头顶接触头板，测量者按直小儿膝部，使两下肢伸直紧贴底板，移动足板紧贴足底，读量板两侧数字，记录；3岁以上小儿可用身高计测量，小儿直立，背靠墙壁，两足后跟、臀及两肩均接触墙，足跟靠拢，足尖分开，两眼平视，两侧耳珠上缘与眼眶下缘的连线构成水平面，测量者移动头板与小儿头顶接触，读数，记录。

（4）坐高：3岁以下小儿用量床测坐高，测量者提起小儿小腿使膝关节屈曲，大腿与底板垂直，骶骨紧贴底板，移动足板紧压臀部，读量床两侧刻度，记录；3岁以上小儿坐在坐高计凳上，上身先前倾，使骶尾部紧靠量板，再挺身坐直，大腿靠拢紧贴凳面与躯干成直角，膝关节屈曲成直角，两脚平放，下移头板与头顶接触，读数，记录。

（5）头围：将软尺0点固定于头部一侧齐眉弓上缘，软尺紧贴皮肤，绕枕骨结节最高点，回至0点，读数，记录。

（6）胸围：3岁以下取卧位，3岁以上取立位，两手自然平放或下垂，将软尺0点固定于乳头下缘（乳腺已发育女孩，固定于锁骨中线第4肋间），使软尺接触皮肤，经两肩胛骨下缘回至0点，取平静呼吸中间读数，记录。

（7）腹围：婴儿将软尺0点固定于剑突与脐的中间，经同一水平绕背一圈回至0点，读数，记录；儿童则为平脐绕腹1周的长度，读数，记录。

（8）上臂围：小儿两手平放或下垂，将软尺0点固定于臂外侧肩峰至鹰嘴连线中点，沿该水平绕上臂1周，回到0点，读数至小数点后一位数，记录。

（9）整理、记录：整理用物，洗手，记录。

（三）注意事项

1. 每次测量应在同一磅秤、同一时间进行。
2. 测量过程中新生儿安全、保暖、无损伤。
3. 测量身长时，婴幼儿易动，推动滑板时动作应轻快，并准确读数。
4. 测量时注意左右对称，软尺轻轻接触皮肤，体重秤应定时校对。

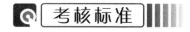

考核标准

见表4-6。

表 4-6　小儿体格发育监测考核标准

班级：　　　　　　　　　姓名：　　　　　　　　　学号：

项目	评分标准及细则	分值	扣分原因	扣分
准备质量 （15 分）	1. 环境准备：安静整洁、温湿度适宜、光线明亮、避免对流风	3		
	2. 护士准备：衣帽整洁、修剪指甲、洗手、戴口罩	3		
	3. 小儿准备：评估小儿，讲解准备要点	3		
	4. 物品准备：备齐用物，摆放合理	3		
	5. 检查称量工具	3		
操作流程质量 （70 分）	1. 体重 (1)站立式体重计：协助小儿脱下外套及鞋子，站在秤上，当磅秤指针稳定时读数，再协助小儿穿衣鞋。记录精确 (2)婴儿体重计：适当除去婴儿衣服及尿布，磅秤放平稳并垫上一次性治疗巾，再校零；将婴儿轻轻放在磅秤上，当磅秤的指针稳定时读数；给婴儿穿衣，包尿布。记录精确	10		
	2. 身高 (1)身高计：协助小儿脱下衣、帽、鞋，背靠身高计立柱，抬头挺胸收腹，使脚跟、臀部及肩胛同时接触立柱，移动身高计顶板与小儿头部接触，读数。记录到 0.1 cm (2)测量板：3 岁以下小儿脱下衣、帽、鞋，仰卧于测量板，助手将小儿扶正，头顶接触头板，测量者一手按直小儿膝部，使两下肢伸直贴底板，另一手移动足板使其紧贴小儿两足底并与底板垂直，读数。记录到 0.1 cm	10		
	3. 坐高 (1)测量板：测完身长后，测量者提起小儿小腿使膝关节屈曲，大腿与底板垂直，移动足板紧压臀部，读量床两侧刻度。记录到 0.1 cm (2)坐在坐高计凳上，身躯先前倾，使臀部紧靠量板，再挺身坐直，凳面与躯干成直角，两脚平放，下移头板与头顶接触，读数。记录到 0.1 cm	10		
	4. 头围：软尺经眉弓上方、枕骨结节绕头 1 周的长度。记录到 0.1 cm	10		
	5. 胸围：软尺沿乳头下缘水平，经两侧肩胛骨下缘绕胸 1 周的长度。记录到 0.1 cm	10		
	6. 上臂围：小儿两手平放或下垂，将软尺 0 点固定于臂外侧肩峰至鹰嘴连线中点，沿该水平绕上臂 1 周，回到 0 点测量。记录到 0.1 cm	10		
	7. 测量腹围：协助患儿平躺，拉起衣服至剑突处，露出腹部，用软尺从患儿腰背部绕至脐上，测量腹围最高点。如为小婴儿，测量通过剑突与脐的中点绕腹 1 周的长度。记录到 0.1 cm	10		

续表4-6

项目	评分标准及细则	分值	扣分原因	扣分
全程质量 （15分）	1.操作规范、熟练,动作轻柔,操作细心	5		
	2.关爱小儿,确保安全	5		
	3.称量工具选用正确,终末消毒方法正确	5		

考核教师：　　　　　　得分：　　　　　　考核日期：

思考题

1.小儿体格测量的指标有哪些？如何测量？

2.测量头围的意义是什么？

项目四　新生儿窒息的护理

模拟情境案例

肖某某,女性,29岁,已婚,农民,因"停经38^{+5}周,阴道流液2 d"入院。查体:T 36.5 ℃,P 90次/min,R 20次/min,BP 100/70 mmHg。辅助检查:彩超示宫内单活胎,头先露。胎盘二级,胎儿脐带绕颈1周。于清晨3:00宫口开全,胎头直径10 cm左右,宫缩时胎心率减速至90次/min,持续时间长,恢复慢,随后征求患者及家属同意,立即准备手术。腰麻下剖出一活男婴,外观无畸形,心率90次/min,呼吸不规律,肤色青紫,反应差,肌张力正常。

思考:①新生儿发生了什么情况？②判断的依据是什么？如何实施护理措施？③作为助产护士,新生儿窒息护理的注意事项有哪些？

实训任务

(一)实训目的

1.熟悉新生儿窒息复苏护理的注意事项。

2.掌握新生儿窒息复苏的护理措施及复苏成功的指征。

(二)实训流程

1.操作前准备

(1)评估:现场环境整洁、安全,室温维持在26～28 ℃。

(2)准备:①实训准备。评估新生儿胎龄、宫内情况,是否存在窒息的可能性。②用

208

物准备。吸引器械、新生儿复苏气囊或 T-组合复苏器、氧源、气管内插管器械、辐射保暖台、温暖的毛巾、无菌手套、时钟、听诊器、心电监护仪等。③护士准备。穿戴规范,修剪指甲,操作前洗手,戴口罩、手套。

2. 操作过程

(1)评估:患儿是否足月、肌张力是否正常、有无呼吸或哭声、羊水是否清亮。

尽快完成以上 4 项内容评估,当任一项情况为否时,即刻进行新生儿心肺复苏。如羊水被胎粪污染,须立即评估新生儿活力(有"活力"是指强有力的呼吸、肌张力正常、心率>100 次/min,如果这 3 条中任 1 条是否定的,则判断为无活力)。当患儿存在呼吸微弱、肌张力低、心率<100 次/min 时,可行气管插管、接胎粪吸引管来吸引胎粪。

(2)初步复苏(A):要求在生后 15~20 s 内完成。

1)保暖:新生儿娩出后立即置于预热的辐射保暖台上,设置腹壁温度为 36.5 ℃;减少散热:用温热干毛巾擦干头部及全身;摆正体位(仰卧,肩部垫高 2~3 cm,使其颈部稍微向后仰伸)。

2)清理呼吸道:立即吸净口、咽和鼻腔的黏液,应先吸口腔,后吸鼻腔,吸引时压力在 80~100 mmHg,吸引时间不应超过 10 s。如羊水混有较多胎粪,应于肩娩出前即吸净口腔和鼻腔;肩娩出后、第一次呼吸前,应气管插管吸净气道内的胎粪。

3)触觉刺激:经上述处理后婴儿仍无呼吸,可拍打足底 1~2 次,或沿长轴快速摩擦腰背皮肤刺激呼吸。

4)评价呼吸、心率、肤色,根据评价情况采取相应的措施。

(3)建立呼吸(B)

1)触觉刺激后如出现正常呼吸,再评估心率,如心率>100 次/min,再评估肤色,如红润或仅手足青紫可观察。

2)如无规律呼吸或心率<100 次/min,应立即用复苏气囊进行面罩正压通气。面罩完全覆盖患儿下颌尖端、口鼻,但不遮盖眼睛,正确使用"EC"手法。通气频率 40~60 次/min,吸呼比 1:2,压力以可见胸廓起伏和听诊呼吸音正常为宜,同时进行经皮血氧饱和度监测。5~10 次通气后再评估患儿情况,当患儿心率<80 次/min 时,行矫正正压通气。

3)有效正压通气 30 s 后,再评估心率,如心率>100 次/min,出现自主呼吸可评估肤色,吸氧或观察;患儿心率<60 次/min,予以气管插管同时进行胸外按压。

(4)维持正常循环(C)

1)双拇指法:操作者双拇指并列或重叠于患儿胸骨体下 1/3 处,其他手指围绕胸廓托起背部。

2)中、示指法:操作者一手的中、示指按压胸骨体下 1/3 处,另一手或硬垫支撑患儿背部。

3)按压频率为 120 次/min(每按压 3 次,正压通气 1 次,双人配合),按压深度为胸廓前后径的 1/3,放松时手指不离开胸壁。

(5)药物治疗(D):快速建立静脉通道(脐静脉插管),胸外按压 45~60 s 后如心率仍< 60 次/min,遵医嘱静脉给予 1:10 000 肾上腺素 0.1~0.3 mL/kg,未建立静脉通道时可气管内给药 0.3~1.0 mL/kg,且只能使用一次。

（6）复苏流程循环：给药同时不间断胸外按压和正压给氧，45～60 s 后评估患儿心率，评估复苏效果。

（7）复苏成功评价：患儿恢复自主呼吸，心率>100 次/min，停止胸外按压，继续气管插管接正压通气，逐步减少次数，观察患儿自主呼吸情况。如果自主呼吸良好，心率>100 次/min，拔除气管插管，继续监测血氧饱和度，必要时常压给氧，复苏成功。

（8）复苏后处理：监护与转运。

（三）注意事项

1. 注意新生儿胸外按压手法。

2. 注意按压频率，观察患儿皮肤状况。

考核标准

见表 4-7。

表 4-7　新生儿窒息的护理考核标准

班级：　　　　　　　　　　姓名：　　　　　　　　　学号：

项目	评分标准及细则	分值	扣分原因	扣分
准备质量 （15分）	1. 护士准备：衣帽规范，洗手，戴口罩	5		
	2. 用物准备：呼吸加压皮囊、氧气流量表、抢救辐射台等	5		
	3. 环境准备：安静整洁，光线明亮，温湿度适宜	5		
操作流程质量 （75分）	1. 评估患儿是否足月、肌张力是否正常、有无呼吸或哭声、羊水是否清亮。尽快完成以上 4 项内容评估，当任 1 项情况为否时，即刻进行新生儿心肺复苏	5		
	2. 复苏过程 （1）通畅气道（A）（20 s 内完成） 1）保持体温（刚出生时擦干全身）	5		
	2）摆正体位（仰卧，肩部垫高使颈部稍后仰）	5		
	3）必要时清理呼吸道	5		
	（2）建立呼吸（B） 1）触觉刺激（拍打或弹足底，快速而有力摩擦背部）	5		
	2）评估如仍无呼吸（或喘息样呼吸）和（或）心率<100 次/min	5		
	3）进行复苏气囊人工呼吸 30 s：面罩应密闭口、鼻，开始用高膨胀峰压 5～8 次以扩张肺泡，不能刺激自主呼吸或心率无改善，继续通气，频率为 40～60 次/min，根据胸廓抬动情况调节压力	15		
	（3）恢复循环（C） 1）先评估 6 s，若心率>100 次/min，观察自主呼吸；心率60～100 次/min，有增快，仍面罩加压给氧；无增快，气管插管加压给氧；心率<60 次/min，进行胸外按压	5		

续表 4-7

项目	评分标准及细则	分值	扣分原因	扣分
操作流程质量（75分）	2）用双拇指法或中、示指法，按压深度为前后胸廓的 1/3，频率 120 次/min，节奏均匀恒定。按压∶通气＝3∶1，按压 15 个循环	15		
	（4）药物治疗（D）：先评估 6 s，若心率持续＜60 次/min，用肾上腺素 0.01 mg/kg 稀释 10 倍静脉注射，或 0.1 mg/kg 气管内给药，5 min 后可以重复使用；若无改善继续人工通气、胸外按压，当心率＞80 次/min，停止按压	5		
	3.复苏成功有效指征	5		
全程质量（10分）	1.用物准备齐全	5		
	2.操作过程熟练、准确、流畅	5		

考核教师：   得分：   考核日期：

思 考 题

1.如何有效实施新生儿窒息复苏的护理？

2.新生儿窒息复苏和成人心肺复苏进行胸外按压时有什么不同？

项目五 小儿静脉穿刺技术

模拟情境案例

初生男婴，孕 42 周分娩，出生体重 4100 g，脐带绕颈，出生时即出现呼吸困难、面色苍白、口唇青紫、哭声低微等。诊断为新生儿窒息，立即进行复苏抢救，复苏后出现自主呼吸，心率大于 100 次/min，皮肤颜色转红，进一步生命支持。

思考：①小儿头皮静脉和动脉的区别是什么？②小儿股静脉如何定位？③小儿静脉穿刺技术的注意事项有哪些？

实训任务

一、头皮静脉输液法

（一）实训目的

使药物直接进入血液循环而迅速生效，达到治疗疾病、协助诊断或急救目的。

（二）实训流程

1. 操作前准备

（1）评估：环境安静、整洁、安全，操作前半小时停止扫地及更换床单。

（2）准备：①用物准备。输液器、液体及药物、碘伏消毒液、棉签、弯盘、胶贴、备用头皮针、剃须刀、治疗巾，必要时备沙袋或约束带。②护士准备。评估患儿年龄、病情、穿刺部位皮肤及静脉情况。了解所输药液的使用方法及作用，掌握输液中常见问题的处理方法。洗手、戴口罩。③患儿准备。排尿，为其更换尿布，沿头发方向剃净局部毛发。

2. 操作过程

（1）在治疗室内核对、检查药液、输液器，按医嘱加入药物，将输液器针头插入输液瓶塞内，关闭调节器。

（2）携用物至患儿床旁，核对患儿，再次核对药液，将输液瓶挂于输液架上，排尽空气。

（3）将枕头放于床沿，使患儿横卧于床中央，必要时约束患儿。

（4）如两人操作，则一人固定患儿头部，另一人穿刺。穿刺者立于患儿头端，消毒皮肤后，一手紧绷血管两端皮肤，另一手持头皮针柄，在距静脉最清晰点向后移 0.3 cm 处将针头沿静脉向心方向平行刺入皮肤，然后将针头稍挑起，沿静脉走向徐徐刺入，见回血后推液少许，如无异常，用胶布固定。

（5）调节滴速，将输液管妥善固定。

（6）整理用物，记录输液时间、输液量及药物。

（三）注意事项

1. 严格执行查对制度、无菌技术操作和污染物处理原则。

2. 穿刺中注意观察患儿的面色和一般情况。

3. 加强巡视，严密观察，及时处理输液故障及不良反应，如不慎将药液漏出应及时拔出另换地方穿刺，局部肿胀及时处理。

4. 根据患儿病情、年龄、药物性质调节输液速度，观察输液情况，如速度是否合适，局部有无肿胀，针头有无移动、脱出，瓶内溶液是否滴完，各连接处有无漏液，以及有无输液反应发生。

二、小儿股静脉穿刺

（一）实训目的

明确诊断及治疗、争取抢救时机、采取静脉血标本。

（二）实训流程

1. 操作前准备

（1）评估：环境安静整洁、安全，操作前半小时停止扫地及更换床单。

（2）准备：①用物准备。治疗车、治疗盘、一次性 5～10 mL 注射器或采血针、2% 碘酊、75% 酒精、手消毒液、无菌棉签、无菌方纱、弯盘、无菌治疗巾或无菌垫、无菌棉球、输液或输血用物、试管、胶布。②护士准备。评估患儿病情、股静脉定位及周围皮肤情况。着装规范,洗手,戴口罩。

2. 操作过程

(1)携用物至床旁,核对患儿的床号、姓名、检验单等。

(2)根据情况清洗患儿腹股沟至阴部,更换尿布,覆盖生殖器与会阴(以免污染穿刺点)。

(3)患儿仰卧位,暴露右侧腹股沟区,双腿分开呈蛙状,垫高穿刺侧臀部,展平腹股沟。由于新生儿易四肢活动,最好由另一个助手协助束缚四肢,以免穿刺失败。

(4)股静脉定位:股动脉搏动明显者,先用左手中指及示指沿动脉方向并排摸准股动脉走向,然后左手中指及示指与动脉方向垂直并排,把股动脉卡在中间,以中指指尖处(即股动脉搏动内侧0.5 cm)为定位点;股动脉搏动不明显甚至摸不到者,用左手固定患儿大腿并绷紧皮肤后,可见股三角肌稍隆起,再由脐轮向腹股沟线画一垂直线,在腹股沟线与此垂线交点内侧约0.5 cm处即为定位点。

(5)常规消毒定位点周围皮肤,直径约5 cm。从定位点垂直进针(刺入1/3或1/2左右)或注射器(或采血针接负压试管)先与穿刺侧大腿平行,距定位点2.0～2.5 cm处呈45°进针1.5～2.0 cm,并边退边抽吸,如抽出暗红色血时,即停止退针,并抽取血标本至所需量。若血液抽出不畅时,可将注射器(或采血针)稍前行或往外退,即可采集到所需血量。

(6)采血完毕即拔出针头,用棉球压迫5～10 min,贴胶布。

(7)根据检查目的将标本置于不同容器中。

(三)注意事项

1. 严格无菌操作规程,充分暴露穿刺部位,局部必须严格消毒,比常规消毒的范围要大。

2. 有出血倾向或凝血功能障碍者禁用此法,以免引起内出血。

3. 若穿刺失败,不宜多次反复穿刺,以免形成血肿;抽血完毕,立即拔出针头,用消毒干棉签按压5 min以上,避免引起局部出血或血肿。

4. 穿刺时,如抽出血液为鲜红色,则提示穿入股动脉,应立即拔出针头,用消毒干棉签紧压穿刺处5～10 min,直至无出血为止。

考核标准

见表4-8,表4-9。

表4-8　头皮静脉穿刺法考核标准

班级:　　　　　　　姓名:　　　　　　　学号:

项目	评分标准及细则	分值	扣分原因	扣分
准备质量 (15分)	1. 护士准备:衣帽整洁、洗手、戴口罩	5		
	2. 用物准备:一次性输液器、药物、无菌棉签、弯盘、输液敷贴等	5		
	3. 评估患儿的年龄、病情、身体状况、穿刺部位皮肤情况等	5		

续表 4-8

项目	评分标准及细则	分值	扣分原因	扣分
操作质量 (75 分)	1. 核对医嘱单、输液卡并检查药物	5		
	2. 核对无误后将输液卡贴在输液瓶上	2		
	3. 拉开瓶环,常规消毒	5		
	4. 按医嘱抽取所需药液加入输液瓶内	2		
	5. 再次检查输液瓶内药液,注明加药时间并签名,两人核对	5		
	6. 消毒输液瓶口,检查输液器,将针头插入液体内,关闭调节器	5		
	7. 将治疗车推至患儿床前,核对,向家属解释,取得理解与配合	5		
	8. 固定头皮针连接处和护针帽,将输液袋挂于输液架上	2		
	9. 再次核对,排尽空气,关闭调节器,将针头固定于输液架上	2		
	10. 准备胶布或输液敷贴	2		
	11. 助手固定患儿肢体及头部,操作者选择静脉,必要时剔去局部头发	3		
	12. 用碘伏消毒穿刺部位皮肤,待干	3		
	13. 再次核对,确认无误	2		
	14. 一手绷紧血管两端皮肤,另一手持针距静脉清晰点后移少许向心平行进针,见回血后松开调节器,观察无异常	10		
	15. 固定针头、输液器	5		
	16. 根据病情、年龄、药物性质调节滴速或遵医嘱	2		
	17. 再次核对药物和输液卡,确认无误后记录	2		
	18. 交代注意事项	3		
	19. 协助家属将患儿取舒适体位,整理床单位	2		
	20. 洗手,清理用物	2		
	21. 加强巡视,观察液体输注是否顺畅、穿刺点局部情况及患儿全身反应	4		
	22. 洗手并记录	2		
全程质量 (10 分)	1. 操作熟练、流畅,注意无菌原则	3		
	2. 注意与患儿及家长的解释和沟通	3		
	3. 注意输液过程中的观察和故障排除	4		

考核教师:　　　　　　　　得分:　　　　　　　　考核日期:

表 4-9 小儿股静脉穿刺考核标准

班级： 姓名： 学号：

项目	评分标准及细则	分值	扣分原因	扣分
准备质量 （10分）	1. 护士准备：操作前洗手、戴口罩	2		
	2. 患儿准备：更换尿布，清洗会阴部	2		
	3. 用物准备：碘伏、棉签、5 mL注射器、标本瓶等	2		
	4. 评估患儿病情、年龄、意识状态等，了解抽血的目的	2		
	5. 环境准备：操作前半小时停止打扫卫生，温湿度适宜，光线明亮	2		
操作流程质量 （75分）	1. 携用物到床边，核对、解释	5		
	2. 安置体位：患儿取仰卧位，垫高穿刺侧臀部，用尿布包裹好会阴部，以免排尿时污染穿刺点	10		
	3. 约束患儿：助手站在患儿头部，用左手及前臂约束患儿左下肢，右手固定患儿的右膝关节处，使穿刺侧大腿外展成蛙状，以便暴露腹股沟区	10		
	4. 消毒：操作者站在患儿足端或穿刺侧，用碘伏消毒自己左手示指、中指及穿刺部位	10		
	5. 确定穿刺点及穿刺：于患儿腹股沟中、内1/3交界处，用左手示指、中指触及股动脉搏动处，右手持注射器于搏动点内侧0.5 cm垂直刺入，待刺入1/3或1/2左右，慢慢上提，边提边抽回血，见回血固定抽血	20		
	6. 拔针：用无菌干棉球按压针眼，拔针，按压针眼5~10 min后用胶布固定。取下针头，将血液沿标本管壁缓慢注入	10		
	7. 整理，按检验目的放置血液标本	5		
	8. 在整个过程中注意观察患儿的反应，并注意安慰患儿	5		
全程质量 （15分）	1. 操作符合无菌操作要求	5		
	2. 注意与患儿及家长的解释和沟通	5		
	3. 操作熟练、敏捷、准确，注意无菌原则	5		

考核教师： 得分： 考核日期：

思 考 题

1. 如何提高头皮静脉穿刺的成功率？

2. 股静脉穿刺时如何定位？操作过程中注意事项有哪些？

项目六　小儿喂养的护理

模拟情境案例

　　足月新生儿,女,出生10 h,娩出后已完成首次母乳喂养,为保证营养给予部分配方奶补充。责任护士在护理查房过程中发现母乳喂养姿势不正确,拍背方法有误。经详细询问得知新生儿父母对母乳喂养的知识和方法掌握不全,母亲还担心自己泌乳量不足,不能满足新生儿营养需求。为了更好地促进母乳喂养,保障新生儿的喂养安全,责任护士对新生儿父母有针对性地指导及喂养宣教。

　　思考:①为什么倡导母乳喂养? ②母乳喂养的喂养姿势有哪些? ③作为责任护士,根据出现的问题如何给家属指导?

实训任务

一、人工喂养

(一)实训目的

1.熟悉小儿各营养素的需求标准。

2.掌握小儿喂养的操作要点及注意事项。

(二)实训流程

1.操作前准备

(1)评估:环境安静、整洁、安全,关闭门窗。

(2)准备:①用物准备。治疗车、奶瓶、配方奶粉、尿布、小毛巾、温开水、托盘、奶瓶消毒柜等。②护士准备。评估母、婴健康状况,婴儿吮吸能力。着装规范,洗手,戴口罩。

2.操作过程

(1)洗手,戴口罩,核对婴儿信息,核对医嘱确定奶的种类、量及频次,了解婴儿有无呕吐、腹胀情况。

(2)冲泡奶粉。

1)根据婴儿体重,将适量的温开水加入奶瓶中。

2)根据奶的种类确定奶粉的计量,用专用奶勺取适量奶粉,在奶粉桶口平面刮平放入奶瓶中。

3)选择大小合适的奶嘴旋紧,双手握奶瓶轻轻摇晃,使奶粉充分溶解,倒置奶瓶,以奶滴间断滴下为宜,将奶液滴在手腕内侧试温,以不烫手为宜,避免过凉或过热。

(3)哺乳。

1）用包被包好婴儿,抱其头枕于操作者左侧肘窝处呈半卧位。

2）将小毛巾垫于颈部,右手将奶瓶倒置,奶嘴充满乳液进行喂乳。

3）轻接触婴儿一侧面颊,刺激其吸吮反射,使其含住奶嘴吸吮,倾斜乳瓶,使乳液充满整个奶嘴和上半部奶瓶。有呛咳时,应取出奶嘴休息片刻再喂。

4）在喂乳的过程中应思想集中,注意观察婴儿食欲及吸吮能力,及时擦拭嘴边溢出的乳液。

（4）喂奶后,用小毛巾轻擦婴儿口角旁奶渍。

（5）轻轻竖抱起婴儿,将头靠在自己肩部,轻拍背部,直至打嗝为止。

（6）安置婴儿于右侧卧位。

（7）喂完奶后,将奶瓶中剩余的奶倒出,将奶瓶、奶嘴分开清洗干净,放入水中煮沸消毒。

（8）整理用物,洗手记录。

（三）注意事项

1. 哺喂时乳液要始终充满奶嘴,以免吸入过多的气体引起腹胀或者呕吐。奶瓶颈不要放在婴儿的唇上,以免妨碍吸吮和吞咽。

2. 在喂乳过程中注意观察婴儿吸吮能力及进乳情况,如吸吮过急、呛咳时,应暂停喂哺,轻拍后背,稍休息后再喂。

3. 母乳不足而加喂牛乳时,应先喂母乳后再配喂牛乳。

二、母乳喂养

（一）实训目的

1. 帮助母亲早开奶,以保证按需哺乳,提高母乳喂养率。

2. 帮助母亲建立信心,使小儿尽快得到初乳。

3. 满足小儿生长发育过程中的营养及水分摄入,以促进其正常的生长发育。

（二）实训流程

1. 操作前准备

（1）评估:环境安静、整洁、安全,必要时屏风遮挡或拉围帘遮挡。

（2）准备:①母婴评估。评估母、婴状况,婴儿吮吸能力,母亲乳头情况。②用物准备。温开水、小毛巾、婴儿哺乳毛巾或口水巾。③母亲准备。衣着宽松,适合哺乳。④婴儿准备。穿戴舒适,有饥饿感。

2. 操作过程

（1）母亲用温开水清洁两侧乳头、乳晕后,用清洁干净毛巾擦干。注意保护母亲隐私,必要时拉隔帘。

（2）母亲取舒适体位,抱婴儿于正确的哺乳姿势,让婴儿的头、颈、肩枕于母亲哺乳侧的肘窝处,用另一侧手的示指、中指轻夹乳晕两旁。

（3）哺乳前用乳头轻触婴儿口唇,诱发觅食反射,当婴儿嘴张大时,将其靠向母亲,使其能含住大部分乳晕及乳头吸吮,并能用鼻呼吸。

（4）一侧乳房吸空后,换向另一侧乳房,方法动作同上。

（5）哺乳结束时,用示指向下轻压婴儿下颌退出乳头。

（6）喂完奶后,将婴儿竖抱,头部靠在母亲肩上,轻轻拍其背部,排出可能吸入的空气,防止吐奶。

（7）将婴儿轻放于床上,取右侧卧位,拿专用小毛巾或婴儿湿纸清洁面部。

（8）注意观察婴儿有无吐奶,发现后及时处理,以防窒息。

（三）注意事项

1.母乳喂养的婴儿除非有医学指征,除母乳外禁止给婴儿吃任何食物或饮料。

2.观察母乳是否足够,开奶前不喂食。

3.不要给母乳喂养的婴儿吸橡皮奶头,或使用奶头作为安慰物。

4.母乳喂养过程中注意母婴交流,注意观察婴儿的面色、呼吸、吸吮情况等。

考核标准

见表4-10,表4-11。

表4-10 人工喂养考核标准

班级: 姓名: 学号:

项目	评分标准及细则	分值	扣分原因	扣分
准备质量（15分）	1.护士准备:衣帽整洁、洗手、戴口罩	5		
	2.用物准备:奶粉、奶瓶、奶嘴、温开水、口水巾、消毒用具等	5		
	3.评估母、婴健康状况,婴儿吮吸能力	5		
操作流程质量（70分）	1.按婴儿体重,将适量的温水加入奶瓶中	5		
	2.用专用奶勺取适量奶粉,在奶粉桶口平面刮平放入奶瓶中	5		
	3.选择大小合适的奶嘴旋紧,双手握奶瓶轻轻摇晃,使奶粉充分溶解	5		
	4.倒置奶瓶,将奶液滴在手腕内侧试温,避免过凉或过热	5		
	5.用包被包好婴儿,抱其头枕于操作者左侧肘窝处呈半卧位	5		
	6.将小毛巾垫于颈部,右手将奶瓶倒置,奶嘴充满奶液进行喂乳	8		
	7.轻接触婴儿一侧面颊,刺激其吸吮反射,使其含住奶嘴吸吮,倾斜乳瓶,使乳液充满整个奶嘴和上半部奶瓶	8		
	8.在喂乳的过程中,注意观察婴儿食欲及吸吮能力,及时擦拭嘴边溢出的乳液	8		
	9.喂奶后,用小毛巾轻擦婴儿口角旁奶渍	5		
	10.轻轻竖抱起婴儿,将头靠在自己肩部,轻拍背部,直至打嗝为止	8		

续表 4-10

项目	评分标准及细则	分值	扣分原因	扣分
操作流程质量 （70分）	11. 安置婴儿于右侧卧位	3		
	12. 喂完奶后,将奶瓶中剩余的奶倒出,将奶瓶、奶嘴分开清洗干净,放入水中煮沸消毒	3		
	13 整理用物,洗手,记录	2		
全程质量 （15分）	1. 操作熟练、流畅,注意与婴儿目光交流	5		
	2. 仪态大方,普通话标准	5		
	3. 注意观察婴儿吸吮情况	5		

考核教师：　　　　　　　得分：　　　　　　　考核日期：

表 4-11　母乳喂养考核标准

班级：　　　　　　　姓名：　　　　　　　学号：

项目	评分标准及细则	分值	扣分原因	扣分
准备质量 （15分）	1. 护士准备:仪表端庄,着装整洁,洗手,戴口罩	5		
	2. 用物准备:毛巾、温水等	5		
	3. 评估:了解母亲身体状况、乳房充盈度、乳头情况,婴儿是否饥饿等	5		
操作流程质量 （70分）	1. 携用物至床旁,解释操作的目的,取得母亲配合	2		
	2. 向母亲说明母乳喂养重要性,床帘遮挡母亲,保护隐私	5		
	3. 帮助母亲取舒适体位,母亲取坐位或侧卧位,座椅高度合适,用一个软枕放于其背后,检查母亲乳房充盈度及乳头情况	10		
	4. 将婴儿放至母亲身旁,母亲放松觉得舒适,婴儿身体贴近母亲,面向乳房,婴儿的头及身体在一条直线上,婴儿的下颌碰到乳房,婴儿的臀部被托着	10		
	5. 检查婴儿是否有觅食反射	5		
	6. 指导正确含接姿势:婴儿嘴张得很大,下唇向外翻,舌头呈勺状环绕乳晕,面颊鼓起呈圆形,婴儿口腔上方有较多的乳晕,慢而深地吸吮,有时突然暂停,能看到吞咽或听到吞咽声	10		
	7. 哺乳 15～20 min 后查看婴儿是否得到满足,是否仍继续觅乳及婴儿情绪等情况	10		
	8. 将婴儿放至婴儿床上,取舒适卧位,头偏向一侧,并整理好包被注意保暖	5		
	9. 协助母亲取舒适体位,整理床单位	3		
	10. 洗手,记录	2		
	11. 按消毒隔离技术规范要求分类处理物品	3		
	12. 正确指导母亲并向其进行健康宣教	5		

续表 4-11

项目	评分标准及细则	分值	扣分原因	扣分
全程质量 (15分)	1. 语言通俗易懂,态度和蔼,沟通有效	5		
	2. 全过程动作熟练规范,符合操作原则	5		
	3. 喂养过程中注意母婴交流,注意观察婴儿的面色、呼吸、吸吮情况等	5		

考核教师: 　　　　　得分: 　　　　　考核日期:

思 考 题

1. 如何提高初产妇的母乳喂养成功率?

2. 人工喂养的注意事项有哪些?

项目七　小儿腹泻的护理

模拟情境案例

患儿,男性,4个月,平时发育、营养正常,人工喂养。以"腹泻伴发热2 d"为代主诉入院。患儿于3 d前无诱因出现腹泻,大便每日10余次,为蛋花汤样便,有时呈稀水便,量多,伴有发热,体温波动于38~40 ℃,偶有呕吐,呈非喷射状,量少,每日3~4次。发病后患儿精神差,食少,哭时泪少,入院前6 h内排少量尿。体格检查:T 39.2 ℃,P 120次/min,R 28次/min,BP 64/40 mmHg,体重5 kg,患儿精神萎靡,口干,皮肤弹性差,前囟及眼窝凹陷,四肢稍凉,肛周皮肤发红。辅助检查:血钠142 mmol/L,血钾3.1 mmol/L,血 HCO_3^- 18 mmol/L。临床诊断:急性小儿腹泻。

思考: ①该患儿脱水程度和性质是什么? ②该患儿酸碱平衡紊乱的类型及程度是什么? ③评估患儿目前身心状况,其主要护理诊断有哪些? ④如何保持患儿的皮肤完整性? ⑤该患儿的补液计划如何实施?

实训任务

(一)护理评估

1. 健康史

患儿意识清醒,精神萎靡,表情淡漠,面色苍白,口唇、皮肤干燥,前囟及眼窝凹陷,四肢稍凉,肛周皮肤发红,尿量减少。既往身体健康,无异常。

2. 身体状况

T 39.2 ℃,P 120 次/min,R 28 次/min,BP 64/40 mmHg,体重 5 kg,血清钠 142 mmol/L,血钾 3.1 mmol/L,血 HCO_3^- 18 mmol/L。处于中度等渗性脱水状态并伴有低钾血症。

3. 心理-社会状况

患儿父母表现出紧张、焦虑情绪,不知所措,希望医护人员提供相应指导。

(二)主要护理诊断

1. 腹泻

与病毒感染、喂养不当等因素导致胃肠道功能紊乱有关。

2. 体液不足

与腹泻、呕吐导致体液丢失过多和摄入量不足有关。

3. 营养失调

与腹泻、呕吐导致营养丢失过多和摄入量不足有关。

4. 体温过高

与肠道病毒感染有关。

(三)护理目标

①患儿腹泻、呕吐次数逐渐减少,至恢复正常。②患儿尿量增加,脱水得以纠正。③患儿体重恢复正常。

(四)护理措施

1. 休息与活动

患儿卧床休息,减少活动。护士指导家长陪护,注意患儿安全,及时安慰患儿,勤换尿布。

2. 补充液体,维持体液平衡

(1)口服补液(呕吐症状未改善前不建议口服补液):口服补液盐(ORS)用于腹泻时预防脱水及纠正轻、中度脱水。轻度脱水需 50～80 mL/kg,中度脱水需 80～100 mL/kg,于 8～12 h 内补足累积损失量。脱水纠正后,可将 ORS 用等量水稀释后按病情需要随时口服。

(2)静脉补液(详见本章项目五实训任务一):用于中、重度脱水,呕吐、腹泻严重或腹胀的患儿。根据患儿脱水的程度和性质,结合患儿年(月)龄、营养状况、自身调节功能,计算补液总量、种类和输液速度。输液速度主要取决于累积损失量(脱水程度)和继续损失量,遵循"先快后慢"的原则,及时观察输液是否通畅及补液效果。若腹泻、呕吐缓解,可酌情调整输液速度,减少补液量或改为口服补液。

3. 调整饮食

继续人工喂养,但要减少喂养次数,奶量减少;随病情稳定和好转,逐渐过渡到正常饮食。

4. 病情观察

(1)监测患儿意识、体温、脉搏、呼吸,必要时测量血压等。由于患儿体温过高,须多饮水,及时擦汗并更换汗湿的衣物。

（2）观察患儿排便情况：观察并记录排便次数，粪便颜色、气味、性状和量，必要时及时送检，应注意采集有黏液部分。观察并记录排尿次数，尿的性状和量等。

（3）观察患儿有无全身中毒症状，如发热、精神萎靡、嗜睡、烦躁等，以及体液失衡状况，发现问题及时报告医生，调整治疗、护理措施。

（4）观察水、电解质及酸碱平衡紊乱症状：如脱水情况及程度、代谢性酸中毒表现、低钾血症表现等。

（5）观察患儿有无休克先兆，如患儿面色和皮肤苍白或发花、四肢发冷、出冷汗、精神极度萎靡、脉搏细速、尿量少等。

5. 健康指导

指导家长正确洗手，并做好污染尿布及衣物的消毒处理；指导监测出入量及脱水表现；讲解调整饮食的重要性；指导家长配制和使用 ORS 液，并强调应分少量多次饮用。做好腹泻预防：指导合理喂养，注意饮食卫生，加强体格锻炼。

（五）注意事项

1. 小儿腹泻时要注意及时补液，防止因腹泻失水过多而引起脱水。

2. 哺乳：若小儿有食欲，哺乳的小儿仍可继续哺乳。

3. 调整饮食：小儿在急性腹泻期间应减少进食量，但不必禁食。幼儿在喝奶粉的时候可以添加一些米粉来代替。

4. 注意小儿腹部保暖：痢疾小儿的肠蠕动本来就已经加快，如果腹部受凉，肠道蠕动就会更快，从而加重腹泻。

考核标准

见表 4-12。

表 4-12　小儿腹泻的护理考核标准

班级：　　　　　　　　姓名：　　　　　　　　学号：

项目	评分标准及细则	分值	扣分原因	扣分
准备质量 （15分）	1. 用物准备：用物准备齐全，放置有序	4		
	2. 环境准备：室内环境宽敞明亮，温度、湿度适宜	3		
	3. 患儿准备：核对、解释，评估患儿肛周皮肤状况及病情	4		
	4. 护士准备：着装整洁，衣帽整齐，洗手，戴口罩	4		
操作流程质量 （70分）	1. 病例分析 （1）判断患儿脱水程度和性质	3		
	（2）判断患儿酸碱平衡紊乱的类型及程度	3		
	（3）评估患儿目前身心状况，列出其主要护理诊断	3		
	（4）如何保持患儿的皮肤完整性	3		
	（5）该患儿的补液计划如何实施	3		
	（6）患儿在输液过程中如何护理及健康宣教	3		

续表 4–12

项目	评分标准及细则	分值	扣分原因	扣分
操作流程质量 （70分）	2.脚本设计			
	（1）角色和任务分配合理	4		
	（2）操作符合病例要求	4		
	（3）脚本内容贴近临床,设计合理	4		
	3.护理措施			
	（1）更换尿布操作规范、流程熟练	10		
	（2）头皮静脉穿刺操作规范、流程熟练,严格无菌原则	20		
	（3）液体的配制方法	10		
全程质量 （15分）	1.语言通俗易懂,态度和蔼,沟通有效	5		
	2.全过程动作熟练规范,符合操作原则	5		
	3.体现人文关怀	5		

考核教师： 得分： 考核日期：

思考题

1. 小儿腹泻出院时,如何有效地对家属进行健康宣教?

2. 秋季腹泻的护理措施有哪些?

第五章

急救护理学实训

项目一　心肺复苏与除颤术

模拟情境案例

　　患者王某,男性,35岁,晨间在公园跑步时突然手捂胸口,痛苦倒地,随后便再无声息。

　　思考:①你作为现场唯一的目击者,该如何判断患者是否发生了心搏骤停? ②如何采取及时、有效、迅速的措施挽救患者的生命? ③当专业急救团队到达时,又该怎样实施团队复苏?

实训任务

一、单人徒手心肺复苏

（一）实训目的

1.掌握单人徒手心肺复苏(CPR)的操作流程及复苏成功指征。

2.熟悉单人徒手心肺复苏操作的注意事项。

（二）实训流程

1.操作前准备

(1)评估:评估环境,确定周围环境安全。

(2)准备:①用物准备。网络化急救医学情景仿真训练系统、纱布(一次性CPR消毒面膜)。②护士准备。衣着整齐,戴手套、口罩。

2.操作过程

（1）判断患者意识是否丧失：拍患者肩部，并呼喊"喂！你怎么了？"（图5-1）。

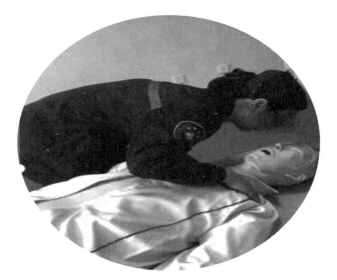

图5-1　判断患者意识

（2）如患者无意识，应立即启动应急反应系统，并获取自动体外除颤器（AED）。

（3）判断有无脉搏和呼吸：触摸颈动脉搏动和观察呼吸（图5-2）。

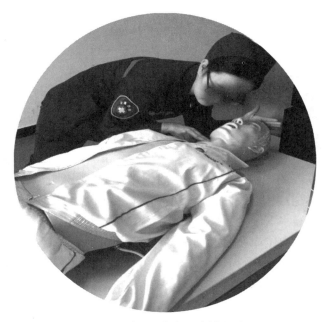

图5-2　判断患者有无脉搏和呼吸

（4）一旦无意识、无脉搏、无呼吸或仅为濒死叹息样呼吸，应立即进行现场心肺复苏（CPR）。其中，现场CPR法简称"C、A、B方案"，其目的是达到基本生命支持（BLS）。

1）"C"（circulation）：建立循环，人工心脏按压（图5-3）。

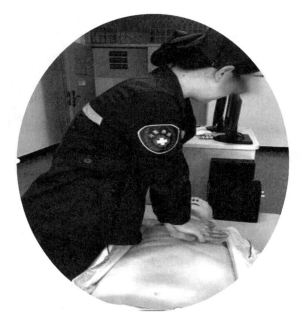

图5-3　人工心脏按压

①部位：两乳头连线中点；或胸骨中、下1/3交界处，剑突上两横指。②操作方法：一手掌跟部紧贴按压部位，另一手重叠其上，指指交叉，双臂伸直并与患者胸部垂直，用上半身重量及肩臂肌力向下用力按压，要求力量均匀、有节律。③按压频率：成人100～120次/min。④按压深度：成人5～6 cm。⑤人工呼吸与心脏按压的配合：按压与吹气的比例30：2。

要求：保证胸廓完全回弹，避免倚靠患者；胸外按压中断时间不应超过10 s。

2）"A"（airway）：畅通气道。做好人工呼吸前的准备工作。立即清除口、鼻内的污物，取下"义齿"，以防污物、义齿进入呼吸道内。开放气道可采取下列3种方法。

①仰头举颏法：救护人用一手的小鱼际部置于患者的前额并稍加用力使后仰，另一手的示指置于患者下颏将下颌骨上提。不可触碰颏下软组织（图5-4）。②仰头抬颈法：救护人用一手的小鱼际部位放在患者前额，向下稍加用力使头后仰，另一手置于患者颈部后方并将颈部上托。注意：疑有颈部外伤时，不可采用！③托颌法：救护人双手手指放在患者下颌角，向上或向后提起下颌。头要保持正中位，不能使头后仰，不可左右扭动，适用于疑有颈椎外伤的患者。

3）"B"（breathing）：建立呼吸（人工呼吸）。在疏通呼吸道、判断患者无呼吸后，即应作口对口人工呼吸2次。

口对口人工呼吸：操作时捏紧鼻翼，包紧口唇，开足气道；吸气后缓慢吹入2次；2次吹气间歇,放开患者的鼻翼(图5-5)。

要求:每次吹气超过1 s,同时观察胸廓起伏;吹气量为恰好能看到胸廓隆起为宜。

30次胸外按压配合2次人工呼吸为1个循环,连续操作5个循环,大约2 min,进行生命体征的再次判断。

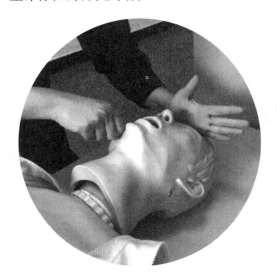
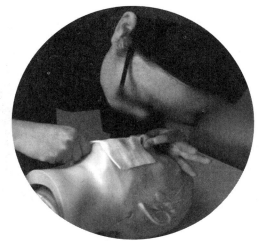

图5-4　仰头举颏法　　　　　　　　　　　图5-5　口对口人工呼吸

(5)复苏成功的有效指标:①大动脉搏动恢复;②自主呼吸恢复;③面色、口唇、甲床和皮肤色泽转红润;④瞳孔缩小,对光反应存在;⑤收缩压大于60 mmHg(院内有条件时应判断)。

(三)注意事项

1.肋骨骨折、胸骨骨折、气胸、肺挫伤等禁忌按压。

2.颈髓损伤时注意畅通气道的手法。

3.人工呼吸潮气量不宜过大,过大容易造成胃肠胀气。注意:触摸颈动脉时不可用力压迫,不可同时触摸双侧颈动脉!

二、简易呼吸器的使用

团队复苏往往人手充裕,设备齐全。常备有简易呼吸器及自动体外除颤器。

(一)实训目的

1.掌握简易呼吸器的操作流程。

2.熟悉简易呼吸器的操作注意事项。

(二)实训流程

1.操作前准备

(1)评估:环境安全适合操作,患者无呼吸。

(2)准备:①用物准备。快速检查简易呼吸器,确保球囊完好无破损;面罩大小合适、充气良好;呼吸器阀门工作正常;各部件连接紧密无漏气。②护士准备。衣着规范,戴无菌手套。

2. 操作过程

(1)检查患者口鼻腔有无异物及分泌物(可使用压舌板、手电)。

(2)如有请及时清除口鼻腔分泌物、取出义齿,必要时置入口咽通气管,防止舌后坠或舌咬伤。

(3)现场无压缩氧源,则单独使用球囊及面罩通气。如有压缩氧源,需使简易呼吸器接氧气导管,调节氧流量 8~10 L/min,检查氧气流出是否通畅。

(4)操作者站立于患者头部正后方,"EC"手法固定面罩,开放气道。将面罩紧扣患者口鼻,并用一只手的拇指和示指紧紧按住固定面罩,其他手指勾起患者下颌角往上提拉,充分打开气道并固定。

(5)用另一只手规律挤压球囊,将气体送入肺内,挤压力量适中、节律均匀,无自主呼吸的患者潮气量 500~600 mL,频率为成人 10~12 次/min,约每 6 s 挤压球囊一次;观察患者通气状态,患者胸廓有无起伏。与胸外按压配合时按 2:30 进行操作。

(6)使用完毕及时处理用物,拆开简易呼吸器各部件,将痰液等污物清洗干净后放入 2000 mg/L 有效氧消毒液中浸泡 30 min,储氧袋用 75% 酒精擦拭消毒,清洗消毒晾干后放指定位置备用。

(三)注意事项

挤压球囊时不可压力时大时小、速度忽快忽慢,以免影响后期呼吸功能恢复。

三、体外除颤术

(一)实训目的

1. 掌握自动体外除颤器的操作流程。

2. 熟悉自动体外除颤器的使用注意事项及维护保养方法。

(二)实训流程

1. 操作前准备

(1)评估:环境安全,适合操作。

(2)准备:①用物准备。除颤器(性能良好、电量充足、各连接线完好无损)、导电膏、纱布、弯盘。②护士准备。衣着规范,修剪指甲。③患者准备。暴露前胸皮肤。

2. 操作过程

(1)迅速熟悉、检查除颤器,各部位按键、旋钮、电极板及连线完好,电能充足。

(2)患者取平卧位,操作者位于患者右侧位。

(3)迅速开启除颤器,调试除颤器至监护位置,显示患者心律。

(4)用纱布迅速擦干患者胸部皮肤,将手控除颤电极板涂以专用导电膏。

(5)确定手控除颤电极板正确安放胸部位置,前电极板放在胸骨右缘第 2 肋间,外侧电极板放在左腋前线第 5 肋间,并观察心电波形,确定为心室颤动。

(6)选择非同步双向波除颤,除颤能量首次除颤用 200 J;第 2 次用 200~300 J;第 3

次为360 J。

(7)按压除颤充电按钮,使除颤器充电。

(8)除颤电极板紧贴胸壁,适当加以压力,确定周围无人员直接或间接与患者接触。

(9)除颤器发出可以除颤信号时,双手同时协调按压手控除颤电极板两个放电按钮进行电击。

(10)放电结束不要立马移开电极板,观察电击除颤后心律。若仍为心室颤动,则选择第2次除颤、第3次除颤,重复第(4)~(10)步骤。

(11)使用完成后,擦拭干净电极板上的导电膏,并放到指定位置充电备用,以保证电量充足。

(三)注意事项

1. 两电极板之间的皮肤应保持干燥,以免灼伤;如带有植入性起搏器,应避开起搏器部位至少10 cm。

2. 两电极板之间的距离应超过10 cm,且应与患者皮肤密切接触,并施加一定压力放电。

3. 放电前一定确保任何人不得接触患者、病床及与患者接触的物品,以免触电。

(四)保养与维护

1. 设备应存放在干燥、通风、避免阳光直射的地方。

2. 应定期充电并测试放电功能,确保需要时能正常工作。

3. 应定期清洁设备外表面,使用医用酒精湿巾或专用清洁剂,避免水分进入设备内部。

考核标准

见表5-1~表5-4。

表5-1 单人徒手心肺复苏考核标准

班级: 姓名: 学号:

项目	评分标准及细则	分值	扣分原因	扣分
准备质量 (5分)	1. 报告考核项目,语言清晰、流畅,普通话标准	1		
	2. 行为举止规范、大方、优雅,着装规范,符合护士仪表礼仪	2		
	3. 物品备齐,放置有序,环境安全符合操作要求	2		
操作流程质量 (85分)	1. 判断与呼救 (1)(计时开始)判断意识:拍打、轻摇患者肩部并大声呼唤患者	4		
	(2)患者无反应,启动应急反应系统	2		
	(3)触摸大动脉搏动,判断呼吸状态,5~10 s内完成,报告结果	6		

续表5-1

项目	评分标准及细则	分值	扣分原因	扣分
操作流程质量 （85分）	2.安置体位			
	（1）将患者安置于硬板床,仰卧位	2		
	（2）去枕,头、颈、躯干在同一直线上,双手放于两侧,身体无扭曲（口述）	2		
	3.心脏按压			
	（1）解开衣领、腰带,暴露患者胸腹部	2		
	（2）按压部位:胸骨中下1/3交界处	2		
	（3）按压方法:两手掌根部重叠,手指翘起不接触胸壁,上半身前倾,两臂伸直,用整个上半身的力量加上肩臂肌力垂直向下按压,掌根不能离开胸壁,眼睛观察患者面部反应	14		
	（4）按压幅度:胸骨下陷5~6 cm（口述）	5		
	（5）按压频率:100~120次/min（口述）	5		
	4.开放气道			
	（1）检查口腔,清除口、鼻腔分泌物或异物	2		
	（2）取出活动义齿（口述）	2		
	（3）判断颈部有无损伤,根据不同情况采取合适方法开放气道	5		
	5.人工呼吸			
	（1）捏住患者鼻孔	5		
	（2）平静呼吸,吹气,直至患者胸廓抬起	5		
	（3）吹气毕,松鼻孔、口,观察胸廓回落	3		
	（4）连续2次	3		
	（5）按压与人工呼吸之比30:2,连续5个循环	2		
	6.判断复苏效果			
	（1）操作5个循环后,判断并报告复苏效果（口述）	2		
	（2）颈动脉恢复搏动,自主呼吸恢复	2		
	（3）面色、口唇、甲床和皮肤色泽转红	2		
	（4）瞳孔缩小,对光反射存在	2		
	（5）收缩压>60 mmHg	2		
	7.整理记录			
	（1）置患者于舒适体位,整理床单位	2		
	（2）整理用物,七步洗手	1		
	（3）记录（计时结束）	1		
全程质量 （10分）	1.操作规范,动作熟练	2		
	2.操作流程符合要求,无顺序颠倒	2		
	3.正确完成5个循环复苏,人工呼吸与心脏按压指标显示有效	3		
	4.按压中断时间小于10 s	3		

操作时间4 min,到时停止操作。

考核教师: 　　　　　　得分: 　　　　　　考核日期:

表 5-2　双人心肺复苏考核标准

班级：　　　　　　　　姓名：　　　　　　　　学号：

项目	评分标准及细则	分值	扣分原因	扣分
准备质量 （5分）	1. 仪表端正,衣着规范,修剪指甲。人员:2 人	2		
	2. 用物准备:治疗盘 1 个,内放纱布 2 块。瞳孔笔、氧气面罩及复苏球囊、记录本、笔。另备除颤器、急救箱（监考老师开始计时）	3		
操作流程质量 （85分）	1. 环境评估:发现有人晕倒,评估环境安全(A)	2		
	2. 判断意识:轻拍患者双肩,并大声呼喊"喂！你怎么了？你能听到我说话吗？"(A)	2		
	3. 启动应急反应系统:确定患者意识丧失后,通知 B 立即启动应急反应系统,推抢救车、备除颤器(A)	3		
	4. 判断脉搏:示指和中指触及患者颈部气管正中部旁开 2 cm。5 s<判断时间<10 s(A)	3		
	5. 判断呼吸:看,胸廓无起伏。听,无呼吸音。感觉,无气流逸出。5 s<判断时间<10 s(A)	3		
	6. 记录时间:记录抢救开始时间(B)	1		
	7. 复苏准备:复苏体位、松解衣扣(A)	2		
	8. 胸外按压 (1)按压部位:两乳头连线中点（胸骨中下 1/3 交界处）(A)	3		
	(2)按压方法:按压时双手指指交叉,掌根重叠;手指不触及胸壁;掌根位于按压点且不离开胸壁;身体稍前倾,双肩在患者胸骨正上方;双臂伸直;以髋关节为支点,依靠肩背部和上半身重量垂直向下用力按压;要求力量均匀有节律。(A)（一项动作不到位扣 3 分）	21		
	(3)按压深度:胸骨下陷 5~6 cm(A)	5		
	(4)按压频率:100~120 次/min(A)	5		
	(5)按压与放松比例 1:1(A)	3		
	9. 清理气道:打开口腔,用纱布清除口腔异物,取活动义齿(B)	2		
	10. 球囊通气 (1)颈椎无损伤,"EC"手法开放气道（仰头、抬颌）,固定面罩通气(B)	6		
	(2)球囊通气 2 次,达到有效潮气量（400~600 mL）(B)	5		
	(3)通气 1 s,间歇 1 s(B)	2		
	(4)同时观察胸廓隆起情况(B)	3		
	(5)胸外按压:人工呼吸为 30:2(A、B)	2		

续表 5-2

项目	评分标准及细则	分值	扣分原因	扣分
操作流程质量 (85 分)	11. 判断复苏效果 (1) 操作 5 个循环后判断颈动脉搏动和呼吸,5 s<判断时间<10 s。①如已恢复,进行进一步生命指征判断(A);②如未恢复,必要时 2 min 双人轮换,间隔小于 10 s(A、B)	4		
	(2) 瞳孔对光反射存在(A)	2		
	(3) 面色、口唇、甲床和皮肤色泽转为红润(A)	2		
	(4) 收缩压>60 mmHg(A)	2		
	12. 复苏后处理 (1) 记录抢救结束时间(B)	1		
	(2) 置患者于舒适卧位,无颈椎损伤者,头偏向一侧(A) (计时结束)	1		
全程质量 (10 分)	1. 操作过程中,争分夺秒,抢救意识强(护士反应能力)	2		
	2. 双人配合默契程度高	2		
	3. 用时 2 分 30 秒。如提前完成不加分。超时即扣 1 分。每超过 15 s 加扣 1 分	5		
	4. 操作 5 个循环	1		

说明:双人 CPR 考核,假设抢救对象是一名院内成人心脏停搏患者。设定患者无意识、颈动脉搏动消失、无自主呼吸或仅为叹息样呼吸。

考核教师:　　　　　　　得分:　　　　　　　考核日期:

表 5-3　简易呼吸器的使用考核标准

班级:　　　　　　　姓名:　　　　　　　学号:

项目	评分标准及细则	分值	扣分原因	扣分
准备质量 (15 分)	1. 护士准备:着装规范,态度严肃,反应敏捷	3		
	2. 物品准备:简易呼吸器 1 套、纱布等	5		
	3. 患者准备:取平卧位。评估患者缺氧程度、意识和呼吸情况	5		
	4. 环境准备:环境安全,符合操作要求	2		
操作流程质量 (70 分)	1. 将呼吸球囊、面罩、储氧袋正确连接	5		
	2. 将连接管与氧气装置或储氧袋连接,调节氧流量 8 ～ 10 L/min,充氧	5		
	3. 将患者去枕平卧	5		
	4. 清理呼吸道:清除患者口鼻腔的分泌物及口腔内任何可见异物	8		
	5. 打开气道:解开衣领、腰带,暴露前胸,操作者站于患者的头侧,必要时卸下床头栏,双手托起患者下颌,使患者头后仰(必要时用口咽通气管)	12		

续表 5-3

项目	评分标准及细则	分值	扣分原因	扣分
操作流程质量 （70分）	6. 戴面罩：在患者口、鼻部扣紧面罩并用"EC"手法固定，挤压球囊（口述） "EC"法：小指托下颌角，中指及环指放在下颌骨处，示指及拇指尽量分开压在面罩上面	15		
	7. 辅助呼吸：操作者用手挤压呼吸球囊1/3～2/3为宜，相当于400～600 mL气体进入气道内。频率成人16～18次/min，小儿22～25次/min，婴儿35～40次/min（口述）	15		
	8. 观察患者胸廓起伏情况，经由面罩透明部分，观察患者口唇与面部颜色的变化，通过监护观察SpO$_2$的情况	3		
	9. 按消毒技术规范要求分类整理使用后物品。协助患者取舒适体位，整理床单位	2		
全程质量 （15分）	1. 用物处理符合要求，及时归位	5		
	2. 按标准预防要求洗手，记录	5		
	3. 操作熟练、动作轻稳、程序流畅、爱伤观念强	5		

考核教师：　　　　　　　　得分：　　　　　　　　考核日期：

表5-4 体外除颤术操作考核标准

班级：　　　　　　　　姓名：　　　　　　　　学号：

项目	评分标准及细则	分值	扣分原因	扣分
准备质量 （10分）	1. 护士准备：着装整齐，戴口罩、洗手	2		
	2. 用物准备：性能良好的除颤器、导电膏、纱布、治疗弯盘	6		
	3. 环境准备：光线明亮，适合操作	2		
操作流程质量 （80分）	1. 患者去枕平卧于硬板床或绝缘床	3		
	2. 松解衣扣，暴露除颤部位	2		
	3. 查看皮肤，有无起搏器、导联及金属物质	3		
	4. 迅速携除颤器到床旁，检查除颤器，各部位按键、旋钮、电极板及连线完好，电能充足	5		
	5. 打开除颤器电源的开关，观察患者心律，确认是否为心室颤动	5		
	6. 用纱布呈"Z"形擦干患者除颤部位皮肤	5		
	7. 涂导电膏	5		
	8. 选择非同步除颤方式，准确选择所需除颤电量（单向波360 J，双向波200 J），充电	5		
	9. 左手电极板置于胸骨右缘第2肋间；右手电极板置于心尖部（左腋中线平第5肋间）；电极板与皮肤紧密接触，保证导电良好	15		
	10. 再次观察心电示波，确认心室颤动	5		

续表 5-4

项目	评分标准及细则	分值	扣分原因	扣分
操作流程质量（80分）	11. 操作员与患者保持一定距离,清场,确认没有人接触床,双手拇指同时按压放电键电击除颤	10		
	12. 观察除颤器上的波形变化,监测患者心律是否变为窦性,若无效,可加大电极能量,重复电击,但最大不超过360 J	10		
	13. 如转复成功,关闭电源,擦净患者皮肤及电极板,密切监测心律变化,做好抢救记录	5		
	14. 整理床单位及用物	2		
全程质量（10分）	1. 除颤果断、迅速、争分夺秒	3		
	2. 两电极板位置合适	2		
	3. 给予 10 kg力量下压,保证电极板和胸壁接触严密	3		
	4. 确保周围人员离开床旁	2		

考核教师：　　　　　得分：　　　　　考核日期：

思 考 题

1. 高质量心肺复苏的要点包括哪些?
2. 开放气道主要是为了解决哪些因素的梗阻?

项目二　现场急救基本技术

模拟情境案例

案例一：某市建筑工地临时搭建的房子发生塌方,预计受伤人数8人。某医院应急救治人员接到指令后立即赶往现场参与急救。到达现场时,已发现伤员4名,具体伤情如下。

伤员 1：意识不清,口唇、颜面部发绀,无呼吸,未触及大动脉搏动。

伤员 2：神志清楚,额头有擦伤及少量出血,陪伴在伤员1旁边不肯离开。

伤员 3：神志清楚,情绪激动,一直呼喊救命,可见右下肢有明显出血、畸形。

伤员 4：意识不清,呼吸频率10 次/min,桡动脉搏动存在,约96 次/min。

思考：①你能正确检伤分类并进行伤情标记吗? ②如何进行止血、包扎、固定、搬运才能有效控制伤情发展?

案例二：患儿，8个月。吃饭时哭闹不慎将食物吸入气道,逐渐出现面色发绀、四肢无力、意识不清。

思考：①在现场的你该如何施救？ ②情况缓解后,该如何进行宣教？

实训任务

一、检伤分类

（一）实训目的
1.掌握检伤分类的原则和方法。
2.能使用四色标记卡正确标记伤员的病情程度。

（二）实训流程
1.操作前准备
（1）评估:评估周围环境安全。
（2）准备:①用物准备。无菌手套、伤情标记卡。②护士准备。着装整齐,戴口罩、戴手套。
2.操作过程
（1）掌握检伤分类原则。
1）简单快速:平均每名伤员分类时间≤1 min。
2）分类分级:灵活掌握分类标准,先重后轻、合理调配。
3）救命优先:灾难现场检伤分类一般不包括伤员的治疗,但当出现气道梗阻等危及生命情况,且简单手法即可缓解伤员的紧急情况时,应先救后分或边救边分。
4）自主决策:检伤人员有权根据现场需要和可利用资源等情况,自主决定伤员流向和医学处置类型。
5）重复检伤:医护人员应每隔一段时间再次对伤员进行伤情评估。
6）公平有效:为尽可能挽救更多的伤员,兼顾公平性和有效性是现场检伤分类的基本伦理原则。
（2）使用检伤分类方法（START法）,见图5-6。
（3）使用伤情标记卡标记。

（三）注意事项
1.施救者要保证自身安全。
2.检伤分类是一个动态且连续的过程,判断结果可能随着伤员的伤情发展而改变。

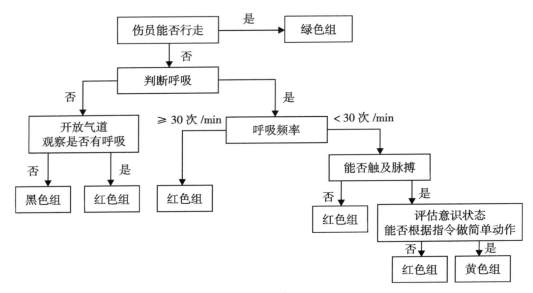

图 5-6　检伤分类方法

二、止血术

（一）实训目的

1. 能够根据伤员出血情况选择合适的止血方法。

2. 熟悉止血术操作的注意事项。

（二）实训流程

1. 操作前准备

（1）评估：周围环境安全。

（2）准备：①用物准备。无菌手套、碘伏、生理盐水、棉签、棉垫、止血带、无菌纱布等。②护士准备。着装整齐，戴口罩，戴手套。

2. 操作过程

（1）包扎止血法：对于伤口表浅，仅有小血管或毛细血管损伤，出血量少时可采用包扎止血法。对于体表及四肢的小动脉，中、小静脉或毛细血管出血，可采用加压包扎止血法，同时抬高出血部位肢体可提高止血效果。

1）加压包扎止血法：将无菌敷料或衬垫覆盖在伤口上，覆盖面积要超过伤口周边至少 3 cm，用手或其他材料（如绷带、三角巾、网套等）在包扎伤口的敷料上施加一定压力，从而达到止血目的。

2）对于伤口内有异物（如小刀、玻璃片等）残留时，应保留异物，并在伤口边缘用敷料等将异物固定，然后用绷带、三角巾对伤口边缘的敷料进行加压包扎。

（2）指压止血法：指压止血法是用手指、手掌或拳头压迫伤口近心端动脉，以阻断动脉血运，达到临时止血的目的。因动脉血供往往会有侧支循环，故指压止血法效果有限，属于应急止血措施。按压部位准确、压迫力度适中,以伤口不出血为宜。达到初步止血效果后,再更换其他止血方法。施救者戴手套,快速查找出血部位,根据出血部位找到按压点。

1)头顶、额部出血:压迫颞浅动脉。

2)颜面部出血:压迫面动脉。

3)颈部、面深部、头部出血:找到颈总动脉向第五颈椎横突压迫,颈总动脉禁双侧压迫,以免引起脑缺血缺氧。

4)头后部出血:压迫枕动脉。

5)肩、腋出血:压迫锁骨下动脉。

6)上臂出血:抬高患肢,压迫肱动脉。

7)前臂出血:压迫肱动脉末端。

8)手出血:压迫尺、桡动脉。

9)大腿出血:压迫股动脉。

10)小腿出血:压迫腘动脉。

11)足部出血:压迫胫前后动脉。

(3)屈曲肢体加垫止血法:此法伤员痛苦较大,有可能压迫到神经、血管,且不便于搬动伤员,不宜首选。对疑有骨折或关节损伤的伤员,不可使用。多用于四肢出血量较大、肢体无骨折或无关节脱位者。操作时,伤口用无菌敷料覆盖后,在肘窝或腘窝部放置一绷带卷,然后强屈关节,并用绷带、三角巾扎紧。应每隔 40～50 min 缓慢放松 3 min 左右,同时注意观察远端的血液循环,防止肢体缺血、坏死。

(4)填塞止血法:对于四肢有较深、较大的伤口或者盲管伤、穿透伤可用。操作时,用无菌敷料填入伤口内,外加大块敷料加压包扎。此法应用范围较局限。

(5)止血带止血法:四肢有较大血管损伤或伤口大、出血量多,或采用加压包扎等其他方法不能有效止血时选用。院内对于截肢术后的患者,也须在床旁配备动脉止血带,用于应急残端突发的大出血。止血带是应急措施,使用不当可造成神经、软组织损伤,甚至危及伤员生命。

操作时,在出血部位近心端放置衬垫,用左手反手掌心朝上,拇指、示指和中指拉住橡皮条止血带的头端,右手拉住止血带尾端绕肢体 2～3 圈后,把尾端放在左手示指、中指之间下拉形成一个倒 A 字形的活结。

(三)注意事项

1.止血操作时应根据局部出血情况选择合适的止血方法。

2.使用止血带止血时尤其应注意以下几点。

(1)部位准确:扎在伤口近心端,尽量靠近伤口(上肢宜在上臂上 1/3,下肢宜在大腿上 1/3 处)。

(2)压力适当:上肢为 250～300 mmHg,下肢为 300～500 mmHg,运用橡皮止血带时,以刚好使远端动脉搏动消失、出血停止为宜。

(3)控制时间,定时放松:上止血带的时间不能超过 5 h(冬天时间可适当延长),原则上每 0.5～1.0 h 放松 1 次,每次放松 2～3 min,放松时以指压法止血。再在稍高的平面上扎止血带。

(4)标记明显:使用止血带的伤员应在其手腕或胸前衣服上做明显的标记,注明止血带使用时间(24 h 制),以便后续医务人员继续处理。

(5)做好松解准备:在松止血带前应补充血容量,做好抗休克和止血用的器材准备。

(6)做好保护:止血带不能直接扎在皮肤上,应先用棉垫、三角巾、毛巾或衣服等平整地垫好,防止损伤局部受压的皮肤。

三、包扎术

(一)实训目的

1. 能够根据受伤部位选择合适的包扎方法。

2. 熟悉包扎术的注意事项。

(二)实训流程

1. 操作前准备

(1)评估:周围环境安全。

(2)准备:①用物准备。纱布绷带、三角巾、弹力绷带。②护士准备。着装整齐,戴口罩,戴手套。

2. 操作过程

(1)绷带包扎法

1)环形包扎法:最基本、最常用的方法,适用于各种包扎的起始和结束,以及粗细相等部位的小伤口。将绷带做环形缠绕即可。

2)螺旋形包扎法:适用于直径大小基本相同部位。螺旋向上缠绕,每周遮盖上一周的 1/3 ~ 1/2。

3)螺旋反折包扎法:适用于直径大小不等部位,如前臂、小腿等。每周均将绷带向下反折,并遮盖其上一周的 1/3 ~ 1/2,反折部位应保持呈一条直线。

4)回返式包扎法:适用于没有顶端的部位,如指端、头部或截肢残端。先将绷带以环形法缠绕数圈,由助手在后部将绷带固定,反折后绷带由后部经肢体顶端或截肢残端向前;也可由助手在前部将绷带固定,再反折向后。如此反复包扎,每一来回均覆盖前一次的 1/3 ~ 1/2,直到包住整个伤处顶端,最后将绷带再环绕数圈把反折处压住固定。

5)"8"字形包扎法:适用于关节处的包扎。多用弹力绷带。在伤处上下将绷带自下而上、自上而下,做"8"字形缠绕,每周遮盖上一周的 1/3 ~ 1/2。

6)蛇形包扎法:蛇形包扎法主要用于夹板固定。

(2)三角巾包扎法

1)帽式包扎法:将三角巾铺平,将底边翻折一个宽约 3 cm 的边,毛边朝内,把三角巾底边的正中放在伤员的眉间上方,顶角经头部拉向底部,将底边经耳上向后拉紧压住顶角,然后抓住两个底角在枕部交叉返回到额部中央打结,最后将顶角收拢向上卷起塞好。适用于头部创伤或头部手术后的伤口敷料固定。

2)风帽式包扎法:在顶角、底边中点各打一结,将顶角结放在前额,底边结置于枕后,

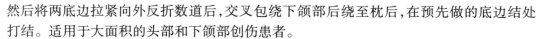

然后将两底边拉紧向外反折数道后,交叉包绕下颌部后绕至枕后,在预先做的底边结处打结。适用于大面积的头部和下颌部创伤患者。

（3）腹带包扎法:应注意伤口在上腹部时由上向下包扎,伤口在下腹部时应由下向上包扎。适用腹部创伤或术后患者。

（4）胸带包扎法:包扎时先将两竖带从颈旁两侧下置于胸前,再交叉包扎横带,压住竖带,最后固定于胸前。适用胸部创伤或术后患者。

（三）注意事项

1. 伤口先止血再包扎;包扎效果要确切,松紧适宜。

2. 包扎应利于血液循环,方向应从远心端向近心端,以利于静脉血液回流。包扎四肢时,应将指(趾)端外露,以便于观察血液循环。

3. 包扎肢体时,应给予适当的托扶物,包扎的肢体必须保持于功能位置。

四、固定术

（一）实训目的

1. 能够根据受伤部位选择合适的固定方法。

2. 熟悉固定术的注意事项。

（二）实训流程

1. 操作前准备

（1）评估:周围环境安全。

（2）准备:①用物准备。夹板、颈托、纱布绷带、三角巾。②护士准备。着装整齐,戴口罩,戴手套。

2. 操作过程

（1）四肢骨折

1）上臂骨折:有 2 块夹板时,夹板分别置于上臂的后外侧和前内侧。用带子固定骨折的上、下端。屈曲肘关节90°,用上肢悬吊包扎法将上肢悬吊于胸前。

2）前臂骨折:有 2 块夹板时,分别置于前臂内外侧,用绷带包扎后将患肢悬吊于胸前。

3）大腿骨折:取 2 块夹板,长夹板置于腋窝至足跟,短夹板置于大腿根部至足跟,在腋下、膝关节、踝关节等骨隆凸部放棉垫保护,空隙处用柔软物品填实;用绷带固定 7 个部位,先固定骨折上下两端,再固定腋下、腰部、髋部、小腿及踝部;足部用绷带"8"字形固定,使脚掌与小腿呈直角功能位。

4）小腿骨折:取 2 块夹板,长夹板置于患腿外部从髋关节至外踝,短夹板从大腿根部内侧至足跟,在髋部、膝关节、踝关节等骨隆凸部放棉垫保护,空隙处用柔软物品填实;用绷带固定 5 个部位,先固定骨折上下两端,再固定髋部、大腿及踝部;足部用绷带"8"字形固定,使脚掌与小腿呈直角功能位。

（2）颈椎骨折:颈托与脊柱板联合固定,适用于有颈椎损伤者。

颈托的使用:用手固定伤员头部为正中位;将五指并拢,测量伤员锁骨至下颌角之间的宽度(颈部高度);根据伤员颈部的高度选择合适的颈托或调解颈托至合适的宽度;先将颈托上固定红点对准一侧下颌角,固定颈托于下颌部,另一侧从颈后环绕,两端粘贴固定。

(3)脊柱骨折:使用脊柱板固定。双手牵引伤员头部恢复颈椎轴线位后上颈托;保持伤员身体长轴呈一条直线侧翻,放置脊柱固定板,将伤员平移至脊柱固定板上;将头部固定,双肩、骨盆、双下肢及足部用宽带固定在脊柱板上,避免运送途中颠簸或晃动。

(三)注意事项

1.加必要的衬垫。夹板不可直接接触皮肤,其间要加衬垫,尤其在夹板两端、骨隆凸处和悬空部位应加厚垫。

2.夹板长度合适。夹板长度与宽度要与骨折的肢体相适应。下肢骨折夹板长度须超过骨折上、下两个关节,即"超关节固定"原则;固定时除骨折部位上、下两端外,还要固定上、下两关节。

3.固定效果确切,便于观察。固定应松紧适度,牢固可靠,但不影响血液循环。固定肢体时,要将指端露出,以便观察末梢血液循环情况。

五、搬运术

(一)实训目的

1.能够根据患者情况选择合适的搬运方法。

2.熟悉搬运术的注意事项。

(二)实训流程

1.操作前准备

(1)评估:周围环境安全。

(2)准备:①用物准备。帆布担架、铲式担架、固定带等。②护士准备。着装整齐,戴口罩,戴手套。

2.操作过程

(1)铲式担架常用于脊柱损伤伤员的搬运。

(2)帆布担架适用于有内科疾病的患者。

(3)紧急情况下可以使用徒手搬运的方法,或用临时制作的替代工具,如毛毯、绳索、门板等自制简易担架用于搬运,但不可因寻找搬运工具而贻误搬运时机。

(三)注意事项

1.搬运方法得当,注意保护脊柱。

2.行进时,注意要让患者下肢朝前,头部在后;搬运途中注意安全。

六、海姆立克急救法

(一)实训目的

1.掌握各年龄段实施海姆立克急救的方法。

2.能够正确指导宣教。

(二)实训流程

1.操作前准备

(1)评估:周围环境安全。

(2)准备:无须特殊准备。

2.操作过程

(1)及早识别气道异物梗阻的紧急情况:患者突然不能说话、咳嗽,会用手伸向喉部表示梗阻窒息,表情惊恐万分,呼吸困难逐渐加重,并逐渐出现口唇青紫、意识丧失、呼吸停止。

(2)根据具体情况,选用以下合理急救方法,尽快解除呼吸道的梗阻。

1)膈下腹部冲击法(Heimlich 手法):适用于成人和儿童。

方法:术者站于患者身后,双手穿过其腰部,一手握拳,拇指侧朝向患者腹部,置于脐与剑突连线的中点,另一手抓住握拳手,使用快速向内、向上力量冲击患者腹部,反复进行直至异物排出或患者转为昏迷。患者昏迷时,将其置于仰卧位,使头后仰,开放气道,术者跪跨于患者髋部两侧,两手重叠,实施 Heimlich 手法。

2)胸部冲击法:适用于妊娠晚期或过度肥胖者。

方法:术者站于患者背后,用双臂绕过其腋窝,环绕其胸部,用握拳的拇指一侧朝向患者胸骨中点,避免压于剑突或肋缘上;另一手抓住握拳手实施向后冲击。患者昏迷时,使其仰卧,术者跪于一侧,将重叠双手掌放于患者的胸骨下半段上,实施向后冲击。

3)自我冲击手法:适用于突发意外而无他人在场时。

方法:一手握拳,将拇指侧朝向腹部,放于脐与剑突连线的中点;另一手抓住握拳手,使用快速移动的方法将膈肌向内、向上按压,即 Heimlich 手法。也可将腹部快速顶住椅背、桌沿等坚硬物表面进行冲击。

4)拍背法和胸部手指猛击法:适用于婴幼儿。

方法:术者以前臂支撑在自己的大腿上,婴儿面朝下骑跨在前臂上,头低于躯干,术者一手固定其双侧下颌角,用另一手掌跟部用力拍击婴儿两肩胛骨之间的背部,使其吐出异物。如果无效,可将患儿翻转过来,面朝上,放在大腿上,托住其背部,头低于躯干,用示指和中指猛压其两乳头连线中点下方一横指处。必要时两种方法反复交替进行,直至异物排出。

(3)宣教

1)成人饮食切忌边吃边说笑。醉酒状态下,需注意有人陪护,以免呕吐误吸。

2)老年人注意义齿的正确佩戴,睡前需及时取出。

3)婴幼儿勿食碎小零食,勿口含零食跑跳;家长务必看护,避免婴幼儿玩小零件,以防意外发生。

(三)注意事项

1.及早识别气道异物梗阻。

2.婴儿实施海姆立克急救法时注意保护颈椎。

考核标准

见表 5-5 ~ 表 5-8。

表 5-5　止血带止血法考核标准

班级：　　　　　　　　姓名：　　　　　　　　学号：

项目	评分标准及细则	分值	扣分原因	扣分
准备质量 （10分）	1. 着装规范,洗手,戴口罩	2		
	2. 环境安全,适宜操作	2		
	3. 用物准备:橡皮条止血带、衬垫、手套、标记卡、笔	6		
操作流程质量 （80分）	1. 评估伤员出血情况并报告伤情:四肢大出血或采用其他方法不能有效控制的大出血	5		
	2. 做好自我保护(戴手套)	5		
	3. 合适体位,垫好衬垫保护	10		
	4. 选择扎止血带位置,止血带扎在伤口近心端并尽量靠近伤口,但上肢宜在上臂上 1/3,大腿扎在上 2/3 处	10		
	5. 止血带缠绕肢体 2 周打结(左手拇指、示指、中指持止血带头端,右手将长的一端绕肢体 1 周后压住头端,绕 2 周后示指、中指夹住尾端从止血带下拉过呈倒"A"形活结)	10		
	6. 检查止血带松紧适宜,以伤口不再出血为度	10		
	7. 写明使用止血带日期、时间并挂在醒目部位	10		
	8. 时间控制好,冬天每半小时、夏天每 1 h 松止血带 1 次,每次 2 ~ 3 min,放松时采用指压法止血并抬高伤肢	10		
	9. 每次松解再绑时,止血部位上、下稍移动	5		
	10. 尽快送往医院	5		
全程质量 （10分）	1. 关爱伤员,给予心理支持	3		
	2. 操作过程有效沟通	3		
	3. 捆扎动作快、准、轻、牢	4		

考核教师：　　　　　　　　得分：　　　　　　　　考核日期：

表 5-6　绷带包扎考核标准

班级：　　　　　　　　姓名：　　　　　　　　学号：

项目	评分标准及细则	分值	扣分原因	扣分
准备质量 （10分）	1. 着装规范,洗手,戴口罩	2		
	2. 环境安全,适宜操作	2		
	3. 用物准备:纱布绷带(或者弹力绷带)、手套、无菌敷料等	6		

续表 5-6

项目	评分标准及细则	分值	扣分原因	扣分
操作流程质量 （75 分）	1. 评估患者意识、病情,解释操作目的,取得患者配合	5		
	2. 做好自我保护(戴无菌手套)	5		
	3. 核对受伤部位	5		
	4. 协助患者采取舒适体位	5		
	5. 先做环形包扎:在缠绕第 1 圈时稍作斜状,2～3 圈作环形将第 1 圈斜出的一角压于环形圈内,在做环形缠绕时应平整均匀无皱褶,不可留有空隙	10		
	6. 螺旋反折包扎:环形包扎数圈后,在螺旋的基础上反折,反折时以左拇指按住卷带正中处,右手将绷带反折向下,向后绕并拉紧,上层压住下层 1/2 或者 1/3;反折面不要压在伤口上;包扎尽量美观(6. 与 7. 任选一评分)	30		
	7. "8"字包扎法:肢体功能位;环形包扎数圈后,以关节处为中心,一圈向上,一圈向下,按"8"字的书写方式行缠绕包扎,每周在正面或前面相交,并遮盖前周的 1/2 或者 1/3 宽度(6. 与 7. 任选一评分)	30		
	8. 以环形包扎结束,打结,防止结过紧或过松	6		
	9. 结不应打在肢体内侧或肢体骨凸处或伤口处	5		
	10. 整理用物,七步洗手	2		
	11. 记录	2		
全程质量 （15 分）	1. 关爱伤员,给予心理支持	3		
	2. 操作过程中有效沟通	3		
	3. 操作时注意观察患者	3		
	4. 包扎动作快、准、轻、牢	6		

考核教师：　　　　　　　得分：　　　　　　　考核日期：

表 5-7　前臂骨折固定包扎技术考核标准

班级：　　　　　　　姓名：　　　　　　　学号：

项目	评分标准及细则	分值	扣分原因	扣分
准备质量 （10 分）	1. 护士准备:仪表端庄,语言得体,态度和蔼	3		
	2. 环境准备:环境安全,适合操作	3		
	3. 用物准备:三角巾、夹板、绷带、手套	4		
操作流程质量 （75 分）	1. 评估患者			
	(1)判断意识,确认患者意识清楚,能够配合护士工作	2		
	(2)评估患者伤情,有无肿胀、畸形、异常活动等,报告结果	5		
	(3)向患者解释并取得合作	2		

续表 5-7

项目	评分标准及细则	分值	扣分原因	扣分
操作流程质量 (75 分)	2.安置体位			
	(1)协助患者取坐位	3		
	(2)戴手套	2		
	3.小夹板固定			
	(1)选两块合适夹板分别放在前臂的内外侧	5		
	(2)绷带固定时应先固定肢体近心端,再固定远心端	10		
	(3)骨性凸起和空隙处用棉垫填塞,包扎松紧适宜	5		
	4.三角巾固定			
	(1)三角巾顶角对着伤肢肘关节	5		
	(2)三角巾一底角从健侧肩部绕过置于背后	5		
	(3)伤臂屈肘(功能位,拇指尖朝上)放于三角巾中部	10		
	(4)三角巾另一底角包绕伤臂反折至伤侧肩部	5		
	(5)两底角在颈侧方打结,顶角向肘前反折,用别针固定	5		
	(6)将前臂悬吊于胸前,手部略高于肘部	5		
	5.安置整理			
	(1)整理衣物,帮助患者取舒适体位	2		
	(2)用物按规定处理	2		
	(3)洗手,记录	2		
全程质量 (15 分)	1.规范熟练			
	程序正确,操作规范,动作熟练	2		
	注意职业防护和患者安全	2		
	2.护患沟通			
	关心患者,患者感到满意	2		
	护患沟通有效,充分体现人文关怀	2		
	语言流畅,态度和蔼,面带微笑	2		
	3.关键环节:绷带、夹板松紧适宜,三角巾悬吊合适,肢端血运正常	5		

考核教师: 　　　　得分: 　　　　考核日期:

表 5-8　海姆立克急救法考核标准

班级: 　　　　姓名: 　　　　学号:

项目	评分标准及细则	分值	扣分原因	扣分
准备质量 (5 分)	1.着装规范,符合护士仪表礼仪	2		
	2.环境安全,适合急救	3		
操作目的 (5 分)	抢救突然被异物卡喉、呼吸道完全梗阻的患者	5		

续表5-8

项目	评分标准及细则	分值	扣分原因	扣分
操作流程质量（75分）	1. 发现患者被异物卡喉(呈海姆立克征:双手呈"V"形紧贴颈部),记录时间	10		
	2. 判断患者意识、呼吸道梗阻程度 观察患者,询问患者"您被异物卡住了吗"(口述),如患者点头表示"是的",且患者不能说话、面色与口唇发绀、呼吸困难、表情痛苦即可确定施救	10		
	3. 立即呼救:"快来人,这里有人被异物卡喉了"	5		
	4. 成人 (1)使患者站立,身体前倾	9		
	(2)施救者站在患者背后,双手穿过患者腋下	9		
	(3)一手握拳,以大拇指侧对准患者剑突与脐之间的腹部,具体在脐上两横指处。另一只手握住握拳手	10		
	(4)迅速给予向上、向后的迅猛力气冲击	9		
	(5)反复直至异物吐出或者患者转为昏迷(4. 与5. 任选一评分)	3		
	5. 婴儿(二选一计分) (1)拍背法:①婴儿面朝下骑跨在术者前臂上;②头低于躯干;③术者一手固定其双侧下颌角,用另一手掌跟部用力拍击婴儿两肩胛骨之间的背部,使其吐出异物 (2)胸部手指猛击法:①如果无效,可将患儿翻转过来,面朝上,放在大腿上,托住其背部;②头低于躯干;③用示指和中指猛压其两乳头连线中点下方一横指处,必要时两种方法反复交替进行,直至异物排出或转为昏迷(4. 与5. 任选一评分)	40		
	6. 行相关知识宣教	10		
全程质量（15）	1. 操作时有效沟通,告知患者嘴要张开,有利于呼吸道异物排出	3		
	2. 关爱患者,给予心理支持	3		
	3. 操作过程注意观察患者	5		
	4. 急救手法力度不宜过大,以免引起肋骨骨折、腹部或胸腔内脏的破裂	4		

考核教师: 得分: 考核日期:

思考题

1. 如何给案例一中的4名伤员进行伤情标记?

2. 如使用海姆立克急救法未能缓解患者气道梗阻状态,病情进一步发展,该如何抢救?

项目三　人工气道的建立与护理

模拟情境案例

　　患者王某,男性,60岁,因"突发摔倒、言语不能9 h"急诊入院,其间频繁呕吐,行头颅CT示"脑梗死",既往高血压病史10余年,冠心病病史3年。查体:BP 170/96 mmHg,SpO_2 90%,意识不清,存在舌后坠,遂收入急诊ICU治疗。

　　思考:①为保证患者呼吸道通畅,该如何放置口咽通气道? ②你还知道哪些建立人工气道的技术?

实训任务

一、口咽通气道放置技术

　　口咽通气道又称口咽导气管或口咽通气管,是一种经口放置的非气管导管性通气管道,适用于喉咽反射不活跃的麻醉或昏迷患者,是简单、有效且经济的气道辅助物。

　　1.适应证

　　①咳嗽或咽反射降低或缺失,存在自主呼吸的昏迷患者。②舌后坠致呼吸道梗阻、气道分泌物多、抽搐发作时防舌咬伤或牙齿损伤的患者。③与经口气管插管同时使用,取代牙垫的作用。

　　2.禁忌证

　　口咽通气道一般不可用于清醒患者,以防引起恶心、呕吐、呛咳、喉痉挛和支气管痉挛等反射,导管移位时还会阻塞气道。患者有下列情况时应慎用:①口腔及上、下颌骨创伤。②咽部气道占位性病变。③喉头水肿、气管内异物、哮喘、咽反射亢进患者。④频繁呕吐者。⑤中切牙有折断或脱落危险的患者。

　　(一)实训目的

　　1.掌握口咽通气道的适应证和禁忌证。

　　2.掌握口咽通气道的放置方法。

　　(二)实训流程

　　1.操作前准备

　　(1)评估:患者意识状态,口腔有无分泌物及义齿。房间内光线良好,床旁备有负压吸引装置。

　　(2)准备:①物品准备。成人或儿童型号的口咽通气道、压舌板、手电筒、吸痰管、胶布、快速手消毒凝胶。②护士准备。着装整洁,洗手,戴口罩。

2.操作过程

（1）将口咽通气道放置于患者脸颊旁，测量患者门齿到耳垂或下颌角的距离，选择合适的口咽通气道型号。

（2）协助患者取去枕平卧位，头后仰、肩部垫高。

（3）取压舌板、手电筒检查患者口腔黏膜有无破损及有无活动义齿，有活动义齿者取下。

（4）清除口腔及咽部分泌物，痰液较多者给予充分吸引，以保持呼吸道通畅。

（5）将口咽通气道反向插入（即凹面指向头侧）口腔，当其前端接近口咽后壁时（已通过腭垂），将口咽通气道旋转180°（即凸面朝向头侧），患者吸气时沿着舌部的曲线顺势向下推送，直到完全插入。

（6）检查口咽通气道是否通畅：将手掌放于通气管外侧，在呼气时感觉是否有气体呼出；或将少许棉絮放于通气管外，观察其在呼吸中的运动幅度；同时还需观察胸壁运动幅度和听诊双肺呼吸音。

（7）检查口腔，防止舌或唇夹于牙和口咽通气道之间。

（8）用胶布将口咽通气道交叉固定于患者面颊两侧，以防患者往外吐管。

（9）协助患者取合适体位，整理用物。

（10）洗手，脱口罩，记录放置过程是否顺畅，有无黏膜出血等现象及病情变化。

（三）注意事项

1.选择口咽通气道的原则为宁长勿短、宁大勿小，以免口咽通气道太短不能经过舌根，无法将舌与咽后壁分开，达不到开放气道的目的。

2.口咽通气道若持续放置于患者口腔内，应及时清理呼吸道分泌物，防止痰液堵塞及误吸，保持管道通畅。注意密切观察有无导管脱出及阻塞气道的现象。

3.每2 h取出口咽通气道，检查口腔、唇和舌的状况。若留置口咽通气道时间超过48 h，应尽早进行气管内插管。

二、喉罩放置技术

喉罩置入术，是指将喉罩经口插入，置于声门上，覆盖于喉入口的短时通气技术。喉罩被插入咽喉部，充气后其能在喉部周围形成一个密闭圈，可迅速建立人工气道，既可让患者自主呼吸，又能施行正压通气。喉罩是一种介于面罩和气管插管之间的一种维持呼吸道通畅的新型装置，多由硅胶或塑料制成，包括多种型号（表5-9）。

表5-9　喉罩型号及适用范围

型号	适用对象	容量/mL
1.0	新生儿（婴儿）<5 kg	4
1.5	婴儿5～10 kg	7
2.0	婴儿（儿童）10～20 kg	10

续表 5-9

型号	适用对象	容量/mL
2.5	儿童 20～30 kg	14
3.0	儿童 30 kg 及体型较小的成人	20
4.0	一般成人	30
5.0	体型肥胖成人	40

1.适应证

①短时的外科手术患者。②困难气道估计难以气管内插管的患者。③颈椎活动度差等原因引起气道异常,不宜用喉镜和气管内插管患者。④紧急情况下需要建立和维持人工气道的患者。

2.禁忌证

①张口度小于 2.5～3.0 cm 的患者。②咽喉部病变或组织损伤的患者。③喉部或喉以下气道梗阻者。④肺顺应性下降或气道阻力增高者。⑤存在增加胃内容物反流和呼吸道误吸危险者,如未禁食、饱胃、肥胖、怀孕超过 14 周、多处或大的创伤、急性胸腹部外伤、禁食前使用过阿片类药物、肠梗阻、食管裂孔疝等。

(一)实训目的

1.掌握喉罩置入术的适应证和禁忌证。

2.掌握喉罩的放置方法。

(二)实训流程

1.操作前准备

(1)评估:患者意识状态,口腔有无分泌物及义齿。房间内光线良好,床旁备有吸痰用物。

(2)准备:①物品准备。选择型号适合的喉罩。将喉罩的套管放置于光滑的平面上并充气,再将气囊放气,气囊放气要彻底,并且保证气囊没有扭转。将喉罩背面涂上水溶性润滑剂,注意喉罩的前表面和底部避免用过多的润滑剂。备好静脉用镇静药物、负压吸引器、20 mL 注射器、听诊器、简易呼吸器。②护士准备。着装整洁,洗手,戴口罩、无菌手套。

2.操作过程

(1)协助患者摆放体位,操作者左手打开患者下颌。

(2)右手持喉罩,罩口朝向患者下颌,贴咽后壁插入咽部,直至有阻力感。

(3)操作者将其示指及中指沿罩管放置,使指端恰好位于套管交界处。

(4)压喉罩抵住上腭并在舌后部向前推进,依示指及中指的长度尽可能深地送入。

(5)用另一只手将其推到最终位置,使喉罩的弧度与口咽及咽下部的弧度一致后将其放入,顺利放置在喉位上。

(6)将喉罩的气囊充气。左手稳住导管,右手充气,3 号管充气 20 mL,4 号管充气

30 mL,5 号管充气 40 mL,或者充气直至用囊袋通气时不漏气。充气后稍退喉罩。

（7）实施正压通气,观察胸廓有无起伏,听诊双肺呼吸音是否对称且清晰。

（8）协助患者取合适体位,整理用物。

（9）洗手,脱手套,记录放置过程是否顺畅,有无黏膜出血等现象及病情变化。

（三）注意事项

1.喉罩不适用于长期机械通气者。使用喉罩前禁食 6~8 h,拔出喉罩前尽量避免咽喉部刺激。

2.置入过程中应密切监测患者血氧饱和度变化,当其下降至 90% 时,及时给予简易呼吸器通气。

3.喉罩不能防止胃内容物误吸,使用过程中应及时清除气道内分泌物。

三、环甲膜穿刺术

环甲膜是甲状软骨与环状软骨之间正中线上的柔软处。环甲膜穿刺术是在紧急情况下,未建立确切的气道之前,迅速提供临时路径进行有效气体交换的一项急救技术。施救者使用刀、穿刺针或其他任何锐器,从环甲膜处刺入,紧急建立人工气道,快速解除呼吸道梗阻。当气管插管不成功或面罩通气不充分时,环甲膜穿刺是急诊非手术方式提供通气支持的紧急治疗措施。可为气管切开术赢得时间,具有简便、快捷、高效的优点。

1.适应证

①各种原因导致的急性上呼吸道完全或不完全阻塞,尤其是声门区阻塞,严重呼吸困难不能或不易及时气管切开建立人工气道者。②牙关紧闭经鼻插管失败者。③气管内给药。④为喉内、气管内其他操作做准备。

2.禁忌证

①有出血倾向者。②已明确呼吸道梗阻发生在环甲膜水平以下。

（一）实训目的

1.掌握环甲膜穿刺的适应证和禁忌证。

2.掌握环甲膜穿刺技术。

（二）实训流程

1.操作前准备

（1）评估:患者意识状态,周围环境安全。

（2）准备:①物品准备。12~16 号注射针头或用作通气的粗针头、无菌注射器、局麻药物、碘伏棉签、无菌棉球和无菌手套。②护士准备。着装整洁,洗手,戴口罩和无菌手套。

2.操作过程

（1）摆体位:去枕平卧,头后仰。

（2）定位、消毒:找到环状软骨与甲状软骨之间的凹陷处,戴手套作常规皮肤消毒。穿刺部位局麻,危急情况下可不用麻醉。

（3）固定、进针：左手示指和拇指固定环甲膜处皮肤，右手持16号注射器针头垂直进针刺入环甲膜。

（4）回抽：达到喉腔有落空感时，用注射器回抽有空气，患者可出现刺激性咳嗽。

（5）确定无疑后用消毒干棉球压迫穿刺点片刻，并固定穿刺针。

（6）整理用物。洗手，脱手套，记录穿刺是否成功、穿刺部位渗血情况及患者病情变化。

（三）注意事项

1.环甲膜穿刺术只是呼吸复苏的一种急救措施，不能作为确定性处理，故穿刺针留置时间不宜超过24 h。

2.进针不宜过深，以免损伤气管后壁黏膜。

3.保持针头通畅，如遇血凝块或分泌物阻塞穿刺针头，可用注射器注入空气，或用少许生理盐水冲洗，以保证其通畅。

四、气管插管术及护理

气管插管技术是指将一个特制的导管通过口腔或鼻腔，经声门置入气管内的方法，是急救工作中常用的抢救技术，是呼吸道管理中应用最广泛、最有效、最快捷的手段之一。气管插管分为明视插管和盲探插管。临床急救中最常用的是经口明视插管术。

1.适应证

①呼吸、心搏骤停行心肺脑复苏者。②呼吸衰竭需有创机械通气者。③呼吸道分泌物不能自行咳出而需直接清除或吸出气管内痰液者。④误吸患者插管吸引，必要时作肺泡冲洗术者。

2.禁忌证

气管插管没有绝对的禁忌证。出现以下情况需慎重：①喉头水肿或黏膜下血肿、急性喉炎、插管创伤引起的严重出血等。②颈椎骨折或脱位者。③肿瘤压迫或侵犯气管壁，插管可导致肿瘤破裂者。④面部骨折。⑤会厌炎。

（一）实训目的

1.掌握气管插管术后护理。

2.熟悉气管插管流程。

3.了解气管插管的适应证和禁忌证。

（二）实训流程

1.操作前准备

（1）评估：操作环境整洁，房间内光线良好，床旁备有吸痰用物。

（2）准备：①物品准备。喉镜、合适型号的气管导管、插管导丝、10 mL注射器、吸引器、吸痰管、牙垫、胶布、无菌石蜡和简易呼吸器、听诊器等。②护士准备。着装整齐，戴口罩，外科洗手并戴手套。

2.操作过程

（1）检查喉镜光源明亮度，选择6.5～7.5号的气管导管，检查气囊有无漏气。气管导管表面涂抹无菌石蜡,将导丝插入,其顶端不能漏出导管斜面(距斜面 1 cm)。

(2)患者仰卧位,头部充分后仰,使口、咽、喉三点呈一直线,清除口腔内分泌物、血块及义齿等异物。

(3)位于患者头顶部,左手持喉镜,右手将患者上、下齿分开,将喉镜叶片沿口腔右颊侧置入,将舌体推向左侧,即可见到悬雍垂。再继续进入,即可见到会厌,把喉镜向上提起,不得以门齿当支点,并挑起会厌,充分暴露声门。

(4)右手持气管导管(已塑形),握持部位在导管的中后段交界处,从口腔右侧进入,对准声门,旋转导管进入气管内,待导管通过声门 1 cm 后(气囊越过声门即可),拔出导丝,继续插入 3～5 cm,至套囊完全进入声门,导管尖端距门齿距离为 22～24 cm。

(5)检查导管是否在适当位置(压迫肺导管口有气流;能呼吸的患者,导管内壁有气雾)。导管气囊注气后人工通气时,双侧胸廓对称起伏,双肺听诊呼吸音对称。

(6)放置牙垫,取出喉镜,用胶布将牙垫和导管交叉固定于面颊两侧。

(7)协助患者取合适体位,整理用物。

(8)洗手,脱手套,记录放置过程是否顺畅、导管距门齿的刻度、双肺呼吸音听诊情况及患者病情变化。

(三)注意事项

1.动作应轻柔、准确,以防造成损伤。上提喉镜时注意不能以上中切牙为支撑点,应以手腕为支撑点,以免损伤患者或造成中切牙脱落。

2.动作迅速,以免缺氧时间过长而致心搏骤停,30 s 内插管未成功应先给予 100% 氧气吸入后再重新尝试。

附:气管插管术后护理

气管插管术后护理内容主要包括固定气管导管、检测气囊压力、气道湿化和吸痰。

1.操作前准备

(1)患者准备:核对患者信息,清醒患者做好解释,根据护理需求遵医嘱为躁动患者行镇静治疗。

(2)护士准备:双人配合,洗手,戴口罩、帽子和手套。

(3)物品准备:胶带、剪刀、口咽通气道、气囊压力计、灭菌注射用水 500 mL、负压吸引器、吸痰管、治疗碗。

(4)环境准备:光线明亮。

2.操作过程

(1)辨识气管导管类型。

(2)评估固定部位的皮肤情况,确认气管导管外露长度,读取气管导管上的刻度标识(中切牙位置)并记录交班。

(3)剪取适合长度的弹力胶带 2 条,长度约为患者双侧脸颊中部间的距离,通常使用"工"字形固定法,可固定于口唇中央,也可固定于一侧嘴角。给患者使用口咽通气道主要是为了避免咬扁气管导管。对于预计需长期气管插管器械通气的患者,需预防器械相关性压力性损伤。

(4)气囊压力宜在 25~30 mmHg。

(5)气管插管患者的气道湿化可采取被动湿化装置或加温湿化装置。由于气管插管避开了患者的上呼吸道,气体不能经呼吸道湿化,所以应增加湿化装置对吸入气体进行湿化。为达到最佳湿化效果,吸入气体温度在支气管段应达到 37 ℃。良好的气道湿化可降低呼吸系统感染风险,减少痰液积聚,提高气管插管的通畅性,降低小气道阻塞事件,降低呼吸系统负荷,利于有效撤机。

(6)气道吸痰是指在口腔、鼻腔、人工气道内置入吸引管,然后在慢慢退管的过程中给予一定的负压,将呼吸道的分泌物吸出,保持呼吸道通畅,预防吸入性肺炎、肺不张、窒息等并发症的一种方法。

1)选择合适的吸痰管:吸痰管直径不超过气管导管内径的 50%(成人和儿童)和 30%(婴幼儿),有侧孔的吸痰管效果要优于无侧孔的吸痰管。

2)选择合适的负压吸引水平,痰液特别黏稠时适当调大负压吸引水平。负压越大,吸痰效果越好,但造成的气道损伤相对也大。

3)吸痰时机:按需吸痰,仅在分泌物存在时进行气道内吸引,但如连续 8 h 仍无吸痰指征应进行一次气道吸痰。吸痰指征:①血氧饱和度或动脉血气指标恶化;②气道内可见分泌物,患者不能进行有效咳嗽,肺部听诊呼吸音变粗;③呼吸机容量控制模式下吸气峰压升高或压力控制通气模式下潮气量降低;④呼吸机流量或压力曲线呈锯齿样振荡(排除呼吸机管路积水)。

4)吸痰前后给氧:在吸痰操作前、后短时吸入高浓度氧可减少吸痰过程中的氧合降低及由低氧导致的相关并发症。最常用的高浓度氧是 100% 的纯氧,维持 30~60 s。

5)吸痰操作:分为浅吸痰和深吸痰。将吸痰管置入接近人工气道长度时进行的吸痰操作称为浅吸痰。建议对婴儿和儿童使用浅吸痰。将吸痰管置入人工气道直至遇到阻力时退出 1~2 cm 后进行的吸痰操作称为深吸痰。深吸痰吸引较彻底,但更易引起气道损伤。吸痰总时间应≤15 s,气道内吸引时间应≤10 s,插入吸痰管时不要有负压,开始吸引时开放负压。向上提拉吸痰管进行吸引,边上提边旋转吸痰管,在痰液聚集处可稍停片刻集中吸引,吸引过程中观察患者生命体征、面色及痰液的色、质、量。

6)并发症预防:主要并发症包括低氧血症、呼吸道黏膜损伤、感染、心律失常、阻塞性肺不张、气道痉挛等,应注意观察,并采取措施进行预防。

五、气管切开术后护理

(一)实训目的
1.掌握气管切开术后护理方法。
2.掌握气管切开术后注意事项。

(二)实训流程
1.操作前准备
(1)评估:①评估患者病情、血氧饱和度、神志和配合程度。②评估患者的气管切开套管类型及固定情况。③评估患者痰液黏稠度及量、性状。④评估气管切开处皮肤有无渗出、红肿。

（2）准备：①物品准备。气管切开套管固定带、剪刀、开口纱布、吸痰管、治疗碗、碘伏、镊子、0.9%氯化钠注射液或灭菌注射用水。②护士准备。双人配合，洗手，戴口罩、手套。

2.操作过程

（1）辨识气管切开套管类型：临床使用的气管切开套管主要为带气囊的塑料/硅胶一次性气管切开套管和不带气囊的金属气管切开套管。一套金属气管切开套管包括 1 个外套管、1 个内套管和 1 根内芯。由于使用金属气管切开套管的患者内套管要按时（每 4~6 h）清洗消毒以防分泌物堵管，建议使用两套金属气管切开套管轮替应用。

（2）固定气管切开套管：临床常用的有棉质固定带和尼龙自粘固定带。使用棉质固定带时，在颈部一侧打死结或手术结，松紧度以能放入 1 指为宜。使用尼龙自粘固定带时，调节固定带位置居中，松紧度以能放入 1 指为宜，同时，将固定带两端进行黏合。固定带无须定时更换，仅在被污染时进行更换，但仍需注意每班评估患者是否由于水肿消退等情况导致固定带过松，过松时重新固定。气管切开套管固定过松易致导管滑脱或移位，过紧易致皮肤压力性损伤。

（3）气道湿化。

（4）气道吸痰。

（5）更换气管切开内套管：旋转内套管缺口处至 12 点钟方向，取出内套管置于弯盘内。置入已消毒的内套管（应使用金属镊子，一次性镊子夹持不稳），将更换的内套管没入水下煮沸 5 min，取出刷洗后高压蒸汽消毒。

（6）气管切开处换药（同外科换药）。

（三）注意事项

1.气管切开套管固定带松紧度以能容纳 1 指为宜。护士应至少每 8 h 检查和调整一次。

2.使用金属气管切开套管时，由于无法外接气道湿化装置，痰液易干涸附着于导管内壁，造成气管导管堵塞，应定期（每 4~6 h）清洗消毒和更换内套管。

考核标准

见表 5-10，表 5-11。

表 5-10　喉罩置入术考核标准

班级：　　　　　　　　姓名：　　　　　　　　学号：

项目	评分标准及细则	分值	扣分原因	扣分
准备质量 （20分）	1. 着装整洁,洗手,戴口罩	2		
	2. 评估			
	（1）患者的意识、呼吸状态等	3		
	（2）确认患者张口度及咽喉部情况	3		
	3. 用物准备			
	（1）选择型号适合的喉罩	3		
	（2）将喉罩的套管放置于光滑的平面上并充气,再将气囊放气,气囊放气要彻底,检查气囊无扭转	3		
	（3）将喉罩背面涂上水溶性润滑剂,注意喉罩的前表面和底部避免涂抹过多	3		
	（4）备好静脉用镇静药物、负压吸引器、20 mL注射器、听诊器、简易呼吸器、手套	3		
操作流程质量 （70分）	1. 携用物至患者旁,核对患者	2		
	2. 向患者解释操作目的及配合方式,取得患者的配合（诱导给药）	3		
	3. 协助患者取仰卧位,洗手、戴手套	5		
	4. 左手推患者下颌或下唇使其张口;右手持喉罩,罩口朝向患者下颌方向,将喉罩顶向患者硬腭方向置入口腔;用示指保持对喉罩头侧的压力,送入喉罩至下咽基底部直至感到有明显阻力;用另一手固定导管外端,退出示指	25		
	5. 将喉罩的气囊充气。左手稳住导管,右手充气,3号管充气20 mL,4号管充气30 mL,5号管充气40 mL,或者充气直至喉罩自行密闭,可见导管自行向外退出约1.5 cm	10		
	6. 实施正压通气,观察胸廓有无起伏,听诊双肺呼吸音是否对称且清晰,固定	10		
	7. 协助患者取适宜体位,整理用物	3		
	8. 脱手套,洗手	2		
	9. 记录放置过程是否顺畅,有无黏膜出血等现象及病情变化	10		
全程质量 （10分）	1. 按消毒技术规范要求整理使用后物品	3		
	2. 全过程稳、准、轻、快,符合操作原则	3		
	3. 操作过程注意观察患者反应	4		

考核教师：　　　　　　　得分：　　　　　　　考核日期：

表5-11　环甲膜穿刺术考核标准

班级：　　　　　　　姓名：　　　　　　　学号：

项目	评分标准及细则	分值	扣分原因	扣分
准备质量 （12分）	1.着装整洁,洗手,戴口罩	2		
	2.评估 （1）确认患者咽喉部有异物阻塞	3		
	（2）患者的意识、呼吸状态等	3		
	3.用物准备:环甲膜穿刺针、无菌注射器、无菌手套、棉签、碘伏、棉球等	4		
操作流程质量 （80分）	1.携用物至患者旁,核对患者	2		
	2.向患者解释操作目的及配合方式	4		
	3.患者去枕仰卧,头后仰,拉直气道	10		
	4.确定穿刺部位:甲状软骨下缘与环甲软骨弓上缘之间与颈部正中线交界的凹陷处即为穿刺点,在皮肤上做标记	15		
	5.常规消毒穿刺部位,戴无菌手套,检查穿刺针通畅	5		
	6.一手以拇、示指固定环甲膜两侧,另一手持环甲膜穿刺针（带注射器）从环甲膜垂直刺入	10		
	7.观察穿刺部位皮肤有无出血,如出血较多应注意止血	5		
	8.回抽有空气,确定无疑后,用消毒干棉球压迫穿刺点片刻,垂直固定穿刺针	10		
	9.观察患者胸廓是否起伏,呼吸是否改善	5		
	10.如针孔处阻塞,可注入空气或少量生理盐水通畅	5		
	11.协助患者取适宜体位,整理物品,安慰患者	5		
	12.脱手套,洗手	2		
	13.记录	2		
全程质量 （8分）	1.按消毒技术规范要求整理使用后物品	2		
	2.全过程稳、准、轻、快,符合操作原则	4		
	3.操作时间为3 min以内	2		

考核教师：　　　　　　　得分：　　　　　　　考核日期：

思 考 题

1.环甲膜穿刺的注意事项有哪些?

2.你会选择口咽通气道的型号吗？原则是什么?

项目四　有机磷农药中毒的急救

模拟情境案例

患者刘某,女性,35 岁,既往体健。患者 1 h 前与家人争吵后自服敌敌畏 1 瓶。家人发现后约 5 min 患者出现腹痛、恶心,并呕吐 1 次,呕吐物有大蒜味,逐渐意识不清,急打 120 入院。查体:T 36.5 ℃,P 60 次/min,R 30 次/min,BP 110/80 mmHg。平卧位,意识不清,呼之不应,压眶上有反应,瞳孔针尖样,对光反射弱,口腔流涎,皮肤湿冷,肌肉颤动,两肺较多哮鸣音和散在湿啰音。

思考:①作为急诊护士的你,该配合医生进行什么操作？②如患者此时意识清醒,该指导患者进行什么操作？

实训任务

一、催吐技术

1. 适应证

神志清醒且能合作的患者,没有催吐禁忌证。只要胃内尚有毒物,都应作此处理。

2. 禁忌证

昏迷、惊厥状态;腐蚀性毒物中毒;原有食管-胃底静脉曲张、主动脉瘤、消化性溃疡者;年老体弱、妊娠、高血压、冠心病、休克者。

(一)实训目的

吐出毒物,减少毒物吸收。

(二)实训流程

1. 操作前准备

(1)评估:患者意识状态、配合程度、有无禁忌证。

(2)准备:①用物准备。压舌板、温清水。②护理准备。衣着整齐,戴口罩、手套。

2. 操作过程

(1)呕吐前嘱其先饮用适量温清水或盐水。

(2)机械性催吐用压舌板、筷子、手指等刺激咽弓或咽后壁,诱发呕吐,动作要轻柔,避免损伤咽部。

(3)如此反复进行,直至吐出的液体变清为止。

(4)药物催吐也可用吐根糖浆进行催吐。

（三）注意事项

1.空腹服毒者应先饮水500 mL,以利催吐。

2.注意体位,以防误吸;严格掌握禁忌证。

二、电动洗胃技术

1.适应证

一般在服毒后6 h内洗胃效果最好。超过6 h,如有下列情况仍需洗胃:①毒物量大;②胃排空慢;③毒物颗粒小,易嵌入黏膜皱襞内;④服药后进食大量牛乳或蛋清;⑤有机磷毒物吸收后,部分仍由胃排出等。对昏迷、惊厥患者洗胃时应注意保护呼吸道,避免发生误吸。

2.禁忌证

正在抽搐、大量呕血者;服用强腐蚀性毒物者;原有食管静脉曲张或有上消化道大出血病史者。

口服中毒者用清水、2%碳酸氢钠溶液(敌百虫忌用)或1∶5000高锰酸钾溶液(对硫磷忌用)及时、有效地洗胃。

（一）实训目的

机械排除毒物。

（二）实训流程

1.操作前准备

（1）评估:患者意识状态、配合程度。

（2）准备:①用物准备。开口器、20 mL注射器、50 mL注射器、治疗盘、治疗碗、一次性乳胶手套、洗胃机、垫巾、水桶、灌肠袋、液状石蜡棉球、纱布、医用胶带。②护士准备。衣着整齐,着长袖乳胶手套,戴口罩。

2.操作过程

（1）护士着装符合要求,备齐用物,携至床旁。

（2）核对床号、姓名,向患者及家属解释洗胃的目的、方法、配合要点及注意事项。

（3）取下活动义齿,根据病情协助患者取半坐位或坐位,中毒较重者取左侧卧位。治疗巾垫于患者颌下。

（4）安装自动洗胃机装置,接上电源,检查自动洗胃机,将3根橡胶管分别与机器上的清水管、胃管和污水管口连接。

（5）同鼻饲法,将胃管插入胃内,证实胃管在胃内后,用胶布固定。

（6）将配好的灌洗液放入塑料桶内。将清水管的另一端放入灌洗液桶内(管口必须在液面以下),污水管的另一端放入空塑料桶内;胃管的一端和患者洗胃管相连接。调节流速。

（7）灌洗:接通电源后按"手吸"键,吸出胃内容物,再按"自动"键,机器开始对胃进行自动冲洗。冲时"冲"红灯亮,吸时"吸"红灯亮。直至洗出液澄清、无气味为止。

（8）拔管:洗胃完毕,反折胃管末端,拔出。

（9）整理：帮助患者清洗口腔及面部，取舒适卧位，整理用物。

（10）机器清洁：将清水管、胃管、污水管同时放入清水中，按"清洗"键，机器自动清洗各部管腔，待清洗完毕，将胃管、清水管和污水管同时提出水面，机器内的水完全排净后，按"停机"键，关机。

（11）记录：洗手，记录灌洗液名称、量，洗出液的颜色、气味、性质、量，患者的全身反应。

（三）注意事项

1. 每次使用前都应开机检查机器的工作状态是否正常（将洗胃机的管路连接好，将胃管的另一端置于1000 mL量杯中，接通电源，打开电源，启动洗胃机，观察洗胃液进出胃循环状态是否正常，检查管路连接是否正常、牢靠及各项洗胃参数是否满足临床需要）。

2. 使用后洗胃机的外接导管及配件应正确消毒清洗，可将导管及配件完全浸泡在高锰酸钾溶液中20 min以上，然后用清水冲洗待用。洗胃机每次使用后都应对机器内部进行清洗消毒，以防交叉感染。清洗水温在25 ℃左右，此项消毒应在机器使用后立即进行，按正常洗胃的方法，将清水管放入高锰酸钾溶液中，开机循环10次以上，然后将清水管放入净水中，开机循环5次以上。

三、导泻技术

洗胃后口服或由胃管内注入泻药，可清除肠道内毒物。常用25%硫酸钠30～60 mL等盐类泻药，一般不用油类泻药以免促进脂溶性毒物吸收。严重脱水的患者禁止导泻；因镁离子对中枢神经系统有抑制作用，故肾功能不全或昏迷患者不宜使用硫酸镁。

考核标准

见表5-12。

表5-12　自动洗胃机洗胃操作考核标准

班级：　　　　　　　姓名：　　　　　　　学号：

项目	评分标准及细则	分值	扣分原因	扣分
准备质量 （25分）	1. 护士准备：仪表端庄，着装整洁，洗手，戴口罩	2		
	2. 患者评估 （1）核对医嘱、洗胃药液、洗胃原因，确认患者床号、姓名	2		
	（2）询问服毒的毒物种类、性质、量，服毒时间、途径，了解患者来院前的处理措施	3		
	（3）意识状态，生命体征及瞳孔的变化，心理状态，有无紧张、焦虑及合作程度，安抚患者及家属，取得合作	3		
	（4）既往病史和口鼻腔黏膜疾病，有无洗胃和插胃管禁忌证	2		

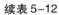

续表 5-12

项目	评分标准及细则	分值	扣分原因	扣分
准备质量（25分）	3.环境准备:清洁、安静、明亮、温湿度适宜,拉好围帘或设置屏风	2		
	4.用物准备			
	(1)自动洗胃机 1 台及附件(清水管、污水管、胃管、水桶 2 个)、洗胃溶液 10 000～20 000 mL(或根据病情需要)、水温计 1 支、量杯 1 个、纱布(若干块)、胃管 1 根、无菌弯盘 2 个、镊子、液状石蜡棉球 2 个、无菌棉签、胶布、一次性手套 1 副、20 mL 注射器 1 支、胶单、治疗巾、听诊器	5		
	(2)必要时备开口器、压舌板、牙垫、舌钳	3		
	(3)为患者摆放体位,教会患者合作的方法,中毒者应尽快去除污染衣物,清洁皮肤,注意保暖	3		
操作流程质量（55分）	1.连接电源,按要求正确连接各管道,将配好的胃灌洗液放入塑料桶内。将三根橡皮管分别和机器的清水管、胃管和污水管管口连接,将药管另一端放入灌洗液桶内(管口需在液面下),污水管的另一端放入带盖污物桶内,将洗胃管与机器的胃管连接,试运转洗胃机,观察出入液的平衡和机器运转情况,备用	9		
	2.戴手套,将胶单、治疗巾围在颌下,清洁口腔,有活动义齿者代为取下,置弯盘及纱布于口角旁	3		
	3.胃管检查通畅,测量长度(成人 45～55 cm),即发际到剑突的距离,做好标记,前端涂以液状石蜡,自口腔插入	5		
	4.当胃管插入 10～15 cm 时,嘱患者做吞咽动作,将胃管推进至 45～55 cm 处,患者神志不清时,一手将患者头抬起使下颌靠近胸骨柄,以加大咽喉部通道,徐徐送入胃管,不可勉强用力。证实胃管确在胃内,胶布固定,留取标本	6		
	5.接上洗胃机按"自动"键,吸出胃内容物后机器开始对胃进行自动冲洗。反复冲洗至吸出液体澄清为止。按"自动"键,机器停止工作	5		
	6.洗胃过程中随时注意洗出液的性质、颜色、气味、量及患者面色、脉搏、呼吸及血压变化	5		
	7.洗胃完毕,胃管末端折叠,揭去固定的胶布。用纱布包裹近口腔的胃管,边拔边用纱布擦胃管,拔到咽喉部处时快速拔出	5		
	8.协助患者漱口,取走治疗碗,清洁患者口、鼻、面部,取走一次性中单	5		
	9.脱手套,记录灌洗液名称、液量及洗出液的数量、颜色、气味并签名整理用物、床单位,协助患者取舒适体位,告知注意事项	7		
	10.操作后评估,患者胃黏膜有无损伤,中毒症状缓解等情况	5		

续表5-12

项目	评分标准及细则	分值	扣分原因	扣分
全程质量 (20分)	1."接胃口"液管一端放入3000 mL以上的净水桶中,其他管路不动。让机器工作4~5次清除管路内污物	4		
	2.将3根液管内浸入2000 mL消毒液中开机循环20次左右,最后用净水循环2~3次清洗管路	3		
	3.待清理完毕,将清水管、胃管和污水管同时提出水面,当机器内的水完全排净后,按"停机"键,关机。其余物品处理符合消毒技术规范	3		
	4.断电源,处置物品归位,洗手	3		
	5.脱手套,记录灌洗液名称、液量,洗出液的数量、颜色、气味,并签名;整理用物、床单位,协助患者取舒适体位,告知注意事项	7		

考核教师:　　　　　　得分:　　　　　　考核日期:

思考题

1.有机磷农药中毒后患者的表现是什么?
2.如何在生活中预防有机磷农药中毒?

项目五　重症护理技术

模拟情境案例

患者李某,男性,22岁,大学在读。因"发热,自觉胸闷、心悸,活动后呼吸困难1周"来院就诊,拟诊"重症心肌炎"收入ICU,入科后需床旁持续心电监护。

思考:①护士应怎样实施心电监护技术?②输注药品需要限速滴入,又该如何正确使用微量泵呢?

实训任务

一、心电监护技术

(一)实训目的

1.掌握心电监护仪的操作流程。
2.熟悉心电监护仪的维护保养规范。

（二）实训流程

1. 操作前准备

（1）评估：①患者的意识状态和配合程度。②患者胸前皮肤有无破损、瘢痕等。③哪些因素会干扰床边心电监护仪的正常使用。④心电监护仪是否处于良好备用状态，导联线是否齐全，电源是否匹配。

（2）准备：①用物准备。多功能心电监护仪，另备治疗盘、酒精棉球、心电极片。②护士准备。仪表端庄，衣帽整齐，洗手，戴口罩。

2. 操作过程

（1）核对医嘱，携用物至患者床边。核对患者信息，向清醒患者解释床边心电监护仪使用的目的，并取得配合，评估局部皮肤情况。

（2）拉屏风或隔帘，保护患者隐私。

（3）打开心电监护仪开关，机器自检。

（4）根据患者病情安置体位，通常为平卧位，暴露胸前区，75% 酒精棉球清洁局部皮肤，待干。

（5）正确连接心电极、血压和血氧饱和度监测导线。

1）五导联心电极放置位置：①右上（RA）为胸骨右缘锁骨中线第 1 肋间；②左上（LA）为胸骨左缘锁骨中线第 1 肋间；③中间（V）为剑突下偏左心前区；④右下（RL）为右侧腋前线第 6 肋间；⑤左下（LL）为左侧腋前线第 6 肋间。

2）三导联心电极放置位置：①右上（RA）为胸骨右缘锁骨中线第 1 肋间；②左上（LA）为胸骨左缘第 1 肋间；③左下（LL）为左侧肋弓下缘。

RA、LL 这两处位置，应避开心脏电除颤时电极板放置部位。

3）血压导线连接：选择大小合适的血压计袖带（成人、儿童、新生儿 3 型），排尽袖带中气体，将袖带绑在上肢肱二头肌距肘窝 2～3 cm 处，与心脏同一水平。袖带缠扎松紧适宜，以能容 2 指为宜。原则上，袖带应缠扎在裸露的上臂上，长时间监测者注意保护上臂皮肤。

4）血氧饱和度导线连接：选择血氧饱和度探头指夹（成人、儿童、婴幼儿 3 型），标准配置为成人血氧探头指夹。将血氧饱和度探头指夹夹在患者一侧示指末端，探头发光处对准指甲盖。

（6）观察各显示波形，调整导联、波形、波幅，根据医嘱设置测量时间，根据病情设置报警范围，打开报警系统。

心电监护仪报警范围设置：监测值正常，原则上为监测值上下浮动20%或生命体征的正常值。监测值不正常，先评估再调节。

1）心率：如患者心率平时就高于或低于正常位，可根据病情实测数值上下浮动20%，之后可根据监测数值再随时调整。

2）血压：如患者血压有特殊治疗要求，可根据病情需要进行设置。例如，患者平时血压波动在 130 mmHg，但因病情需要血压要控制在 140 mmHg 以内，那上限就设置为 140 mmHg。

3）血氧饱和度正常范围为95%～100%，如果患者血氧饱和度波动范围较大，设置的最低值应不低于90%。

（7）整理床单位，询问患者舒适度，洗手，记录各指标值。

（8）停止心电监护仪使用时，向患者解释原因，取得配合，关闭心电监护仪电源，取下血压计袖带及血氧饱和度探头，取下胸部导联线，用酒精棉球或婴儿油擦拭胸部贴电极片处皮肤，去净胶痕。

（9）仪器消毒：用500 mg/L有效氯消毒液擦拭导线部分，袖带用臭氧消毒，消毒后分类缠绕导线备用。用75%酒精、中性肥皂水清洁心电监护仪外表，用软布清洁屏幕。洗手，登记心电监护仪使用时间。

（三）注意事项

1. 心电极片粘贴部位应避开疖肿、破溃、瘢痕和除颤部位，电极片间距离应在10 cm以上。

2. 注意观察心电极片粘贴处局部皮肤和血氧饱和度探头下指甲的情况，定时更换电极片和血氧饱和度探头位置。

3. 长期监测血压时，要经常更换袖带位置，预防测量部位皮下淤血。

（四）保养与维护

定期保养心电监护仪，避免阳光照射或靠近热源。每月对心电监护仪、配件、电缆、电线等进行检修，保持设备完好，呈备用状态。

二、微量输液泵使用技术

（一）实训目的

1. 掌握微量输液泵的操作流程。

2. 熟悉微量输液泵故障的排除方法。

（二）实训流程

1. 操作前准备

（1）评估：光线明亮、温度适宜。

（2）准备：①用物准备。微量输液泵、液体、碘伏、棉签、弯盘、输液贴。②护士准备。仪表端庄，衣帽整齐，洗手，戴口罩。

2. 操作过程

（1）检查设备运行正常，备用。

（2）核对、解释，取得患者配合。

（3）评估患者血管情况，根据药液选择输液通道，将输液泵妥善固定或放置后连接电源，打开电源开关。

（4）药液排气后关闭流量调节器备用。

（5）打开输液泵泵门，将输液器安装于输液泵管槽内，关闭输液泵泵门。

（6）设置输液量和滴速。

（7）按"快排预冲"键二次排尽空气，再次核对患者的床号、姓名，连接输液管，打开流量调节器,按"启动/停止"键进行输液。

(8)再次查对患者,填写输液卡。

(9)输液完毕,按"启动/停止"键后,再断开与患者静脉输液处的连接。

(10)关闭电源,整理用物,在医嘱单上签名,记录执行时间。

(三)注意事项

1.正确设定输液速度及其他必需参数,防止设定错误延误治疗。

2.护士随时查看输液泵的工作状态,及时排除报警故障,防止液体输入失控。

3.注意观察穿刺部位皮肤情况,防止发生液体外渗,出现外渗应及时给予处理。

(四)故障排除

1.出现报警灯闪烁或报警音,查看报警指示灯,明确故障(气泡报警、阻塞报警、开门、电池低电压、输完)后按消警键进行相应的处理。

2.气泡报警:按"启动/停止"键,取下输液管,排尽管内气泡,重新装好输液管,按"启动/停止"键继续输液。

3.阻塞报警:检查输液管是否打折,理顺输液管;检查输液器开关是否打开,打开输液器开关;检查穿刺部位是否肿胀,若肿胀,应重新建立静脉通路。

4.开门:检查泵门是否关紧,关紧泵门。

5.电池低电压:检查电源线是否松动,连接电源线或更换电池。

6.输完:按"启动/停止"键,拔针。

(五)保养与维护

1.首次使用前要先充电 12 h,定期检查与更换电池,每月至少进行 1 次电池放电。

2.每日 75% 酒精溶液擦拭输液泵的外壳,被污染后应及时擦拭。禁用汽油、高浓度酒精溶液或含氯消毒剂等具有腐蚀性的液体擦拭。

3.备用状态的输液泵应每周为输液泵除尘、开启检查 1 次。

4.输液泵应远离高频电流的装置(手机、除颤仪等),远离可燃性气体。

5.定期用柔软的棉布轻擦管路空气监测器表面。

6 擦洗后的仪器完全风干后存放,避免储存在过热、过度潮湿、阳光直射或紫外线照射的环境中。

7.长时间连续使用导致仪器发热时,应暂停使用仪器一段时间,以免仪器运转过度而失灵。

8.专业人员定期效对检验其准确性。

(六)健康指导

1.患者及家属不要随意搬动或者调节输液泵的参数,以保证用药安全。

2.输液肢体不要进行剧烈活动,防止牵拉。

3.在输液过程中感到不适或者机器报警,请及时按床旁呼叫器。

三、微量注射泵使用技术

(一)实训目的

1. 掌握微量注射泵的操作流程。
2. 熟悉微量注射泵故障的排除方法。

(二)实训过程

1. 操作前准备

(1)评估:光线明亮、温度适宜。

(2)准备:①用物准备。微量注射泵、微量泵延长管、注射器、输液标签、碘伏、棉签、弯盘、输液贴。②护士准备。仪表端庄,衣帽整齐,洗手,戴口罩。

2. 操作过程

(1)检查设备运行正常,备用。

(2)配制药液,配液签贴于注射器上,连接延长管排气。

(3)固定注射器于微量注射泵上,刻度朝外。

(4)携带用物至患者床旁,核对、解释,取得配合。

(5)将微量泵固定于输液架或泵架上,接通电源,打开微量泵开关,开机自检。

(6)遵医嘱设置药液泵入速度,按"快排预充"键,再次排出延长管气泡。

(7)再次核对患者信息,将微量泵延长管连接患者静脉输液通路,观察微量泵工作状态并向患者交代注意事项。

(8)整理用物,再次查对患者,填写输液卡。

(9)输液完毕,按"启动/停止"键后,再断开与患者静脉输液通路的连接。

(10)关闭电源,整理用物,在医嘱单上签名,记录执行时间。

(三)注意事项

1. 正确设定输液速度及其他必需参数,防止设定错误延误治疗。
2. 护士随时查看输液泵的工作状态,及时排除报警故障,防止液体输入失控。
3. 注意观察穿刺部位皮肤情况,防止发生液体外渗,出现外渗应及时给予处理。

(四)故障排除

1. 接近完成报警:当注射器中药液仅剩余少量时,"接近完成"指示灯闪亮并同时发出间断报警。

2. 完成报警:运行中当微量泵推进器推进到最左端时,"完成"报警指示灯亮并发出间断报警声,应立即给予更换或关闭微量泵。

3. 阻塞报警:当针头或输液泵管路阻塞时,"阻塞"报警指示灯亮,先消音,暂停,检查后重新开始。

4. 预置总量完成报警:当药液输出量达到或超过所设定的预输液总量时,"完成"报警指示灯亮,并发出间断报警声,此时按"消音"键可消除报警声。应根据需要选择重新设置输液量或关闭微量泵。

5. 电源线脱落报警:按"电源"键开机,如没有接通交流电源或使用中外部交流电源线脱落,微量泵会发出间断报警声,同时启用内部电池供电。此时应尽快连接外部电源,保证微量泵的正常运转。

6. 暂停超时:停止状态下,2 min 内无任何操作,微量泵会发出"嘀嘀"提示声,同时 LED 显示器闪烁。该提示音可按"消音"键暂时消去,但 2 min 后如仍无操作则会继续发声报警。

(五)保养与维护

1. 每日对微量泵进行擦拭,保持微量泵的清洁,以免药液腐蚀微量泵。应使用湿润干净的抹布或75%酒精棉球对微量泵进行擦拭,注意不要让液体流入微量泵内部。在注射过程中,滴在微量泵上的药液要及时擦净,以免药液流入微量泵内,影响泵的正常工作。

2. 当微量泵使用内电池工作时,应一次将电量耗尽即至产生低电量报警。长期不用时,每 1～2 个月应充电一次,因为长期放置不用可能造成电池报废。

(六)健康指导

1. 患者及家属不要随意搬动或者调节微量泵的参数,以保证用药安全。
2. 输液肢体不要进行剧烈活动,防止牵拉。
3. 在输液过程中感到不适或者机器报警,请及时按床旁呼叫器。

考核标准

见表 5-13 ～ 表 5-15。

表 5-13　心电监护仪操作考核标准

班级:　　　　　　　　姓名:　　　　　　　　学号:

项目	评分标准及细则	分值	扣分原因	扣分
准备质量 (10 分)	1. 着装整齐,洗手、戴口罩	2		
	2. 用物准备:心电监护仪、电极片、纱布、75% 酒精、治疗弯盘	6		
	3. 环境准备:光线明亮、温度适宜,保护患者隐私	2		
操作流程质量 (75 分)	1. 携用物至床旁,核对、解释,取得合作	3		
	2. 评估患者皮肤	3		
	3. 评估周围有无电磁波干扰	3		
	4. 合理安放心电监护仪,接通电源,打开开关	2		

续表 5-13

项目	评分标准及细则	分值	扣分原因	扣分
操作流程质量 (75分)	5.安放心电极、血压和血氧饱和度监测导线			
	(1)暴露胸部,选定粘贴电极片的皮肤,并用生理盐水纱布擦拭	2		
	(2)正确粘贴电极片,连接心电导联线(五导联,每错1处扣4分)	20		
	(3)连接血压袖带,袖带应缠绕在肘横纹上 2~3 cm 处,松紧度以能容纳 2 指为宜,袖带的导管应放在肱动脉处,每次测量时应将袖带内残余气体排出	10		
	(4)连接血氧饱和度探头指夹(注意不能夹在有灰指甲或涂甲油的甲床上),不与血压袖带在同一肢体上	10		
	6.帮患者整理衣物	2		
	7.调节各项参数(血压上下限、血氧上下限、心率上下限等),根据患者病情,设定各报警限值,打开报警系统	10		
	8.交代患者注意事项	10		
全程质量 (15分)	1.操作熟练,电极片安放无误	5		
	2.态度亲和,注重人文关怀	5		
	3.撤机时,物品整理规范	5		

考核教师:　　　　　　　　　得分:　　　　　　　　　考核日期:

表 5-14　微量输液泵使用技术考核标准

班级:　　　　　　　　　姓名:　　　　　　　　　学号:

项目	评分标准及细则	分值	扣分原因	扣分
准备质量 (15分)	1.着装整洁,洗手,戴口罩	2		
	2.用物准备:输液泵(已检查机器性能良好)、输注液体(检查药物质量,了解药物性质、作用目的、不良反应等)、输液记录单,必要时备电插盘。其余同静脉输液物品准备	6		
	3.按医嘱备药(按配药流程配药后排气备用)	4		
	4.环境整洁,光线明亮	3		
操作流程质量 (75分)	1.备齐用物,携至床旁,查对床号、姓名	2		
	2.向患者告知使用输液泵目的和配合方法	2		
	3.询问并协助大小便、取舒适体位	3		
	4.评估患者皮肤血管情况	3		
	5.将输液泵妥善固定	5		
	6.检查电源线、插头,有无破损、裂缝,接通电源(如果使用机内电源,应连续充电 10 h 以上)	2		
	7.打开泵门,将钳口打开,然后将输液器依次按方向嵌入泵内,关上泵门	5		

续表 5-14

项目	评分标准及细则	分值	扣分原因	扣分
操作流程质量 （75分）	8. 将输液器上的调节夹缓慢松开，打开电源开关，输液泵自动通过检测后进入初始状态	5		
	9. 根据医嘱设置输液总量、输液速度，然后按"启动/停止"键启动，检查机器工作情况，再次按键停止	10		
	10. 输液泵按"快排预充"键再次排气	5		
	11. 查对输液卡、药物（名称、浓度、剂量、时间），建立静脉通路，按"启动/停止"键开始输液，胶布固定，核对滴速	5		
	12. 洗手，在输液卡上记录输入时间、药物名称、剂量、滴速，签名后挂于输液泵上。再次核对	2		
	13. 交代注意事项：①避免肢体剧烈活动；②不要随便搬动或调节输液泵；③有不适或机器报警及时告知；④健康指导	12		
	14. 正确处置用物	2		
	15. 撤机 （1）液体输完，按"启动/停止"键停止，除去胶布，拔出针头并分离，旋紧调节夹，关闭电源开关	6		
	（2）打开输液泵门，取下输液管及液体瓶，关好泵门，切断电源	4		
	16. 整理用物，擦拭机器，放置备用	2		
全程评价 （10分）	1. 动作轻巧、准确，操作熟练、规范	4		
	2. 交流语言温婉、态度热情，体现人文关怀	3		
	3. 操作过程注意观察患者反应	3		

考核教师：　　　　　　　　得分：　　　　　　　　考核日期：

表 5-15　微量注射泵使用技术考核标准

班级：　　　　　　　　姓名：　　　　　　　　学号：

项目	评分标准及细则	分值	扣分原因	扣分
准备质量 （15分）	1. 着装整洁，洗手，戴口罩	2		
	2. 用物：微量注射泵（已检查机器性能良好）、延长管、一次性注射器（50/20 mL）、无菌棉签、碘伏、遵医嘱所需药物、记录单	6		
	3. 按医嘱备药（按配药流程配药后排气备用）	5		
	4. 环境整洁、光线明亮	2		

续表5-15

项目	评分标准及细则	分值	扣分原因	扣分
操作流程质量 (75分)	1. 备齐用物,携至床旁,查对床号、姓名	2		
	2. 向患者解释使用注射泵目的和配合方法	3		
	3. 询问并协助患者大小便,协助取舒适体位	3		
	4. 评估患者的病情、皮肤血管情况	4		
	5. 检查电源线、插头,有无破损、裂缝,接通电源(如果使用机内电源,应连续充电10 h以上)	2		
	6. 将注射泵妥善固定	5		
	7. 将配好药液的注射器放入注射器座中,注射器圈边必须卡入注射器座中,移动推头至注射器推杆尾部,将注射器卡入推头槽中	8		
	8. 打开电源开关,听到"嘟"一声表示内部电路自检完毕,微量泵处于待机充电状态。遵医嘱设定输液、速度	10		
	9. 按"快排预充"键,再次排尽头皮针空气	5		
	10. 查对,接通静脉通路,启动注射泵开始输注	5		
	11. 洗手,在输液卡上记录输入时间、药物名称、剂量、滴速,签名后挂于注射泵上。再次核对	2		
	12. 交代注意事项:①避免肢体剧烈活动;②不要随便搬动或调节注射泵;③有不适或机器报警及时告知;④健康指导	12		
	13. 正确处置用物	2		
	14. 撤机 (1)液体输完,按"启动/停止"键停止,除去胶布,拔出针头并分离,关闭电源开关	6		
	(2)打开注射泵卡槽,取下注射器,切断电源	4		
	15. 整理用物,擦拭机器,放置备用	2		
全程质量 (10分)	1. 动作轻巧、准确,操作熟练、规范	4		
	2. 交流语言温婉、态度热情,体现人文关怀	3		
	3. 操作过程注意观察患者反应	3		

考核教师: 得分: 考核日期:

思考题

1. 心电监护仪的胸前电极片粘贴位置在哪?
2. 微量注射泵会发出哪些预警?该如何排除?

▶ 附　录

护理人员岗位职责及工作质量标准

附录一　手术室护士岗位职责及工作质量标准

一、知识要求

1. 熟悉手术室护理基础理论,能解决本专科常见护理问题。
2. 了解国内外本专业护理发展动态。
3. 熟悉相关人文学科知识及法律法规。
4. 熟悉医院感染及职业防护相关知识。

二、能力要求

一定的组织协调能力;良好的语言、文字表达能力和教学能力;一定的护理科研能力;良好的人际沟通能力。

三、基本素质要求

良好的个人素质和高尚的职业道德;良好的团队合作精神;较强的事业心和责任感;为人正直、积极进取、开拓创新;身心健康,具有良好的心理素质和应急能力。

四、工作职责

1. 完成巡回、洗手等工作,并负责手术间内手术前、后物品的准备和整理。
2. 做好手术患者的术前访视工作。
3. 监督手术人员的无菌技术操作。
4. 负责手术中的器械传递及物品清点工作。

5. 做好手术仪器设备的使用、管理和保养工作。

6. 按照医院感染管理要求落实医院感染的预防与控制工作。

7. 做好手术标本的留取、保管与送检。

8. 做好手术间的环境管理。

9. 督促、指导保洁人员及运送人员工作。

10. 协助护士长做好手术室管理。

11. 积极参与护理科研、新技术、新业务的探索与学习,撰写护理论文。

12. 按要求完成岗位培训与考核。

13. 承担实习护生、进修护士及专科护士的临床带教工作。

五、工作质量标准

1. 着装符合要求,工作态度严谨,服务主动热情。

2. 手术器械及辅助用物准备齐全、适用,保持性能良好。

3. 洗手护士配合主动、准确,术后清理彻底。巡回护士术前准备齐全,术中观察及时,术后整理彻底。手术科室满意率>90%。

4. 认真执行查对制度,落实防控措施,无差错事故。

5. 严格执行术前、术后支持服务制度,患者满意率>90%。

6. 手术器械、敷料灭菌合格率达100%,环境卫生学监测和消毒灭菌效果监测符合要求。

7. 抢救器械及药品齐备,完好率达100%。贵重、精密仪器无损坏、无丢失。

8. 患者体位准确、舒适、固定牢靠,无压伤及神经损伤。

9. 输液、输血流速适宜,无渗液、漏液及流空现象,观察病情及时,护理处置得当。

10. 标本保留放置符合要求,送检及时,无丢失,无差错。

11. 护理记录及时、准确、完整,书写正规,无涂改,无漏项,签名清晰。植入器材合格证及器械敷料灭菌效果监测合格标志粘贴于手术记录单背面。

12. 各类物品、器械放置定位,定期检查清点,无丢失,无损坏。

附录二 责任护士岗位职责及工作质量标准

一、知识要求

1. 熟悉护理专业知识、操作技术及相关知识。

2. 了解国内外本专业护理发展动态。

3. 熟悉相关人文学科知识及法律法规。

4. 熟悉医院感染及职业防护相关知识。

二、能力要求

胜任常规护理工作,熟悉专科护理操作,有病情观察、治疗处置的能力;能在上级护士的指导下完成危重患者的护理;良好的沟通协调能力;良好的语言、文字表达能力;带教下级护士及护生的能力。

三、基本素质要求

良好的个人素质和高尚的职业道德;良好的团队合作精神;较强的事业心和责任感;为人正直、积极进取、开拓创新;身心健康。

四、工作职责

1. 在护士长和责任组长的指导下,全面实行责任制护理。

2. 全面掌握分管患者的情况,在责任组长的指导下制订护理计划并具体实施,落实患者的各项护理措施,包括给药、观察、基础护理、专科护理、康复、饮食、营养评估、健康指导等。

3. 密切观察患者病情变化及各种导管(吸氧管、导尿管、引流管、鼻导管、输液管等)情况,发现问题及时处理并通知医生,保证患者安全。

4. 做好入院、检查、术前、术后、出院等特殊阶段的指导和护理工作,发现问题及时与责任组长沟通,妥善解决患者的护理问题。

5. 及时与患者及家属、责任组长、医生沟通,根据护理工作评价结果及患者反馈意见,不断改进工作。

五、工作质量标准

1. 接待患者热情,当班完成患者入院介绍、入院评估及危重患者护理计划。

2. 熟练掌握专科理论知识和技能,运用护理程序,科学合理制订护理计划,护理措施及健康宣教针对性强,护理效果好。

3. 严格执行危重患者的护理常规及专科护理常规,交接班清楚;分管患者"八知道"。

4. 认真落实分级护理制度,保持病房"四化十字",保持患者"三短六洁",患者卧位舒适安全,导管清洁通畅、固定良好,患者无压疮、无跌伤、无烫伤、无导管脱落等情况发生。

5. 严格执行查对制度,及时准确地执行医嘱,及时准确地完成分管患者的抢救、治疗及护理工作,无差错事故发生;护理文件书写合格率≥90%。

6. 对分管患者进行阶段性健康教育和康复指导,健康宣教率100%。

7. 严格遵守无菌技术原则,做好消毒隔离及出院患者(分管患者)床单位的终末处理,无交叉感染。

8. 住院患者一日费用清单发放及时,出院患者电话随访率≥80%。

9. 物品、药品交接清楚,护士站、治疗室清洁、整齐、物品归位。

10. 进修、实习教学管理达标。

11. 参加继续教育学习,不断更新专业知识和技能,结合临床开展护理科研。

12. 协助护士长做好病室管理工作。

附录三　妇产科护士岗位职责及工作质量标准

一、知识要求

1. 熟悉妇科护理、产科护理及产房护理的基础理论,能解决本专科常见护理问题。

2. 了解国内外本专业护理发展动态。

3. 熟悉相关人文学科知识及法律法规。

4. 熟悉医院感染及职业防护相关知识。

二、能力要求

一定的组织协调能力;良好的语言、文字表达能力和教学能力;一定的护理科研能力;良好的人际沟通能力。

三、基本素质要求

良好的个人素质和高尚的职业道德;良好的团队合作精神;较强的事业心和责任感;为人正直、积极进取、开拓创新;身心健康,具有良好的心理素质和应急能力。

四、工作职责

1. 在护士长的领导和医师指导下进行工作。

2. 负责正常产妇的接产工作,协助医师进行难产产妇的接产工作,做好接产准备,密切观察产程及产妇情况;遇产妇出现并发症或婴儿窒息时,及时采取应急措施,并报告医师。

3. 了解产妇分娩前后的情况,严格执行无菌、消毒、隔离等技术操作常规;注意保护产妇会阴,确保母婴安全,严防差错事故发生。

4. 及时、准确填写新生儿记录及婴儿病案、产程观察记录、分娩登记及产后随访卡片。

5. 负责管理产房的药品器材。

6. 保持产房的整洁,做好消毒隔离工作。

7. 做好产妇计划生育、围产期保健、母乳喂养和妇婴卫生的宣传教育工作,并进行技术指导,做好新生儿早吸吮工作。

8. 根据需要负责孕期检查、外出接产和产后随访工作。

9. 指导进修、实习人员的接产工作。

五、工作质量标准

1. 着装整洁,态度热情,工作严谨,解释耐心,产妇及家属满意度>90%。

2. 岗位职责及规章制度执行严格认真,各项记录及时、准确、完整,配合接产熟练准确。

3. 交接班应做到产妇、产程及一般情况清楚;急救器材、药品备用完好状况清楚;各类登记、记录清楚。

4. 急救器材、药品齐备完好,合格率达100%;熟知急救药品的用法、用量及毒副作用;做好新生儿护理及标记;严格查对制度,无差错事故发生。

5. 产房清洁安静,空气新鲜,温度24~26 ℃,相对湿度55%~65%。

6. 产房空气、物表消毒监测达标,无菌物品无过期失效;工作人员手部细菌培养达标,无长指甲,及时更换衣裤。

7. 有传染病或可疑感染的产妇用过的物品,除一次性物品外,其他相关物品均应先消毒,再送供应室清洗消毒灭菌。产房应以过氧乙酸或含氯消毒剂彻底消毒。

8. 指导母乳喂养有效,新生儿护理及有关标记到位、完整、准确。做到"三无":无漏产、无臀红、无错抱婴儿。

9. 各类物资使用保管良好,无丢失、无损坏、无故障。定点放置,专人负责,定期检查维修。

附录四　儿科及新生儿室护士岗位职责及工作质量标准

一、知识要求

1. 熟悉儿科护理基础理论及操作技术,掌握相关仪器、抢救设备的使用,能解决常见护理问题。

2. 了解国内外本专业护理新进展。

3. 熟悉相关人文学科知识及法律法规。

4. 熟悉医院感染及职业防护相关知识。

二、能力要求

一定的组织协调能力;较强的应急应变及解决问题的能力;良好的人际沟通能力;良好的语言、文字表达能力和教学能力;一定的护理科研能力。

三、基本素质要求

良好的个人素质和高尚的职业道德;良好的团队合作精神;较强的事业心和责任感;

较强的服务意识;为人正直、积极进取、开拓创新;身心健康,能胜任高度紧张的工作。

四、工作职责

1. 在护士长的领导下进行工作。

2. 认真执行各项护理工作制度、操作规程和新生儿护理常规。

3. 及时、准确执行医嘱,发现异常情况及时汇报、处理,并做好抢救工作。

4. 遇到疑难、危重、抢救患儿时,在护士长组织下进行分析、讨论,制订护理计划。

5. 掌握本专科常用药物的作用、剂量、用法、副作用并正确使用,清点、保管好药品,保证用药安全。

6. 严格执行《医院感染管理办法》要求,严格消毒隔离制度。

7. 做好急救器材、药品的交接,做到"四定、三无、二及时、一专",认真记录。

8. 新生儿标示完整、准确,做好新生儿入室和出院时的核对工作。

9. 参加教学和科研,指导下级护士、实习护士、进修护士工作。

10. 做好科室物资保管及协助护士长做好病房管理工作。

五、工作质量标准

1. 着装整洁,穿戴符合要求,工作态度好。

2. 护理基础知识和专科理论知识扎实。

3. 掌握分管新生儿的"八知道",做好基础护理和喂养工作,严格执行危重患儿的护理常规。

4. 准确、及时执行医嘱和各项治疗护理工作。

5. 护理记录及时、准确。

6. 严格执行各项规章制度、操作规程,无差错事故发生。

7. 急救器材、药品齐备完好率达100%。

8. 严格遵守无菌技术原则,做好消毒隔离工作,预防医院感染。

9. 保持病房"四化八字"。

附录五 急诊科护士岗位职责及工作质量标准

一、知识要求

1. 掌握全面、扎实的基础医学知识,掌握急救护理理论及操作技术,能解决本专科常见护理问题。

2. 熟练掌握各种急救设备的使用与维护,能够及时处理常见故障。

3. 了解国内外本专业护理新进展。

4. 熟悉相关人文学科知识及法律法规。

5. 熟悉医院感染及职业防护相关知识。

二、能力要求

一定的组织协调能力;较强的应急应变及解决问题的能力;良好的人际沟通能力;良好的语言、文字表达能力和教学能力;一定的护理科研能力。

三、基本素质要求

良好的个人素质和高尚的职业道德;良好的团队合作精神;较强的事业心和责任感;较强的服务意识;为人正直、积极进取、开拓创新;身心健康,能胜任高强度紧张工作。

四、工作职责

1. 做好急诊患者院前急救、接诊、分诊、候诊、抢救、检查及入院等工作。

2. 认真执行各项规章制度及操作规程,落实患者安全目标,确保各项护理质量达标。

3. 协助护士长做好病房管理。

4. 准备各类急救物资和药品,参与抢救并做好抢救记录。

5. 做好危重患者的巡视及观察,完成各项治疗和护理工作。

6. 做好患者及家属的管理,保持诊疗工作有序进行。

7. 做好医院感染的预防与控制,协助上报疫情。

8. 做好各科室之间的协调与联系。遇突发事件、涉及法律问题等及时报告相关部门。

9. 督促、指导保洁人员及运送人员工作。

10. 参与护理科研、新业务、新技术的探索与学习,撰写护理论文。

11. 按要求完成岗位培训与考核。

12. 承担实习护生、专科护士、进修护士的临床带教工作。

五、工作质量标准

1. 着装整洁,工作严谨,坚守岗位。

2. 主动迎诊、分诊、导诊,分诊准确无误。

3. 危重患者卧位舒适,床铺平整,床周抢救设备放置恰当;口腔、皮肤清洁,各种分泌物及排泄物处理正确、及时。

4. 查对严格,护理操作正规熟练,无差错事故发生。

5. 熟悉抢救工作流程、常规,正确使用急救器材和熟练掌握急救技能,抢救护理配合技术娴熟,病情观察及时,护理处置到位,医师满意度达 90% 以上。

6. 急救器材、药品齐备完好率达 100%。

7. 护理记录及时、准确、完整,书写正规,无涂改及丢失。

8. 急诊出诊 5 min 内出动,抢救物品携带齐全,配合抢救及时、准确。

9.巡视患者及时,患者的各类诊疗导管固定、通畅,输液、输血无渗漏、无流空,流速适宜,内加药物记录及时、准确。

10.做好消毒隔离工作,预防和控制医院感染。

11.抢救室、留观室、各诊室整洁、有序,无关人员疏导及时、有效,应急接收新患者物品准备完好。

12.抢救完毕善后处置快捷全面,药品等检查补充及时归位,抢救场所整洁,特殊病种清理消毒及时。

13.危重患者安全护送,与病房护士交接详细、准确,有记录。

14.接听120电话规范,询问和记录准确、完整,报告及时。

15.完成护理教学任务。

参考文献

[1]尤黎明,吴瑛.内科护理学实践与学习指导[M].北京:人民卫生出版社,2023.

[2]李乐之,路潜.外科护理学[M].7版.北京:人民卫生出版社,2021.

[3]郭莉.手术室护理实践指南:2023年版[M].北京:人民卫生出版社,2023.

[4]安力彬,陆虹.妇产科护理学[M].7版.北京:人民卫生出版社,2022.

[5]胡三莲,马静,张伟英,等.急危重症护理技能实训[M].北京:科学技术出版社,2019.

[6]李映兰,王爱平.护理综合实训[M].2版.北京:人民卫生出版社,2022.